U0391879

血液净化手册

主　审　王　梅

主　编　左　力

副主编　陈育青　程叙扬　董　捷　金其庄

编　者　（按姓氏笔画排序）

王　梅（北京大学人民医院）

甘良英（北京大学人民医院）

左　力（北京大学第一医院）

田爱辉（北京大学第一医院）

刘　莉（北京大学第一医院）

许　戎（北京大学第一医院）

许　莹（北京大学第一医院）

张爱华（北京大学第三医院）

陈育青（北京大学第一医院）

金其庄（北京大学第一医院）

赵慧萍（北京大学人民医院）

曹立云（北京大学第一医院）

董　捷（北京大学第一医院）

韩庆烽（北京大学第三医院）

程叙扬（北京大学第一医院）

檀　敏（北京大学人民医院）

人民卫生出版社

图书在版编目（CIP）数据

血液净化手册/左力主编.—北京：人民卫生出版社，
2016

ISBN 978-7-117-23583-9

Ⅰ.①血… Ⅱ.①左… Ⅲ.①血液透析-手册
Ⅳ.①R459.5-62

中国版本图书馆CIP数据核字（2016）第252075号

| 人卫智网 | www.ipmph.com | 医学教育、学术、考试、健康，购书智慧智能综合服务平台 |
| 人卫官网 | www.pmph.com | 人卫官方资讯发布平台 |

血液净化手册

主　　编：左　力
出版发行：人民卫生出版社（中继线 010-59780011）
地　　址：北京市朝阳区潘家园南里 19 号
邮　　编：100021
E - mail：pmph @ pmph.com
购书热线：010-59787592　010-59787584　010-65264830
印　　刷：北京虎彩文化传播有限公司
经　　销：新华书店
开　　本：850×1168　1/32　　印张：15.5
字　　数：384 千字
版　　次：2016 年12月第 1 版　2024 年 7月第 1 版第 9 次印刷
标准书号：ISBN 978-7-117-23583-9/R·23584
定　　价：66.00 元

打击盗版举报电话：010-59787491　E-mail：WQ @ pmph.com
（凡属印装质量问题请与本社市场营销中心联系退换）

▶▶ 前　　言

我国终末期肾病接受肾脏替代治疗的患者数量明显低于周边的部分亚洲国家或地区,其中一个重要原因是我国大病保障体系尚不够完善,仍有部分尿毒症患者无机会进入肾脏替代治疗,或不能坚持肾脏替代治疗,或不能承受足够充分的肾脏替代治疗而导致带病存活时间明显缩短。国务院前总理温家宝先生在2012年十一届人大五次会议的政府工作报告中提出要"全面推开尿毒症等8类大病保障"。随着各地医疗保险政策的完善,虽然有的地区肾脏替代治疗的自负比例还是偏高,但全国大部分地区的尿毒症患者均可顺利进入肾脏替代治疗。据不完全统计,我国2015年有血液透析和腹膜透析患者数量总和近50万例,相当于每百万人口360例。这个数字远远低于我国香港地区的每百万人口1191例和中国台湾地区的每百万人口2902例。按照香港地区肾脏替代治疗的患病率计算,我国大陆地区的肾脏替代治疗患者数量在未来的数年内将达到160万例,是当前患者数量的3.3倍。

如此大量的患者进入肾脏替代治疗,包括血液透析和腹膜透析,势必有大量的医师、护士和技师初次进入肾脏替代治疗领域。急需为他们准备一本实用的血液净化治疗参考书,方便携带和随时查阅。《血液净化手册》就是这样一本书。

全书从医师、护理和技师角度,全面介绍血液透析和腹膜透析的各个技术细节和操作流程;终末期肾病本身的并发症的治疗目标;肾脏替代治疗技术相关的常见慢性并发症的预防和处理;血液透析和腹膜透析可能的急性并发症(包括设备和透析用水相关的急性并发症)的早期识别、鉴别诊断和紧急处理。

　　本书还列出了一些重要的质量控制指标，以便每一个透析室对透析室管理质量和患者管理质量进行自身前后对比，或与其他透析室进行横向比较。

　　本书不只简单罗列血液净化治疗的技术或知识细节、告诉读者怎么做，也由浅入深、通俗易懂地介绍为什么这么做，所以也适合具有实战经验的肾脏替代治疗领域的高年资医师、护士或技师。本书将医师、护理和技师的工作内容有机地结合在一起，使得医师、护理和技师可以十分方便地参阅其他领域的内容。这对透析室患者管理水平的整体提高是十分有益的。

　　本书包含了王海燕教授主编的《肾脏病学》中不能涉及的肾脏替代治疗的技术细节，是该书的必要补充。

　　本书以王梅教授为主审、左力教授为主编，作者均为北京大学肾脏病学系的医师、护士和技师。谨以此书纪念我们尊敬的老师、我国肾病之母王海燕教授。

赵明辉

2016年12月于北京

▶▶ 目　　录

▶▶ 第一章　血液净化概述

第一节　尿毒症毒素

尿毒症毒素可以是内源性的,也可以是外源性的。但当没有指明时,尿毒症毒素特指机体自身代谢产生的无用物质。

在日常生活中,经过摄食、呼吸或皮肤吸收进入体内的必须经肾脏排泄的有害物质,在尿毒症时会逐渐蓄积。另外,外源性毒素也可以是医源性的,例如为了治疗肺炎而使用的抗生素,若未经剂量调整,其原型或代谢产物可在体内潴留导致毒性反应。

正常人肾小球滤过率(GFR)为100ml/(min·1.73m²)左右,一个体重70kg的男性,如果假定其体液含量为体重的65%,则每周其体液被清除了[(100×60×24×7)/(70×0.65×1000)=]22.2遍。随着GFR下降,每周体液被清除的遍数也相应减少,并逐渐导致内环境紊乱需要药物干预,甚至需要开始肾脏替代治疗。例如当GFR下降到10ml/min·1.73m²时,体液每周仅能被清除2.22遍。

本来血清中存在的生理性物质,在某些情况下极度升高也就成了毒素,例如甲状旁腺激素、血脂等。广义地讲,自身免疫性疾病时机体产生的自身抗体也是一种毒素,例如抗肾小球基底膜抗体、抗中性粒细胞胞质抗体;另外,有些疾病虽然病因不明,但是知道其血浆中肯定存在某种致病物质,这种不明的致病物质也是毒素。

按照尿毒症毒素的分子结构,将其分为核苷类(如甲基腺苷)、胍类(如不对称二甲基精氨酸、肌酸、肌酐)、多元醇类(如赤藓糖醇、阿糖醇)、肽类(如视黄醇结合蛋白、肾上腺髓质素)、嘌呤类(如尿酸)、嘧啶类(如腐胺、尿苷)、酚类(如甲酚、对苯二酚)、糖基化终末产物类(如果糖赖氨酸、乙二醛)、吲哚类(如褪黑激素、犬尿酸、犬尿素)、马尿酸类(如马尿酸、P-OH马尿酸)、多胺类(如腐胺、亚精胺、精胺)、细胞因子类(如IL-1、IL-6)等。

按照尿毒症毒素的分子量,可将其分为小分子毒素、中分子毒素和大分子毒素。一般将分子量小于500Da的毒素归为小分子毒素,如尿素、肌酐、尿酸、草酸盐、胍类、酚类等;500~12 000Da的毒素归为中分子毒素,如β2微球蛋白、胱抑素C、肾上腺髓质素等;大于12 000Da的毒素归为大分子毒素,如瘦素、视黄醇结合蛋白、补体因子D、透明质酸、免疫球蛋白轻链等。另外,IL-1和IL-6也属于大分子蛋白质。分子量超过白蛋白的物质,机体自身的肾小球不能滤过,一般不列入尿毒症毒素。

按照尿毒症毒素的蛋白结合率,将其分为蛋白结合毒素和非蛋白结合毒素。蛋白结合毒素如马尿酸、同型半胱氨酸、甲酚、乙二醛等;非蛋白结合毒素如精氨酸、肌酐、尿素、尿酸、甲基胍、不对称二甲基精氨酸等。

40多年来,血液净化技术得到了长足的进步,应用范围也越来越大,大量尿毒症患者依赖血液净化存活。但是,依赖血液净化存活的患者仍有各种各样的症状,死亡率也远远高于普通人群。可能的原因有:①血液净化、尤其是血液透析是一种间断治疗,一是导致内环境剧烈波动,二是透析前水分和毒素蓄积对身体的侵害;②血液净化不能很好地清除蛋白结合类毒素、中分子和大分子毒素、脂溶性或躲藏于细胞内的毒素;③现在的常规透析提供的毒素清除能力只是每周清除体液2~3遍,远远低于健康肾脏每周清除体液20~30遍;④血液透析导致水溶性小分子有用物质的丢失;⑤血液净化不能替代肾脏的内分泌功能。

(左 力)

第二节　血液净化原理概述

按照血液净化的方式,可将其分类为体外血液净化和体内血液净化。

1. 体外血液净化　体外血液净化治疗利用弥散、对流、吸附和置换的原理来清除体内毒素并补充机体所需要的物质。

弥散是指溶质通过半透膜从浓度高的一侧运动到浓度低的一侧,其弥散速度受到溶质的分子量和蛋白结合力、半透膜特性、半透膜两侧浓度差等因素影响。常规的低通量透析利用的即是弥散原理。

溶质随着液体从半透膜一侧进入另一侧,称为对流。对流时影响溶质清除效率的主要因素是溶质的分子量和蛋白结合力、半透膜特性和对流量。利用对流原理的典型例子是血液滤过,溶质随着液体透过半透膜被清除,同时向血液中补充等量的置换液。

血液中的毒素也可经过吸附的原理被清除。已知药用炭颗粒具有极大的比表面积,对内源性或外源性的有机物质具有极强的吸附能力,尤其适合清除体内蛋白结合类毒素,并被广泛用于药物中毒的抢救治疗。药用炭对有机物质是非特异性的吸附,用某种特异性抗原或抗体包被基质制成吸附柱,可针对性吸附血浆中相应的致病原。例如葡萄球菌蛋白A能特异性地吸附人免疫球蛋白,可用于吸附抗肾小球基底膜抗体;包被了DNA基质来特异性吸附抗双链DNA抗体或抗核抗体。另外,也有利用电荷吸附的,例如胆红素具有负电荷,可使用带正电荷的吸附柱等来吸附血液中的胆红素。

置换一般配合对流来实现。其实,血液滤过也是一种置换,这种置换只能置换小分子和中分子非蛋白结合物质。如果致病物质是大分子的抗体或者是蛋白结合类物质,则血液滤过无治疗作用。血浆置换时,血液中除了白细胞、红细胞和血小板等有形成分外,其他的有机和无机溶质全部经过对流通过半透膜,同时补充置换液,起到清除血液中毒素的作用。血浆置换时的置换液可采用白蛋白或血浆。使用白蛋白做置换液时要注意,凝血物质的丢失会导致出血;如果血浆置换的目的是为了补充血液中缺失的某些血浆成分(补体H因子缺乏),也不应使用白蛋白置换液。

弥散、对流、吸附和置换几种血液净化方式是密不可分的。普通的低通量血液透析主要靠弥散原理,当同时有脱水治疗时就伴随对流。普通的高通量透析,因为有脱水和反超滤的存在,也同时伴随对流。而血液透析滤过同时使用了置换液和透析液,通过对流清除掉与置换液等量的液体,溶质伴随对流被清除;同时血液与透析液通过半透膜进行溶质的弥散交换。另外,有些透析膜本身有吸附作用,可吸附血液中的某些毒素。

通过体外血液净化不但可清除血液中的毒素,还能补充机体缺乏的物质,例如血液透析、血液滤过和血液透析滤过时可补充碳酸氢根,血浆置换时可补充凝血因子、补体H因子等。

但是体外血液净化同时也会清除血液中的有用的小分子水溶性物质,例如维生素C、肉碱、氨基酸、葡萄糖等。

2. 体内血液净化　体内血液净化利用自体的半透膜实现体液与透析液的溶质交换,这种方式包括腹膜透析和结肠透析。

腹膜透析时,血液透过腹腔的脏层浆膜与腹腔中的透析液通过弥散原理实现溶质交换,同时伴随对流的发生。对流是依靠渗透梯度实现的。

结肠透析适合轻、中度肾衰竭患者,或有血液透析、腹膜透析禁忌证的患者。由于结肠透析的效率低,不能充分清除毒素和水分,限制了其广泛使用。

(左　力)

第三节 血液净化的历史、现状和展望

1. 血液透析历史

（1）透析器：1838年佩卢兹发现棉花浸于硝酸后可爆炸。1845年德国化学家舍恩拜因将棉花浸入硝酸和硫酸混合液中，洗掉多余的酸液，发明出硝化纤维。

1854年英国科学家格拉哈姆在实验中发现，放置在用牛膀胱制作的膜的一侧溶液中的晶体溶质会扩散到膜的另一侧，并提出了透析（dialysis）的概念。1889年英国科学家理查森发现硝化纤维膜具有半透膜的性质，只允许血液中的某些晶体溶质通过。

1914年有科学家制成了直径0.6cm左右的硝化纤维管状结构，并把它们放置于粗大的玻璃管子中，从而制成最原始的透析器。1914年美国人阿贝尔和特纳用水蛭素抗凝，建立动物血液的体外循环，使用上述硝化纤维膜制作的透析器，首次证明了这种半透膜的有效性。1924年德国的哈斯医生首次把这种透析方式用于尿毒症患者。1964年斯特瓦特发明第1支现代中空纤维透析器，之后被不断改进，成为我们今天常规使用的透析器，并从膜材料、膜性能、透析器结构和消毒方式等方面不断改进。

1900年，瑞士化学家布莱登伯格用氢氧化钠和二硫化碳处理棉花，形成再生纤维素，并用于食品包装纸，直到今天。1937年，美国医生达荷默尔用这种再生纤维素膜制作的平板透析器给狗实施了血液透析，他历史上第一次使用肝素抗凝建立体外循环。肝素第一次用于人类透析的是美国医生穆瑞。

1940年荷兰科学家科夫发明了转鼓透析器，并成为20世纪50年代的标准透析方案。

1943年瑞典科学家奥维尔发明蠕管透析器，随后被科尔改进成双蠕管透析器实际用于临床治疗，1947年美国医生莫雷用双蠕管透析器成功救治一例急性肾衰竭患者。1955年美国百特公司将其商品化。

1948年,美国医生斯卡格组装的平行平板开始在临床广泛使用,1960年凯尔对平板透析器进行改进后,一直大量使用到接近20世纪90年代。

（2）透析监测装置:1945年瑞典科学家奥维尔发明可施加负压从血液中脱水的静止转鼓透析装置。1956年科夫发明血液透析装置,可经双蠕管透析器自血液中脱水。1965年第一台压力控制透析机问世,透析机可将血液透析浓缩液与水混合,已经具备现代透析机的雏形。1970年科比公司的透析机已经具备了透析液准备系统、压力脱水系统、压力监测装置和雪泵。之后血液透析机的监测功能不断完善。

（3）血管通路:1960年美国医生斯瑞娜发明动脉静脉外瘘。1962年斯米诺发明自体动脉静脉内瘘。

2. 腹膜透析历史

1740年瓦瑞克首次给肝硬化患者放腹水。

1744年哈里斯放腹水。

1877年发表腹膜功能的研究。

1894年英国人斯达令描述了腹膜的双向弥散功能。

1918年恩格尔发现蛋白类的东西也可通过腹膜弥散。

1920年卡宁哈姆发现将液体注入腹腔超过20小时后,液体可被完全吸收(无论渗透压高低)。

1922年普纳姆建立血浆和腹腔内液体之间渗透平衡的概念,提出溶质转运在腹膜是一个被动过程。

1923年甘特首次给人类进行腹膜透析治疗。

1946年佛兰克用腹膜透析治疗急性肾衰竭患者。

1959年茹苯提出间断腹膜透析治疗。

1964年提出重复穿刺技术。

1965年使用导丝置入导管。

1968年藤克豪夫导管。

1976年提出持续不卧床腹膜透析。

1981年提出持续循环腹膜透析。

（左　力）

第二章 血液透析装置和血液透析用水

第一节 血液透析装置

1. 透析室的设立和管理

（1）空间：血液透析室要按实际需要合理布局,清洁区、污染区等功能区域划分清晰。

血液透析室主要分为普通透析治疗区、隔离透析治疗区、水处理间、治疗室、临时存放耗材的库房、污物处理区和候诊区、接诊区、医务人员办公区等。透析室如需自行配制A、B浓缩液,应设置配液间；如需开展透析器复用,应设立复用间。透析治疗区域应达到《医院消毒卫生标准》（GB15982-1995）中规定的Ⅲ类环境的要求。并且应根据透析机的数量保证合理的使用面积。床间距不小于0.8m。透析治疗间通道应保证治疗车、轮椅、床、担架等顺利通行,以保证日常工作的顺利进行、不能因为通道不畅延误抢救时机。

（2）设备：血液透析室主要设备包括血液透析机、透析用水处理设备、抢救监护设备（心电监护仪,除颤仪,简易呼吸器）等。

根据情况决定是否配备浓缩液配制设备及中心供液设备。每一个透析单元（一台血液透析机与一张透析床/椅）应有电源插座组、反渗水供给接口、透析废液排水接口。透析单元应配备供氧装置、中心负压接口或配备可移动负压抽吸装置；可配备网络接口、耳机或呼叫系统等；如果采用的是中心供液系统,还应有浓缩液供液接口或透析液接口。

血液透析室应具备双路供电系统,并保证足够的功率,以避免因电力故障造成设备损坏,甚至体外循环凝血等危险。另外每台血液透析机也应装备能供应血泵有效运转至少20分钟的蓄电池,以确保电力中断后能将体外循环的血液回输至患者体内。

血液透析机和水处理设备的安装条件及环境应考虑湿度、温度、电压、供水压力、废水排放等。抢救监护设备放置在方便获得的位置。靠蓄电池工作的设备,例如除颤仪,应经常检查并保持电池的电力充足,以备紧急需要。

(3)人员:血液透析室的人员主要由持有执业证书的医生、护士和医学工程技术人员组成。

1)医生:血液透析室应由副高级以上职称、有透析专业知识和工作经验的医生担任负责人,安排医疗、教学和科研工作;组织业务学习、技术考核等;定期查房,解决临床疑难问题,负责实施透析室的规范化管理及新技术的开展。经过透析专业培训的主治医生的日常工作包括患者透析方案的制订、调整,急、慢性并发症的处理等,定期查房,根据患者的病情变化及时调整透析方案和治疗药物,记录并保管好病历资料以及负责透析登记工作等。

2)护士:透析室配备护士长(或护理组长)和护士。护士的配备应根据透析机和患者数量及透析环境等合理安排。护士执行透析医嘱;熟练掌握血液透析机的操作及各种透析通路的操作及护理;透析治疗中看护患者,观察机器并做好透析记录。

3)技师:10~20台透析机需要有专职医学工程技术人员一名;要与医生、护士密切合作,参与整体的团队医疗工作。负责透析用水和透析液相关指标的检测;负责透析机、水处理及相关设备的日常维护保养及消毒、浓缩液的配制、制定设备常规的操作规程、确保透析设备正常运转及各项技术参数准确可靠并建立设备档案做好维护保养记录等。

（4）制度

1）感染控制监测制度：感染控制监测包括新患者应进行感染相关指标（乙肝、丙肝、艾滋病、梅毒等）筛查，维持性血液透析患者至少每年检测1次上述感染相关指标。对乙肝患者应当分区、分机器进行隔离透析等，具体内容可参照血液净化标准操作规程。

2）病历档案管理制度：加强实施血液透析患者资料的计算机管理，做好透析患者资料的登记及上报工作。透析病历包括首次病历、透析记录、化验记录、用药记录等。

3）透析设备管理制度：对每一台透析设备进行编号并建立档案；内容包括设备出厂信息、运转情况、维护维修记录等。

4）其他：诸如透析器复用、各种治疗操作常规、签署知情同意书、工作人员继续教育等，可参照各级医院及卫生行政部门相关规定。

2.血液管路　血液管路指体外循环时血液流动的通道（图2-1-1），由动脉血液管路和静脉血液管路组成。通过动脉穿刺针将患者血液引入体外循环的动脉管路。血液最先进入动脉壶，在此处可以监测动脉压。血泵提供体外循环动力以适当的血流速将血液输送至透析器的血液侧入口。血液流经透析器从透析器的血液侧出口流入联接的静脉血

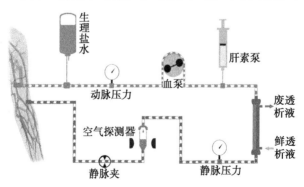

图2-1-1　体外循环血流通路示意图

液管路,再流入静脉壶。在静脉壶监测体外循环静脉管路中的压力。然后血液流经气泡探测器,再经静脉穿刺针返回到患者体内。

3. 透析液管路　透析液管路(俗称水路系统)指透析浓缩液经稀释配比后流动的通道。尽管血液透析机厂家很多,设计思路和实现手段各不相同,但是原理基本相似(图2-1-2)。

透析用水连接血液透析机进水减压阀,调整进水压力,经过热交换器进行热能转换,再经加热器加温后,与A、B浓缩液按比例混合稀释,成为电解质接近人体血浆的透析液,由除气泵产生负压,在除气装置中进行水气分离,防止透析液中气体过多,附着在透析器膜表面,使有效膜面积减少,还会引起超滤误差及干预其他传感器的灵敏度。经除气后的透析液,一般以500ml/min(或特殊设定)的流速,进入透析机容量平衡装置的新鲜透析液通道,并由温度、电导度传感器检测透析液温度、电导度是否在设定范围,将合格的透析液输送至透析器新鲜透析液入口端,由流量泵产生负压,将透析废液自透析器透析液出口端引出,进入漏血检测器,检测废液中是否有血液漏出,判断透析器是否破膜。然后,同样以500ml/min(或特殊设定)的流速返回平衡装置的废液通道,大部分品牌透析机都是由超滤泵控制患者的脱水量,最终这两部分废液全部汇入热交换器,通过透析机废液管道排放。

4. 现代透析机的监测装置

(1)动脉压:动脉压指体外循环时动脉管路与血泵之间的压力,反映了动脉穿刺点提供血流量的能力。开始治疗时体外循环管路的动脉端传感器保护罩应与血液透析机上的动脉压检测装置接口紧密联接。如果联接不紧密,当血泵启动后动脉压力为负压时,空气可进入体外循环管路中;当动脉压力为正压时,血液可沿压力监测管路上行到传感器保护罩,导致监测失准、污染和设备损坏。

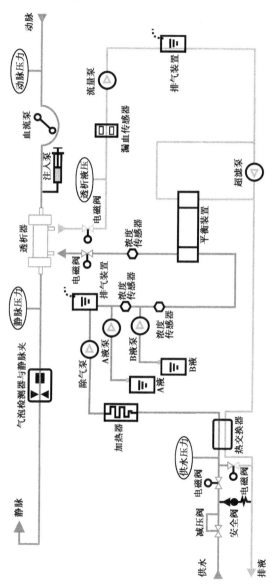

图2-1-2 透析液通道

动脉压力的测量范围一般在+200mmHg到-280mmHg左右,各品牌血液透析机略有差别。正常透析治疗过程中,动脉压力通常为负值,其大小取决于血泵的转速、动静脉瘘口血流量、动脉针的内径以及在血管内的位置等。当血液被引入体外循环系统后,安装在空气探测器下方的光学探测器测到信号由亮变暗(即体外循环管路中的预冲盐水被血液替代时),机器即自动缩小警报范围功能,报警窗口的宽度将以检测到的实际动脉压为中点±20mmHg左右(各品牌机器可能略有差别)。治疗过程中一旦检测到动脉压超过上限或下限时即触发报警,同时血泵停转,保证患者安全。

动脉压力可用于计算有效血流速。设备显示的血流速实际上是血泵旋转的速度(ml/min),只与泵头直径(mm)、血泵转速(r/min)和泵管直径(mm)有关,并不是体外管路中血液流动的速度(实际血流速或有效血流速)。有效血流速与动脉管路压力有关,正常治疗过程中,动脉压力通常为负值,负值越大说明通路出血越不好,实际血流速与泵速的差值越大。有些血液透析机可以通过动脉压值计算出有效血流速。

通路功能不良时,可观察到动脉管路颤动,并在动脉壶中可观察到"抽吸现象",动脉负压值变得很大,甚至超过设备允许的最低负值。有的单位为了保证透析过程"顺利进行",就先将泵速调下来,获得一个允许的动脉压读数,然后夹闭动脉压力的管路,再将泵速调整到期望的范围,或者根本不使用动脉压监测(将设备动脉压接口暴露于空气中,使其监测到的动脉压力为0)。这些做法都是十分危险的,可能会导致:①当体外循环出血或动脉针脱落时将没有报警;②发生血管内溶血。

(2)静脉压:静脉压监测点是在静脉壶上,接近于整个体外循环的末端,开始治疗后,体外循环管路中的静脉端传感器保护罩应与透析机静脉压检测装置接口需紧密联接,一方面防止空气进入体外循环管路、维持静脉壶内正常液面,另一方面可以避免因静脉压力突然变化时,血液进入静脉压力检测装置造成污染和机器损坏,正常情况下静脉压应是正值。一般血液透析机静脉压的测量范围是-50mmHg到+500mmHg左右,各品牌机器略有差别。

同动脉压测量原理一样,当安装在空气探测器下方的光学探测器检测到信号由亮变暗时,报警窗口的宽度自动缩小以实际静脉压为中点±20mmHg左右。同时国家医药标准YY0054-2010规定:治疗模式下静脉压自动设置的下限不小于10mmHg,以避免当静脉血路管或针脱落时,无法触发声光警报提示操作者。静脉压测量值的大小主要取决于血泵的速度及回流血液在体外循环中的阻力。

(3)空气监测:防止空气进入体外循环是血液透析机重要的监测内容。有些透析机采用静脉壶监测,另有些透析机采用静脉管监测。静脉壶监测又称液面监测,而静脉管监测时由于静脉管路比较细,监测精度更高一些。一般透析机的空气探测大多采用超声装置,将体外循环管路中的静脉壶或静脉管放置在超声探测器中,使超声探测器紧贴在静脉壶或静脉管的两侧,一侧是谐振发射器,发射一定频率的超声波,由另一侧谐振器接收,接收到的信号幅度大小依赖谐振器之间的介质,随着血液中气泡含量的增加,超声信号幅度降低。在血流量为200ml/min时,流经静脉壶或静脉管的气泡或累积泡沫在0.03~0.05ml/min时即可触发机器报警,同时静脉壶下方的静脉夹自动夹闭,血泵停转,以避免空气进入回血管路造成空气栓塞。

(4)破膜监测:在治疗过程中,透析器膜可能会发生破裂导致血液漏到膜外透析液中。为避免治疗中破膜导致的失血或污染,在透析废液管路中安装有漏血检测器。漏血探测器由一只双色发光管交替发出红光和绿光穿过测量容器,由另一只光电元件将收到的光通量转换成与光通量成对数的电压,如果测量容器中透析废液混有血液,红色光通量几乎不受影响,绿色光通量减弱进而触发血液透析机漏血报警。漏血报警发生时血液透析机将自动停止血液和透析液进出透析器、关闭超滤,使透析器处于隔离状态。此时需要按照操作规程更换新透析器。当透析液流速为500ml/min时,血细胞比容为25%时,通常漏血<0.35ml/min即可触发报警。当漏血传感器被气泡、结晶、蛋白等污染时,红色光通量和绿色光通量会发生等幅衰减,此时机器一般不会触发漏血报警,自动识别为漏血传感器污染。当污染达到一定程度时,自动识别的灵敏度降低。一旦发生漏血,报警是否发生和报警速度取决于跨膜压、透析器膜破裂的程度、透析液流速(双面作用:漏血量小透析液流速快可能监测不到漏血;漏血量大透析液流速快可快速被监测装置监测到)、透析器与漏血装置之间水路的容积(容积大则漏血到达监测装置慢)和超滤速率等。单纯超滤状态下,因透析液侧的液体流速慢,探测到漏血会有延迟。

(5)透析液电导度:透析机显示的电导度是测量透析液导电能力的一个参数(单位为mS/cm)。它反映透析液中阳离子浓度的总和。透析液中含有大量电解质,有一定的导电能力。因此,透析机普遍通过安装在透析液通路中的电导度传感器测量并计算出透析液的钠离子浓度(单位为mmol/L或mEq/L)。换句话说,透析机显示的电导度值间接反映出透析液离子的浓度。而透析液是由透析浓缩液与透析用水,通过透析机按比例配制而成。有些品牌透析机采用开环控制,即A、B浓缩液根据血液透析机设定的处方定容量吸入,按比例稀释后将实测的电导度值直接显示在操作面板上,过高或过低的电导度值需要医护人员参与修正;另外有些品牌透析机则采用闭环控制,根据实测电导度值与设定处方比较,血液透析机在一定范围内自动修正A、B液泵速,对浓缩液配制误差进行补偿。无论采用开环或闭环控制,触发电导度警报一般以处方值为中心±不超过5%。报警的同时透析液旁路排放,离子浓度不合格的透析液不会流入透析器,以保证血液透析治疗的安全。

（6）透析液温度:透析液在进入透析器之前需要加温。一般透析液温度设定范围在35~39℃之间可以调整。温度控制原理非常简单,几乎所有厂家的血液透析机都使用电加热棒加热,有的直接加热反渗水,或者直接加热透析液。至少有两个温度传感器,一个温度传感器安装在加热装置出口位置,控制加热棒工作以保持透析液恒定在操作者设定的温度范围。另一个温度传感器安装在透析液进入透析器前的位置,对透析液在配比输送过程中的温度变化进行实时监测,并显示温度实际值,当透析液温度发生异常时,触发报警。报警温度下限一般为34℃,上限为40℃,控制精度±0.5℃以内。报警的同时透析液旁路排放,温度不合格的透析液不会流入透析器,以保证血液透析治疗的安全。

（7）透析充分性监测:在线透析充分性监测是在患者进行血液透析治疗过程中即时测量的尿素清除率,在引血前后打开监测装置,输入装置菜单中相应参数即可开始。尿素分子和钠离子的大小相似且无蛋白结合,透析器的尿素和钠清除率几乎相等,可以用钠清除率代替尿素清除率。透析液中含有大量的钠离子,很容易通过电导度传感器测量到。因此在透析液进入透析器前和出透析器后的位置各加装一个电导度传感器,通过控制使透析液电导度在进入透析器前有一个脉动变化,例如:透析液中电导度升高时,钠离子会向透析器血液侧弥散,测量出口处透析液中电导度会降低,相反进入透析器前透析液电导度降低时,血液中的钠离子会向透析液侧弥散,测量出口处电导度会升高。测量透析液流入和流出透析器时的电导度变化曲线,结合血液和透析液,即可计算出尿素的清除率(图2-1-3),间隔20~30分钟重复测量,获得一系列尿素清除率,根据Kt/Vurea的定义计算出每个时间段的Kt/Vurea,将这些值相加即为当时达到的Kt/Vurea。测量周期可以根据情况设定。测量期间,血液透析机面板电导度报警界限将打开,从而屏蔽电导度报警。医生可根据测量结果,对透析剂量立即作出调整,也可通过显示的数据对有关治疗中,诸如穿刺针位置不合适以及瘘口再循环等问题进行估计和修正,从而保证透析治疗的效果。

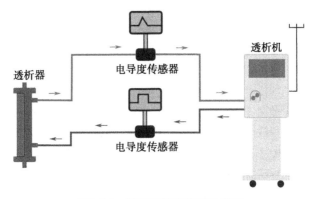

图2-1-3　尿素清除率的测量原理

另一种尿素清除率监测方法是通过连续监测废透析液实现的。当透析开始时,废透析液尿素浓度最高,随着透析的进行,废透析液的尿素浓度逐渐下降。把透析过程中任一时间点废透析液尿素浓度与初始浓度进行比较,计算尿素下降率,再用Daugirdas公式计算Kt/Vurea。这样,了解开始透析后一段时间达到的Kt/Vurea值。根据尿素可以吸收特定波长的紫外光的特性,可以在透明的废透析液管线上安装紫外光发射器和接收器,随着透析的进程,发射同样强度的紫外光,接收器接收到的信号将逐渐增强,根据信号增强的百分比来估计尿素下降率。

(8)血压监测:在线血压监测是在血液透析机上加装了一台电子血压计,治疗过程中随时可以监测患者血压的变化情况,可以即时监测和定时监测,还可以根据患者的情况设置警报界限。一旦超出界限值,即刻发出警报提示。

有些品牌的透析机还有控制功能,例如低血压发生时,自动降低超滤率等。

(9)血容量监测:为了减少透析过程中的并发症,现代血液透析机除了必要的透析参数的监测外,还增加了对患者的生理参数的监测与控制。在线血容量监测是即时监测血液透析过程中患者的相对血容量的变化,即相对于透析开始时的血容量下降的百分比。透析治疗过程中,患者红细胞数量和总体积几乎不变,改变的只是血浆中水的含量,通过监测红细胞体积的上升程度,换算出相对血容量变化。容量型低血压发生与其对应的相对血容量是一致的,通过对患者治疗的观察,医生可以找到不同患者可耐受的血容量下降阈值,从而避免透析过程中低血压的发生。同时,通过血容量监测也有利于更好地评估患者的干体重。目前血液透析机上安装的血容量监测装置使用的测量方法为超声波测量法和光学测量法。超声波在血液中的传播速度与血液的密度成正比关系,通过比较透析过程中超声波传播速度变化量来计算相对血容量变化。光学测量法在血液中可以较容易地测量血红蛋白的吸光度,并利用比尔定律来计算出血液浓度。利用三个半导体发光二极管发出三种不同波长的可见光,通过测量光的衰减(吸光度)和干涉来计算血细胞比容、血容量、血氧饱和度等。把透析开始时测得的患者血液浓度作为基准,透析过程中测得的即时血液浓度与基准比较后的变化情况,就可计算出相对血容量。无论使用哪种方法测量,大部分品牌血液透析机都需要使用专用的动脉管路或专用耗材。只有个别品牌的机器不需要专用管路和耗材。

5. 透析机的常见故障

(1)超滤失准:在血液透析治疗过程中,超滤准确性是决定治疗效果的重要参数。经过数十年的发展,容量控制型血液透析机基本取代了压力控制型血液透析机。从工程技术上已经完全满足了对精度的要求。超滤误差一般可以控制在1%以内,平衡误差一般可以控制在1‰以内。然而事实上超滤失准依然普遍发生,总结起来不外乎是操作失误和设备故障方面的问题。本文只讨论设备故障问题。

1)水路密闭系统(透析液通路)泄漏:任何品牌的血液透析机的容量控制设计都是在密闭条件下的,血液透析机在使用过程中由于连接部位管路老化、弹性降低、密封圈磨损、电磁阀关闭不严等都会影响水路系统密闭性能,导致超滤失准。应针对不同品牌机型做出具体分析。这种问题一般通过日常的预防性维护可基本避免。

2)超滤泵与平衡装置故障、超滤泵工作不正常直接关系到超滤失准:尽管超滤泵是非常精密的仪器,但是长时间使用、疏于维护也会失准。在使用中超滤泵损坏极少,大部分是精度下降、使用环境(进出口压力)变化导致超滤出现偏差。平衡装置的故障表现在进出液(新鲜透析液与废液)的容量误差过大。为减少此类故障的发生,需要遵循血液透析机厂家的建议,在安全使用期限内对超滤泵及平衡装置进行校准,防患于未然。

3)透析液除气不良:当除气泵效率降低,透析液中有气体时会影响容量控制装置的进出液量,最终导致超滤失准。应及时查找除气不良的原因,必要时更换除气泵。

(2)电导度漂移:

1)电导度测量显示误差:当透析液的实际浓度超出治疗设定的浓度范围,电导度显示值却依然正常,透析机未发生报警,因此透析液也不会旁路。此故障会导致患者严重的电解质失衡。常见原因:电导度传感器结垢导致测量信号错误(传感器敏感系数会随附着层增加而变化)、传感器连接件接触不良、传感器工作点漂移等。为避免此类问题发生,应使用高质量的浓缩液、血液透析机适时进行清洗除钙以避免结垢、每天观察电导度的变化情况并及时调校电导度传感器和显示值。工程技术人员也应配备相应的调校工具。

2）电导度间歇式警报可能的原因是A、B液吸液管连接不良、吸液管路漏气、堵塞、透析机内透析液管路有些较轻微碳酸钙沉积，影响透析液流量等。此类问题较常见，应加强日常维护，及时更换密封圈、使用枸橼酸、醋酸及时除钙防止结晶。

3）多台血液透析机同时电导度报警，这种情况的发生大部分是由于浓缩液供给错误，如果也伴随温度警报，应考虑反渗水供水不足。

4）硬件故障A、B浓缩液泵吸液不准或损坏、除气泵、流量泵损坏、配比系统问题等都会影响电导度，需要找出原因进行校准或更换相应零配件。

（3）漏血假报警

1）血液透析机消毒清洗除钙不足：由透析器出来的废液污染了血液透析机的漏血探测器使之触发误报警，一般常规用高温热消毒加上间断使用次氯酸钠消毒，可以避免上述故障发生。如果有必要，可以取下漏血探测器进行人工清洁或擦拭。

2）其他的干扰：有些血液透析机在单超治疗模式时或透析液除气不足时发生假漏血报警，可能是含有气体的废液干扰了漏血探测器的灵敏度触发误报警，结束单超模式即可解除，但应查找除气不足的原因。

3）灵敏度偏移：在治疗过程中经常出现假漏血报警，需要在治疗结束进行有效消毒，并参照血液透析机维修手册对漏血探测器灵敏度进行校准。

（4）血泵泵管不匹配

1）血泵泵管直径与血泵泵头的间距不匹配：一般常规使用的泵管内径为8mm，也有一些针对儿童或特殊情况下使用的不同内径的泵管。不同内径的泵管对应不同的泵管壁厚，如果管壁过厚或泵头间距过小，会导致挤压过度，造成红细胞破坏，可能导致溶血；管壁过薄或泵头间距过大，则不能有效驱动血液流动，导致体外循环血流不足，引起透析不充分或凝血事件。因为血泵无法识别泵管直径,因此当更换使用不同型号泵管时,应核对是否匹配,否则需要通过人工调整间距,或在血液透析机血泵模组上更改相应泵管数据后方能使用。

2)血泵泵管弹性不足:由于泵管的材料问题导致的不良事件不容易被发现。血泵工作时由泵头滚轮挤压泵管带动血液流动,由于泵管的弹性不足,导致实际血流量与血泵显示的数值不符,这个偏差对动静脉压力的测量虽然有影响,但却是稳定的,所以在不足以引起动静脉压报警时,不容易被发现。细心的医护人员会发现,有些患者回血时透析器不干净,以致增加肝素的用量。还有的发现预冲管路的时间有所延长;透析开始时动脉端出血很好,然而血泵开启后血液不能顺利引出;静脉压很低,反复报警等。碰到此类问题后,应核对泵管尺寸,并观察泵头挤压泵管后是否有血液回流现象,适当增加血流速情况会有所改善。也可做模拟实验,用盐水代替血液模拟透析,以观察泵管出水情况与血泵显示的速率是否相符。当然还要考虑到盐水的放置高度和液体黏稠度的干扰。

(田爱辉)

第二节 透析用水和透析液

1. **透析用水的标准** 随着科学技术的发展和使用污染透析液对患者产生不良影响的深入研究,以及许多治疗新方法的应用(在线血滤和高通量透析)等,世界各国均制定了相关的透析用水和透析液的国家或行业标准,主要从理化和微生物两大方面对水质进行规范。例如美国AAMI、加拿大Z364.2.2、国际标准ISO13959等,我国也于2005年正式发布了行业标准YY0572-2005(表2-2-1、表2-2-2),分析各国透析用水的标准可以发现,各标准的化学污染物指标和微生物指标基本接近。

表2-2-1　处理水所含化学污染物最大容许量

污染物	最大允许量（ml/L）	污染物	最大允许量（ml/L）
铝	0.01	镁	4（0.16mmol/L）
砷	0.005	汞	0.0002
钡	0.1	硝酸盐（氮）	2
镉	0.001	钾	8（0.2mmol/L）
钙	2（0.05mmol/L）	硒	0.09
氯胺	0.1	银	0.005
氯	0.5	钠	70（2.8mmol/L）
铬	0.014	硫酸盐	100
铜	0.1	锡	0.1
氟化物	0.2	锌	0.1
铅	0.005		

表2-2-2　处理水所含生物污染物最大容许量

细菌	100CFU/ml
内毒素	1EU

2. **透析用水的生产系统**　透析用水生产系统主要由三部分组成。预处理部分包括砂滤罐、药用炭罐、树脂罐、保安过滤器等。核心部分是反渗透部分，包括反渗透膜、高压泵及电导度监测等，最后一部分是供水系统（图2-2-1）。

（1）粒子过滤器：粒子过滤器俗称砂滤罐，罐内的滤料多为石英砂，一般装在透析用水处理系统预处理部分的最前端，主要作用是清除水中的悬浮物和颗粒物。也可以在罐内添加一些锰砂，增强对铁的清除。市政水中有细小的

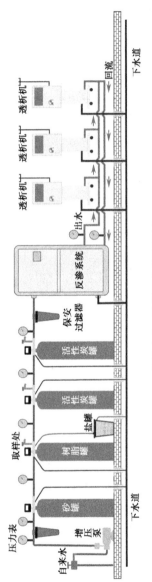

图2-2-1　透析用水生产系统

悬浮颗粒,这些杂质会影响透析用水设备的性能,如堵塞树脂交联网孔,降低离子交换树脂的交换容量,还会使药用炭老化或失效。经过粒子过滤器后,出水浊度应小于5mg/L。为保障过滤效果,应适时设定反冲洗周期以除去蓄积在滤层的泥沙,恢复滤过能力。

（2）离子交换树脂(软水器):离子交换树脂是带有可交换基团的高分子化合物,内部具有网状结构。由于化学稳定性好、交换容量大、机械强度高等优点被广泛应用于透析用水处理生产系统的软化预处理部分,俗称软水器。为了降低水的硬度和碱度,一般使用Na型阳离子交换树脂,用氯化钠做再生剂。当水处理投入运行后,树脂上的可交换Na^+与水中的Ca^{2+}、Mg^{2+}进行交换,达到软化水的目的。随着交换反应的进行,当树脂上的可交换Na^+被交换"完了"后,软化器出水中会有硬度离子"漏过",此时软化器"失效"了,需要"再生",即将一定量的饱和盐水(再生液)用射流的原理吸入软水器,再生液中的Na^+将树脂上的Ca^{2+}、Mg^{2+}交换下来,树脂重新获得交换水中Ca^{2+}、Mg^{2+}的能力。软水器就是经过"运行—失效—再生—运行"这样的过程来工作的,在正常运行过程中应根据实际使用情况把握好再生周期,保证供给反渗膜前的水硬度达标,同时也不因为频繁再生浪费过多的氯化钠。在透析治疗结束后进行每周数次固定时间及频率的方式进行再生,称为时间控制方式;另一种称为流量控制方式。流量控制方式的优势在于使用两个并联树脂罐,当达到设定用水量时自动切换进行再生,在运行过程中一旦发现透析用水硬度升高,即使还没有达到设定用水量时,也可手动即时进行再生,并同时自动切换到另一支树脂罐供水。

（3）药用炭过滤器:药用炭过滤器简称炭罐,罐内填充物一般应选用优质果壳类的药用炭,以确保良好的机械强度并满足吸附速度快、吸附容量大的要求。在水处理系统中,药用炭过滤器主要有两个作用,一是除去自来水中起消毒作用的游离氯及氯胺,药用炭对氯的吸附不仅是其表面对氯的物理吸附作用,而是由于药用炭表面起了催化作用,促进游离氯的水解和产生新生态氧的过程加速。第二个作用是除去水中的有机物。通过药用炭过滤处理可除去水中60%~80%的胶体物、50%左右的铁和50%~60%的有机物。为了保证药用炭的正常运行效果,应适时设定反洗周期,以除去药用炭吸附的有机物、避免细菌繁殖。另一方面可以冲去被截留的物质、松动滤料、保持性能稳定。避免杂质堵塞滤料间隔和药用炭表面,从而保证其吸附效果。由于下游的反渗膜对游离氯和氯胺的清除能力有限,如果药用炭失效会导致余氯超标,使溶血性贫血的概率升高,也会使反渗膜过早失效。通常透析用水应配置两个药用炭罐串联,水与药用炭接触时间应大于10分钟,并每天检测余氯是否达标。

(4)反渗透膜:反渗膜是整个水处理系统的核心,利用反渗透技术将原水中的无机离子、细菌、病毒、有机物及胶体等杂质去除,以获得高质量的纯净水。其工作原理与渗透原理相反,是渗透的一种反向迁移运动。即在浓溶液一侧施加一个大于渗透压的压力,使溶剂的流动方向与渗透方向相反,在压力驱动下借助于半透膜的选择截留作用,将溶液中的溶质与溶剂分开的分离方法。膜材料主要为乙酸纤维素、芳香族聚酰胺等。20世纪80年代发明的复合膜,透水量极大,除盐率高达99%,是理想的反渗透膜,广泛用于纯水制备和水处理行业中。对高价离子的去除可大于99%,对单价离子的清除稍低,但也超过了98%,对分子量大于100的有机物的清除也可达98%以上。但是由于复合膜的多孔支撑层以聚砜材料最为普遍,尽管有很多优势,其缺点是对水中游离氯敏感,因此在消毒反渗膜时避免使用含氯消毒剂。

(5)反渗水输送管路:由反渗透装置生产出的纯净水通过输送管路到达透析中心每一台透析机,如何避免生物污染是保证水质质量的主要问题。输送管路的连接方法和输送管路的材质有极大影响。如配管材料中不纯物的溶出、粘结剂中有机物的溶出以及管内表面粗糙有利于细菌的繁殖等。应使用符合要求的材料并合理设计流程和施工方法。U-PVC管材为低溶出材料,价格相对低廉而被普遍应用。另一种PEX管材因其耐高温,管壁光滑、机械性能好、易弯曲有取代U-PVC的趋势。近年来为了更好的抑制生物污染,配合可以进行热消毒的反渗透系统,316L不锈钢管和Teflon管也被用于临床。比起不锈钢管,Teflon管安装非常简单,内壁更光滑。除好的选材以外,在设计施工中应尽可能避免输送管路过长、弯头和接口过多,尽量不使用纯水储水罐,管内水流保持足够流速以加大水流的剪切力,并采用密闭循环的供水方式。

3. 透析液的配制

(1)个体配液和集中配液:透析液配制常见有两种模式,一种是血液透析机独立配液模式,即通过透析机将浓缩液和透析用水按比例稀释而成。不同品牌的透析机的稀释比例不同,因此提供的浓缩液配方也不同,但稀释后的透析液离子浓度大致相同。透析机独立的配液系统的优势是可以很方便地提供个体化的透析液处方。另一种是集中配液模式,使用一个单独的配比设备将浓缩液和透析用水按比例稀释成透析液,再通过管道输送到所有的透析机。这种供液方式使得血液透析机的结构设计大大简化,完全替代了血液透析机的配比系统,很大程度上减少了透析机的单机故障率,但是无法实现个体化的透析液处方。

(2)浓缩液配制:浓缩液是指提供给透析机,用于配制透析液的浓缩A液和B液。有粉剂和桶装液体两种商品选择,两种商品又可以有多种组合。粉剂在透析中心溶解配制,如A液B粉、A粉B粉、A液B液、A粉B液等。为了保证配液品质,特别是在实施血滤和高通量治疗时,很多品牌血液透析机还配备了联机的一次性使用干粉的装置。如果使用商品B液应注意存放环境及时间,过低的温度会使B液结晶。另外由于B液的主要成分是碳酸氢钠,化学成分不够稳定,容易在曝晒及强烈振动过程中分解。分解后的B液中含有大量的碳酸根,在透析液的稀释过程中遇到A液中的钙镁离子会产生沉淀,影响透析液的电解质浓度,并会干扰透析机的正常运行。因此如果采用B粉统一在透析中心(室)配制时,应现用现配。

控制搅拌时间不宜过长、搅拌力度不宜过强,以保证B液成分稳定。寒冷季节可以对配液用水适当加热,温度一般不超过25℃。但应注意避免加热装备带来离子污染,以及用电安全等问题。每天将剩余的碳酸氢盐浓缩液彻底排放。遵循相关规范或配液设备生产厂家的建议,及时对配液桶及储液桶进行有效消毒,消毒结束后为避免消毒液残留,应检查消毒液的残余浓度在安全范围内。

4. 透析液的标准 透析液是一类有多种离子和非离子物质的溶液,具有一定的渗透压。关于透析液,国家发布了两个医药标准: YY0572透析用水和YY0598血液透析及相关治疗用浓缩物。因为透析液中的主要成分是水,所以,关于透析用水的相关化学污染物检测和生物学污染检测,适用于对透析液进行检测。透析液直接参与血液透析治疗,能起到充分清除体内代谢废物,提供机体正常代谢所需要的物质(如葡萄糖等)并能维持电解质及酸碱平衡的作用。血液透析液中不能含有毒物质、致热原、重金属等对机体有害的物质。透析液的电解质浓度和正常血浆中的浓度相似,略有不同。由于尿毒症患者普遍存在高钾和酸中毒,因此透析液中钾离子的浓度低于正常值;碳酸氢根高于正常值。透析液的渗透压应与血液渗透压相近。几种市场常见的透析机标准配方[使用A、B浓缩液(粉)混合稀释后的透析液电解质浓度(表2-2-3)]。临床医生还可以根据患者情况,实行透析液个体化治疗方案。透析液生物污染标准根据治疗方法而有不同(表2-2-4, AAMI 2012)。

表2-2-3　透析液电解质浓度（mmol/L）

适用机型	Na^+	K^+	Ca^{2+}	Mg^{2+}	Cl^-	HCO_3^-	CH_3COO^-	$C_6H_{12}O_6$
金宝机D360方 1:1.83:34	A: 75 B: 65	2.0	1.75	0.5	A: 82 B: 26	35	4.0	
日机装、贝朗机 1:1.226:32.774	A: 109 B: 29	2.0	1.5	0.50	110	29	8.0	1g/L
费森尤斯 1:1.225:32.775	A: 103 B: 35	2.0	1.75	0.5	109	35	3.0	
尼普洛机 1:1.83:34	A: 108 B: 30	2.5	1.5	0.75	108	30	8.0	1g/L
东丽机 1:1.225:32.775	A: 105 B: 30	2.5	1.75	0.75	106	30	8.0	1g/L

表2-2-4 选择不同治疗方法的透析液标准(AAMI2012)

	微生物含量 （ CFU/ml ）	细菌内毒素 （ IU/ml ）
普通透析	<100(50)	<1(0.25E)
高通量透析	<0.1	<0.03(0.001J)
血液(透析)滤过	<0.03	<10^{-6}

5. 透析用水的质量监测 为了保证反渗透装置的正常运行,保证透析用水的产水品质,操作者应全面加强对水处理系统运行状态的监控和记录。

（1）预处理

1）过滤器: 前过滤器主要保护前级泵,根据压差更换,过滤器入出口压差超过10psi(1psi=6.89kPa),就需要更换。后过滤器,也称保安过滤器,一般1个月更换1次。

2）药用炭罐: 药用炭罐性能监测应在每天(班)治疗开始之前检查。检查标准是总余氯<0.1mg/L; 余氯测量透析室一般采用简单易行的比色分析法。它通过试剂与有效氯经过化学反应生成有色物质,根据这一物质颜色的深浅来比较浓度的大小。如果比色超标必须终止治疗,直到问题解决。建议设置双罐串联结构,在双罐中间取样检测,在前一个药用炭失效时,后边第二个药用炭应每小时取样检测一次,并尽快更换前一个药用炭的滤料。目前有的厂家推出在线残余氯连续监测技术,可供使用。发现不可预料的残余氯突然升高时报警。另外为防止填料板结降低效率,应设定合适的反冲周期。

3）树脂罐: 用于去除原水中的钙镁离子。每天透析结束后在树脂罐出水口取样检测,硬度应<17.22mg/L。树脂再生的效果与吸入盐水浓度和总量相关。应提供足够的、稳定的供水压力,确保射流器吸入的饱和盐水量足够。硬度超标如果不能通过缩短再生周期的方式解决,就必须更

换填料。虽然反渗膜也有去除钙镁离子的能力，但是原水硬度超标会使反渗透膜使用寿命缩短。

（2）反渗透装置及供水

1）反渗透膜：反渗透膜是水处理的核心元件，其检验标准就是反渗水的化学污染物和生物学污染物。我国YY0572-2005标准中规定了透析用水化学污染物的质量透析用水的最高微量元素的含量，我国卫生和计划生育委员会发布的标准化操作流程（SOP）要求每年应检测一次。这些离子在反渗水中也可以用电导率度量。但水处理电导率的数值并不能用于判断透析用水化学污染物是否合格。单纯的查看反渗水的电导率并持续记录，有助于使用者了解水处理水质的变化规律和变化趋势。由于温度影响反渗膜的产水量，因此反渗水的电导度随水温变化。如果发现电导率的突然变化或短时间内持续升高，须引起操作者的高度重视，可能原因有预处理系统失效、膜的污染及破裂。应及时分析原因并采取补救措施，避免反渗透膜性能急剧下降而最终必须更换。必要时，重新检测透析用水的化学污染物。

反渗透膜的离子清除率一般在98%以上，如果由于原水中某种元素的含量非常高，通过一级反渗透不能达到透析用水标准，就必须要使用双级反渗透。很多双级反渗透设备在说明书上都会提示，双级反渗透可以单级使用。但是前提是要做每个单级的水质化学污染物检测，单级水也必须符合要求，否则不能单级运转；即使可以单级使用也仅应用于应急方案，因为双级反渗透的任何一级的浓水回收率都是和独立单级不同，长时间使用可能会对设备造成不可逆的伤害。

2）生物污染物：虽然理论上认为，通过反渗透技术处理过的水可以清除细菌、病毒、内毒素等，但是水处理在运行过程中受诸多因素影响，无法杜绝生物污染。生物污染是膜材料、流体流动参数（如溶解物、流动速度、压力等）和微生物间复杂的相互作用的结果。黏附是饥饿幸存的微生物求生存的方式,黏附的结果是生成十分复杂的微生物薄膜,并不断释放内毒素,从而污染透析液。透析液中的内毒素会通过透析膜进入血液,导致患者致热源反应。而少量的内毒素进入人体虽然不足以立刻出现明显反应,但会引起患者体内炎性介质和细胞因子的增加,成为一些透析常见的慢性并发症的重要原因。由于生物薄膜陈化后去除的难度很大,因此快速反应可以节约大量的精力。AAMI标准中建议细菌培养结果＞50CFU/ml时必须采取干预措施。过氧醋酸类的消毒剂是比较通用的,浓度为0.2%左右。市场上也有专用于反渗膜的商品消毒剂,在消毒的同时还有清洁的作用。然而由于目前很多医院采用用于培养致病菌的血琼脂平板之类的富营养培养基和方法来培养透析用水和透析液中的细菌,造成有些时候我们的细菌培养结果得不到正确的反馈信息,会低估透析用水和透析液中的真正的细菌数量。而结合内毒素的监测更有意义。培养应使用YY0572推荐的膜过滤技术,滤过500~1000ml透析用水,接种于如R2A这样的低营养琼脂培养基上,28~32℃下培养5天或更长时间。国内也有一些研究通过适当提高温度、缩短时间来改进EBPG建议的方法从而更方便临床使用。例如使用R2A培养基、37℃条件下培养48小时。

定期的消毒是必要的保障手段。消毒方法、消毒剂的使用与膜材料相关,应参照设备的使用说明书进行。

3)反渗水输送:为了降低透析用水的生物学污染,一些品牌的反渗机设计增加细菌过滤器。细菌过滤器应参照说明书规定更换,否则可能会成为附加的污染源。也有些设计在反渗水出口位置加装紫外线消毒灯,虽然细菌被杀死,但仍然可能会发生透析用水的内毒素超标。传输管道应设置为直供式循环回路,即使没有透析机在使用,也要定时启动以保证管道内的反渗水流动,抑制细菌在管道内繁殖及生物膜的形成。同时还需要进行预防性消毒。除常规化学消毒外,目前市场上很多品牌的水处理设备具有膜或管路热消毒功能,与化学消毒相比更加方便,因而可以更频繁地进行输送管路的消毒。

6. 透析液的质量监测 透析液的质量主要从两个方面监测:电解质浓度和生物污染。

(1)电解质浓度:所有透析机都是利用电导度来监视透析液浓度,并将电导度换算成钠离子浓度反馈给操作者,但是通过取样检查实际的透析液电解质浓度是必要的。透析液在采样时,应对样本做出标记:如机器编号、采样时显示浓度等。否则化验结果无法和样本、机器对应,失去参考价值。实验室的化验结果也可能存在一定的偏差范围。国家行业标准YY0598规定的离子检测方法适用于浓缩液生产厂家。医院的一些针对血液中的离子化验设备,用来化验透析液得到的结果也会有一定程度的偏差。另外在采样时使用了可调钠程序也会使测得的透析液离子浓度偏离预设值。总之,参照化验室的检测结果,透析工程师应核对浓缩液及透析机混合配比是否正确,并定期校准。必要时,可用生理盐水作为参照物同时送检来验证化验结果。

(2)生物污染:在一般情况下,细菌无法通过透析膜,所以,国家标准的要求中透析液并不是绝对无菌的,允许<100CFU/ml。透析液中的细菌来源主要有两个方面:透析用水和浓缩液。由细菌产生的内毒素及其片段可以通过透析膜,是产生生物污染相关不良反应的主要原因。当透析液细菌培养超过50CFU/ml时需要检查反渗膜出水、透析机入水、浓缩液A、浓缩液B、透析液以及容器等部位,用排除法来确定出现问题的主要部位,便于临床有针对性地制订解决方案。参照卫生和计划生育委员会所制定的SOP的要求,每个月应对反渗水及透析液的细菌含量进行监测,每3个月监测内毒素检测。内毒素和细菌培养的样本采样时,应避免采样干扰。有些品牌透析机在透析器快速接头的管路上,有硅胶帽型采样口,可以通过外表消毒针刺采样的方式采

样。但是这种采样口多次采样后,可能会有泄漏,必须定期更换。还可以在透析器的快速接头处采样,但是应掌握取样技巧避免再污染。最好使用内毒素检测专用采样工具。

　　随着透析技术的发展,越来越多高通量透析器应用于临床,并取得了很好的疗效。而容量控制的透析机在超滤率较小、高通量透析情况下反超是不可避免的,也就是说产生了从透析液侧到血液侧的对流现象,相当于一定剂量的血液透析滤过(HDF)后稀释。因此对透析液的质量控制也提出了更高的要求。超纯透析液应运而生,对延缓血液透析患者的并发症,提高生活质量起到了积极的作用。普通的低通量透析时,要求透析液细菌含量不超过200CFU/ml,内毒素不超过2EU/ml;当进行没有置换液的高通量透析时,要求透析液细菌含量不超过0.1CFU/ml,内毒素不超过0.03EU/ml;当进行血液滤过和血液透析滤过时,要求置换液达到静脉输液标准,即细菌数不超过0.03CFU/ml,内毒素不超过10^{-6}EU/ml。

(田爱辉)

▶▶ 第三章　血液透析的实施

第一节　水、溶质清除原理及清除
效率影响因素

血液透析是通过透析膜,将血液中高浓度的尿毒症毒素(如尿素、肌酐、钾、磷等)清除到体外,同时将体内缺乏的物质(如碳酸氢根)从透析液补充到血液中的过程,即通过溶质的跨膜转运来完成血液净化。透析膜是半透膜,其上有很多微小的孔径,水和低分子量的水溶性物质可以自由通过;随着分子量的增加,溶质的通过性逐渐下降;大分子物质(例如蛋白质)、血液中有形成分则不能通过。

1. 水的清除原理　水的清除是通过超滤来完成的。当半透膜的两侧存在静水压和(或)渗透压产生的压力梯度时,水分子会随着压力梯度方向发生跨膜移动,这个过程就是超滤。在血液透析中,压力梯度主要是由血液侧与透析液侧的静水压力差产生的,叫跨膜压(TMP)。

影响水的超滤效率的影响因素主要有:

(1)TMP:其他透析条件相同时,TMP越高,单位时间里清除的水分越多。

(2)超滤系数(Kuf):不同的半透膜对水的通透能力有很大差别,主要与膜材料、厚度、孔径大小有关。膜对水的通透性用超滤系数(Kuf)表示。Kuf定义为在每mmHg的TMP下,透析器每小时的超滤液毫升量。超滤系数越大,单位时间里、相同的TMP下水的超滤清除越多。

$$Kuf= \frac{Q_{UF}}{TMP \times T} \ [ml/(mmHg \cdot h)]$$

Q_{UF}: 超滤量(ml); TMP: 跨膜压(mmHg); T: 时间(h)

2. 溶质的清除原理 血液中水溶性溶质的清除主要通过弥散与对流两个机制。

（1）弥散（diffusion）：弥散是溶质分子热运动的结果。当半透膜两侧的某种小分子溶质存在浓度梯度时，随着分子无规则热运动，溶质从浓度高的一侧逐渐扩散到浓度低的对侧即为弥散。弥散是小分子水溶性物质的主要清除方式，如尿素与肌酐。尿毒症患者血液中存在高浓度的尿素、肌酐等毒素，而透析液中浓度为0。透析中这些小分子毒素通过透析膜弥散到透析液中得到清除。而透析液中高浓度的溶质如碳酸氢根离子则是向血液中弥散，使代谢性酸中毒得到纠正。

在一定温度下，溶质的弥散效率与浓度梯度、膜面积正相关，与膜厚度、阻力、溶质分子量负相关。弥散也受溶质分子量的影响，分子量越小弥散也快。通过体外试验可以得到各种透析器对不同分子量溶质的弥散清除率K，相当于每分钟清除相当于多少毫升血液中的溶质。

$$K(ml/min) = Q_B \times (C_{in} - C_{out})/C_{in}$$

Q_B：有效血流速；C_{in}：透析器入口处溶质浓度；C_{out}：透析器出口处溶质浓度

（2）对流（convection）：对流是溶液跨越半透膜而发生超滤时，溶液中的溶质被超滤的水分拖拽同时做跨膜转运的过程。对流不仅可以清除小分子尿毒症毒素，还可以清除分子量更大的中分子毒素，而后者在低通量透析时不能通过弥散的方式得到清除。因此高通量透析、血液滤过提供的对流方式是中分子毒素的主要清除方式。

在超滤液中的小分子溶质浓度与原液中的浓度相同或相近似，随着溶质分子量的增加，其对流效率也相应减弱，超滤液中的浓度也随之降低。当溶质分子量分子增加到大于半透膜孔径时则不能通过对流清除。透析膜对溶质对流清除的能力可以用超滤液中的溶质浓度与原液中溶质浓度比表示，及筛选系数S。分子量小的溶质可以100%被超滤，则S=1；分子量逐渐增大后，溶质只能被部分超滤，S=0~1；当溶质直径大于膜孔径时，完全不能被超滤，则S=0。

$$S = \frac{Cu}{Cb}$$

Cu：超滤液中浓度，Cb：血液中浓度。

3. 影响透析效率的因素 血液透析中影响溶质清除效率的主要因素有血流素、透析液流速、透析器性质及效能、溶质分子量及浓度梯度。

（1）血流速：随着血液流速的增加，透析弥散清除效率也相应会增加，但是二者并不是线性关系，即血流增加到一定程度后，对溶质的清除效率增加会变缓。如在透析液流速不变情况下，当血流速从200ml/min增高至400ml/min时，对尿素的清除率仅能增加30%~40%。对于正常体型的成人，通常血液流速设置为200~300ml/min，美国血液透析患者常可以到达400~500ml/min。在一些特殊的透析情况下，血流速可能会降低至<200ml/min。如为了避免透析失衡，刚进入血液透析患者的诱导透析中常把血流速设置为150~200ml/min。在透析时间明显延长的情况下，如CRRT以及日间延长的透析等模式时，血流速也会相应降低。

（2）透析液流速：通常设置的透析液流速为500ml/min，低于此值会使透析效率降低。透析液流速进一步增加会增加溶质清除效率，但是效果有限，并且要求血流速也达到一定的较高范围。如在用高效透析器进行透析时，如果血流速设置在350ml/min以上，将透析液流速从500ml/min提高到800ml/min，仅可以使尿素清除率大约增加12%。与降低血流速一样，在夜间透析、延长的日间透析或持续性肾脏替代治疗模式时，因为透析时间延长会增加透析溶质清除率，这些情况下可以相应降低透析液的流速。新开始透析的患者在诱导透析时可以将透析液流速设置为300ml/min，以避免失衡综合征。

（3）透析器性能：透析器效能直接影响透析效率。在血流速与透析液流速相同情况下,使用较大膜表面积、壁薄、孔径大、透析液与血液能充分接触的透析器可以获得更高的溶质清除率。

通常来说,由于各种透析器对水溶性小分子毒素(如尿素)的弥散效率都很高,通过增加膜表面积即可提高小分子毒素的清除效率。如果通过合理地提高血流速和(或)透析液流速仍然不能使患者尿素清除达标,则可以选用透析膜面积更大的透析器来进行治疗。

透析器的通量反映对水的清除能力。高通量透析器对弥散作用没有太大提高,即小分子溶质清除影响不显著,但是高通量膜孔径增加可以使对流效率及对流清除溶质的分子量阈值大大提高。

(4)溶质分子量

1)弥散:溶质分子量影响分子热运动的速度。分子量越小的溶质运动越快、弥散越快。随着分子量增加,溶质分子热运动的速率下降、与膜碰撞的概率减低,弥散效率也随之下降直至消失。即使用了更大孔径的透析膜,中大分子溶质也几乎不能通过弥散清除。常规低通量透析以弥散为主要毒素清除方式,可以较好地清除分子量<500Da的小分子水溶性毒素。如血液通过透析器后,尿素(MW60)可以清除75%,肌酐(MW113)可以清除60%。分子量大于1000Da的毒素弥散清除显著降低,如维生素B_{12}(MW1355)的清除仅为25%。中分子及大分子毒素则完全不能清除。

2)对流:分子量还影响到对流时的溶质通过膜的阻力,分子量越大、阻力越高,清除效率越低。但是对流比弥散可以清除更大的分子。对于分子量较大、弥散不能清除的溶质,可以通过对流清除,如菊粉(MW5200)。当溶质分子量增加至大于透析膜孔径时,$β_2$微球蛋白(MW11818),即使对流也不能清除这些溶质。这时可以采用膜孔径更大的高通量透析膜来满足特定溶质清除需求,可以很好地清除分子量50 000Da以下的溶质。

（5）溶质蛋白结合率：由于透析膜不能透过蛋白质，或仅能通过少量白蛋白，因此蛋白结合率会明显影响溶质的清除。高蛋白结合率的毒素不宜被常规透析清除，常在体内蓄积导致透析长期并发症。蛋白结合的溶质清除率除了受上述因素影响外，还取决于其在血浆中的游离浓度以及与蛋白的解离速度。蛋白结合率高、解离速度慢的溶质用常规透析方法清除非常有限，在紧急情况下如高蛋白结合率的药物中毒时，通常采用吸附材料如药用炭、吸附树脂来进行清除。

（6）超滤量：由于对流方式清除溶质仅伴随着超滤而发生，而对流是中分子毒素的主要清除方式，因此超滤量主要影响中分子毒素的清除率，对小分子毒素的清除也会轻度有影响。增加超滤量可以增加对流清除。用传统的低通量透析器进行血液透析时，每次透析中超滤量等于患者透析间期增加的体重，约为1~4kg，对流清除非常有限，并且膜孔径小基本不能清除分子量较大的溶质，导致β_2微球蛋白等中分子毒素在体内蓄积及相关并发症的发生，并可能会增加患者的死亡率。为了增加中分子毒素的清除，使用膜孔径更大的高通量透析器，并通过透析管路向血液中注射置换液，同时等速将与置换液相同体积的液体经透析器超滤出来的技术——血液滤过技术，可以数十倍地增加透析中的超滤量，从而较好地清除中分子毒素。使用高通量透析器进行的血液透析，由于透析中存在反向超滤现象，因此此在没有补充置换液的情况下也使实际通过透析膜的超滤量明显增加，从而也可以明显增加透析时中分子毒素通过对流方式的清除。

4. 小分子透析充分性的计算方法　尿素是一种小分子水溶性蛋白代谢废物，分子量60Da，是血液透析清除的主要尿毒症毒素。虽然尿素本身毒性不大，透前尿素水平与预后不相关，但是透析中以尿素清除效率所代表的小分子透析充分性与患者的预后有明确关联。因此，用尿素清除为代表的小分子透析充分性是评价透析质量的重要指标。

透析对尿素的清除效率通常有以下这些指标:

（1）时间平均尿素浓度: 时间平均尿素浓度（TAC）是用透析后与下次透析前的血尿素浓度的曲线下面积除以时间得到,在血液透析开展的早期曾被用于判断透析效率。但是其同时受透析对尿素清除与体内尿素生成速率的影响。比如透析清除减少或尿素产生增加,则TAC增高; 反之透析清除增加或尿素产生减少,则TAC下降。所以TAC低并不一定表示透析充分,也可能是蛋白质营养摄入不足的结果,并与死亡率增高相关。所以TAC不是评价小分子毒素清除充分性的良好指标,目前已经很少被使用。

（2）尿素下降率(urea reduction rate, URR): URR是血液透析尿素清除效率的一个重要指标,其为透析前后血尿素浓度下降值与透析前浓度比。比如透析前血尿素水平是30mmol/L,透析结束时是9mmol/L,则URR=(30-9)/30×100%=70%,表示一个单元的血液透析使血液中的尿素水平下降70%。

（3）单室尿素模型(single pool-Kt/V, spKt/V): 是目前最常用的判断尿素清除充分性的指标,为Gotch等人在1985年对20世纪70年代的国家透析合作研究（NCDS）的数据进行再分析后开发出来的判断透析充分性的指标,发现spKt/V与患者住院率及预后相关。

K: 透析器对血液中尿素的清除率(ml/min)

T: 透析时间(min)

V: 体内的尿素分布容积(ml),相当于身体总体水量。

spKt/V是假设透析时身体尿素浓度、转移是发生在均质体(single pool,单室)。透析过程中尿素的变化呈指数下降, spKt/V可理解为一个透析单元时间内尿素分布容积内液体被清除了多少遍。

（4）spKt/V与URR的关系: 在理想条件下,假设体内所有的水分（即1.0个尿素分布容积）依次通过透析器,其中的尿素经过透析器时100%被清除（入口处的尿素浓度为30mmol/L,出口处为0）,被净化的血液不是立即回到体内,而是收集在容器中直到所有体液被透析后才流回体内。这中完美透析情况下URR为100%，Kt/V为1.0，即URR=Kt/V。但是由于透析后的血液应该是立即与体内的血液混合，因此血液中的尿素浓度呈指数下降，Kt/V与URR的关系为：

$$Kt/V = -\ln(1-URR) = -\ln(R)$$

R=透析前血尿素浓度/透析后血尿素浓度

所以当Kt/V为1.0时，理想状态下URR为0.63。

但是在实际状况下，这种情况是不会发生的，因为流经透析器的血液不会在一次循环中被100%清除；透析过程中体内会产生新的尿素；透析中超滤液会带走更多的尿素等。因此实际情况下二者有差别。在一定范围内，URR与Kt/V线性相关，并且受透析中的超滤量影响。相同URR、相同透析后V情况下，透析中超滤量多者Kt/V较高。由于尿素的不断产生，观察到的尿素下降率实际上低于透析器的尿素清除效率。校正透析中超滤对尿素的清除并矫正尿素产生对URR的影响，得到校正后的spKt/V Daugirdas公式：

$$spKt/V = -\ln(R - 0.0008 \times t) + (4 - 3.5 \times R) \times 0.55UF/V$$

t：透析时间（h）

UF：透析中的超滤量（L）

V：透析后的尿素分布容积（L）

0.0008×t：透析时间内尿素产生量

由于V可以用简化公式得到：V=0.55×BW[透析后体重（kg）]，所以公式可以简化为：

$$spKt/V = -\ln(R - 0.0008 \times t) + (4 - 3.5 \times R) \times UF/BW$$

由此见，spKt/V与URR之间存在线性关系，都能比较好地与透析患者的预后相关，在KDOQI指南中将二者结合作为判断小分子毒素清除充分性的指标。

上述公式适合每周透析3次的患者，且是在每周第2次透析时对spKt/V进行评估。式中的0.0008是反映尿素产生的一个因子。如果不符合上述透析条件，应当对尿素产生因子进行矫正（表3-1-1）。

表3-1-1   透析间隔对尿素产生系数的影响

每周透析次数	透析间期天数			
	1	2	3	4
2			0.0055	0.0045
3		0.0080		
4	0.0155	0.0090		
5	0.0175	0.0095		
6	0.0175	0.0095		
7	0.0175	0.0175		

对于透析间期天数为1~2天者,如果透析时长超过300分钟,将表中数据增加0.0010得到的spKt/V更准确

（5）eKt/V（equilibrated-Kt/V,平衡的Kt/V）：spKt/V是建立在体内尿素分布于一个单一的容器(单室)的假设下,即体液中的尿素是均质分布、均匀转移的,所以在透析中血液中的尿素也是指数下降。而在实际的透析过程中,透析刚开始时血尿素的下降比预期的快,后期下降速度变慢,透析结束后血尿素水平会反弹。这些现象提示体内尿素分布不是单室的,而是分布于多个室腔内。尿素除了分布于细胞外液,还存在于细胞内液及组织中,尤其是肌肉组织中含量较多。透析时,尿素丢失仅发生在血液,组织间液中尿素补充到血液中,细胞中尿素补充到组织间液。开始透析时,血尿素浓度较高,透析导致的血浓度下降速度也较快。随着透析的进程,虽然透析器的效率并无降低,随着血液中尿素浓度的下降,尿素的清除速度也变慢。停止透析后,细胞内和组织间液的尿素继续向血液中弥散,导致发生血尿素浓度反弹现象。因此spKt/V用透析结束时的血尿素水平代表整体V的尿素变化,会高估实际的尿素清除量。

eKt/V的概念是,用透析结束反弹后(大约需要30~60分

钟)的血尿素水平来计算Kt/V,这个数值会低于spKt/V,能更准确地反映尿素的真实清除率。比如一个透析前60kg体重的患者,透析4小时,超滤量3kg。透析前的血尿素40mmol/L,透析结束时为16mmol/L,透析后45分钟血尿素为19mmol/L,那么此时spKt/V=1.13, eKt/V=0.93。

通常eKt/V会比spKt/V低0.2左右,差值取决于透析单元的时间。透析时间越长,反弹越少,二者差值越小。由于透析结束后再等待30~60分钟取血计算eKt/V很不方便,而尿素反弹是有一定规律的,Daugirdas等利用这规律用透析结束时的尿素水平来计算尿素反弹完成时血尿素水平,用这时的尿素计算的Kt/V成为平衡Kt/V(eKt/V)。根据上述原理,可以直接由spKt/V计算eKt/V(表3-1-2):

eKt/V=spKt/V−0.6×(spKt/V)/t+0.03(动脉通路,存在心肺再循环)

eKt/V=spKt/V−0.47×(spKt/V)/t+0.02(静脉通路,无心肺再循环)

上述公式中分母中的t是指透析时间长度(小时)。

表3-1-2 不同时长透析时eKt/V与spKt/V关系

spKt/V	t(小时)	反弹量	eKt/V（动脉通路）	eKt/V（静脉通路）
1.2	6	0.09	1.11	1.13
1.2	5	0.11	1.09	1.11
1.2	4	0.17	1.05	1.08
1.2	3	0.21	0.99	1.03
1.2	2	0.33	0.87	0.94

从表中可以看到,透析时间越长,eKt/V与spKt/V越接近,因为随时间延长,组织中尿素向血液转移越充分。在同样的spKt/V下,静脉通路透析eKt/V较动脉通路高,这是因为

其不含心肺再循环的影响。

（6）标准化Kt/V（standardized Kt/V，std-Kt/V）：当透析频率和（或）时间增加时，如每次透析或持续性透析情况下，透析前后尿素浓度的差异会逐渐减小，虽然总充分性增加，但是每次透析的spKt/V会降低。此时单次透析的Kt/V就不能准确反映充分性的情况，需要一个能标准化、不受透析频率影响的反映透析充分性的方法，把间断的透析剂量转化成相当的每周持续的尿素清除当量，即std-Kt/V。std-Kt/V是用初始的尿素计算的一周内尿素清除当量，而Kt/V是透析前后尿素浓度变化的比值。二者具有不同的含义，因此不能直接进行相互比较。KDOQI要求每周透析3次时，每次透析spKt/V应至少达到≥1.2，这相当于每周std-Kt/V≥2.0。

std-Kt/V是假设溶质产生与清除是一种稳定的持续的状态，类似于肾小球滤过率。

std-Kt/V的优势是：可以用于不同透析方式之间透析效率的比较，比如夜间透析、每日透析与常规透析之间的比较。可以应用于腹膜透析。可以用于有残肾功能的患者，作为残肾与透析共同的清除效率。可以应用于尿素之外的物质的清除效率，如果已知其清除速率K及产生速度。

std-Kt/V的缺点是：理解比较困难，计算也很复杂。此外它认为所有分子的清除与尿素相似而忽略了溶质的分子量对清除的影响。如中分子毒素，它忽略了溶质经细胞的转移，如磷的清除过程。此外，std-Kt/V用V来计算，低体重有残肾功能的患者V变化大于体表面积变化，导致结果有较大偏差。

2006年KDOQI透析充分性指南建议应用以下公式，可以用每周透析次数、每个透析单元时长、单次透析的spKt/V来计算std-Kt/V。

$$_{std}Kt/V = \frac{10080\frac{1-e^{-eKt/V}}{t}}{\frac{1-e^{-eKt/V}}{_{sp}Kt/V}+\frac{10080}{Nt}-1}$$

$$_{std}Kt/V = \cfrac{10080\cfrac{1-e^{-eKt/V}}{t}}{\cfrac{1-e^{-eKt/V}}{_{sp}Kt/V}+\cfrac{10080}{Nt}-1}$$

N为每周透析单元数

t为每个透析单元时间（分钟）

eKt/V由spKt/V通过公式计算得到。

由于std-Kt/V公式比较复杂，可以通过基于上述公式的网络计算器进行计算（http://www.hdcn.com/calcf/ley.htm）。或者建立图表，可以比较方便的查到在有或无残肾功能、每周不同透析次数情况下，std-Kt/V达标所需要的单次spKt/V。由于std-Kt/V受透析时长的影响，图3-1-1是每次透析时间2小时以上时的数据。

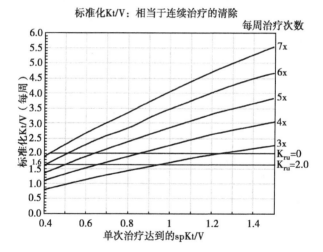

图3-1-1　从图中根据spKt/V查出stdKt/V

经允许，摘自Daugirdas JT的"尿素动力学模型"，出自HDCN（Hypertension, Dialysis, and Clinical Nephrology，www.hdcn.com）。注：Kru，残余肾功能（ml/min）

（程叙扬）

第二节　维持性血液透析处方——处方设置和机器参数监测

1. 维持性血液透析的指征与目的

（1）透析前准备：当慢性肾脏病（CKD）患者肾功能达到CKD-5期，即GFR在＜15ml/（min·1.73m^2）时，应该开始进行透析准备，包括患者与家属教育、透析方式的选择、透析通路的建立、CKD相关并发症如贫血、高血压、CKD-MBD的控制、营养指导、心血管危险因素的控制等。良好的患者教育与充分的肾脏替代治疗准备，可以改善透析前的一般状况、减少住院率与病死率。

（2）血管通路的选择与建立：如果患者适合并选择血液透析，应提早建立血管通路。血管通路的最佳选择是动静脉内瘘。由于动静脉内瘘建立至成熟通常需要2~6个月，因此应当在预期开始透析的3~6个月之前进行通路建立手术。动静脉人造血管内瘘在术后较早可以使用，建议提前3~6周手术建立。如果因各种原因导致二者方法建立的血管通路都不能成功，预期短期内需要开始透析的患者，可以选择带cuff的半永久性中心静脉透析导管作为血管通路，通常提前1~2天放置即可以使用。但是今后仍然需要再次尝试动静脉内瘘的建立，因为人造血管或透析导管进行血液透析会增加患者的死亡风险。

（3）开始透析的时机：

1）GFR＜10~15ml/（min·1.73m^2）：并不是说当GFR达到上述标准时一定要开始透析，虽然达到了上述标准，但患者尿量正常，无明显的水负荷、营养状况维持良好、机体内环境稳定，也不需要马上开始透析。

2）GFR虽然＞15ml/（min·1.73m^2），但是发生以下情况，应考虑提前开始透析治疗：

①严重容量负荷增加导致顽固性高血压、肺水肿、心力

衰竭；②饮食控制及药物治疗不能解决的高钾血症；③碳酸氢钠治疗仍不能纠正的代谢性酸中毒；④饮食控制及磷结合剂不能解决的严重高磷血症；⑤铁剂及ESA治疗不能纠正的贫血；⑥体重下降、营养不良，特别是伴有恶心、呕吐等消化道症状；⑦不能用其他原因解释的神经系统症状、脑病；⑧尿毒症相关胸膜炎或心包炎；⑨不能用其他原因解释的器官功能或全身状况恶化。

（4）透析目的

1）清除过多水分，使高容量负荷正常化，血压恢复正常，降低心脏负荷。

2）清除尿毒症毒素、纠正电解质紊乱及代谢性酸中毒。

3）减少心血管并发症及死亡率。

4）改善患者生活质量。

2. 常规透析

（1）用尿素清除率代表小分子毒素清除充分性：尿毒症毒素包括水溶性小分子毒素、中分子毒素与蛋白结合的毒素。常规血液透析以清除水溶性小分子毒素为主要目的。尿素（分子量67Da）作为小分子毒素的代表，其本身毒性不大，但是透析对尿素的清除率与预后相关，显示尿素清除充分情况下，其他对机体毒性更大的尿毒症毒素也能得到很好的清除。因此目前用尿素清除率来代表小分子毒素的清除充分性。如第三章第一节所述，尿素清除率的测定方法包括URR, spKt/V, eKt/V及每周标准化Kt/V（std-Kt/V）。

每次透析尿素清除率目标的制订还与每周透析次数及残余肾功能有关。CKD-5期患者的残余肾功能用收集定时尿液测定尿素清除率（Kr）来表示，不采用肌酐清除率的原因是因为肾功能严重受损时肾小管排泌肌酐导致肌酐清除率高于真实值。

2006年KDOQI指南对透析充分性的推荐意见如下：

1）每周透析3次患者spKt/V目标：对于每周透析3次的

患者,如果Kru<2ml/(min·1.73m^2),最低的透析剂量标准为每次spKt/V至少达到1.2。如果治疗时间少于5小时,同时应使URR至少达到65%。目标剂量为spKt/V至少达到1.4,URR达到70%。如果Kru>2ml/(min·1.73m^2),则每次spKt/V最低标准可以相应降低,但是目标剂量应该比最低剂量提高15%以上。

2)每周透析非3次患者spKt/V目标: 每周透析非3次的患者的spKt/V目标应该不同于透析3次者。对于Kru<2ml/(min·1.73m^2)的患者,不建议每周透析2次。每周透析4~6次的患者,每次剂量可以低于1.2。由于目前缺乏剂量与预后之间的关系研究,可以按最低stdKt/V每周至少达到2.0的最低标准。不管透析频率多少,spKt/V的靶目标应该比最低标准至少提高15%(表3-2-1)。

表3-2-1　每周stdKt/V达到2.0时spKt/V的最低标准

每周透析频次	Kr<2ml/(min·1.73m^2)	Kr>2ml/(min·1.73m^2)
2	不推荐	2.0(Kr>3)
3	1.2	0.9
4	0.8	0.6
6	0.5	0.4

3)有残余肾功能者spKt/V的计算方法: 有残余肾功能患者可以适当降低每次透析单元的spKt/V。残余肾功能用尿素清除率(Kru)表示。因CKD-5期患者尿肌酐经肾小管排泌比例增高,使用肌酐清除率会高估GFR而损害患者利益,不建议使用。eGFR公式也不适用于这些人群。

KDOQI建议有残肾功能及无残肾功能患者不同透析频率下每个透析单元需要达到的spKt/V的目标如表3-2-2所示。

表3-2-2　每周stdKt/V=2.0时spKt/V的最低标准

透析频率	Kru<2ml/（min·1.73m²）（无残肾）		Kru>2ml/（min·1.73m²）	
	最低标准	靶目标	最低标准	靶目标
每周2次	不推荐		2.0(Kr>3)	2.3
每周3次	1.2	1.4	0.9	1.0
每周4次	0.8	0.9	0.6	0.7
每周6次	0.5	0.6	0.4	0.5

透析时间每次>3.5小时,靶目标应该提高15%以避免各种原因导致充分性不能达到最低标准。

进入透析后,有残余肾功能者需要每3个月收集2次透析间期的尿及第1次透析结束时与第2次透析前血样进行Kru测定。如果患者残肾功能下降,需要及时调整透析频率及单次透析剂量。如某患者新进入透析时的Kru=4ml/（min·1.73m²）,制订的透析方案是每周透析2次,每次4小时, spKt/V达到2.3左右; 半年后Kru=1.9ml/（min·1.73m²）,需要将透析频率增加至每周至少3次,每次spKt/V达到1.4以上。

$$Kru = \frac{Cu \times V}{(\frac{C0+C1}{2}) \times t}（ml/min）$$

Cu: 透析间期尿尿素浓度;

V: 透析间期尿液体积（ml）;

C_0: 上次透析结束时的血尿素浓度;

C_1: 下次透析前的血尿素浓度;

t: 透析间期时间（min）。

4）spKt/V的影响因素:

KDOQI指南对透析充分性的推荐意见:

大量的观察性研究显示当spKt/V<1.2时,血液透析患者死亡率显著增加。2006年KDOQI透析充分性指南建议,

对于没有残肾功能的血液透析患者,应该每周至少透析3次,尿素清除率最低剂量是spKt/V>1.2,并且URR>65%;目标剂量是spKt/V>1.4,并且URR>70%。更高的尿素清除率并不能进一步降低死亡率。HEMO研究显示spKt/V达到1.7组比1.3组患者死亡率及住院率无差别。

女性患者: HEMO研究显示女性患者与男性不同,更高的spKt/V可以使死亡率进一步下降。其他观察性研究也显示女性会从更高的尿素清除剂量中获益。原因可能是相同体重下,女性肌肉量小,内脏体积相对更大,而内脏是尿毒症毒素的重要来源。因此对于女性患者,最低透析剂量需要更高标准,达到spKt/V>1.4。

低体重及营养不良患者: 基于与女性患者相同的原因,对于低体重及营养不良的患者,提高透析剂量可能会使这些患者获益。KDOQI指南建议每周透析3次、无残肾功能的此类患者spKt/V至少达到1.4。

使用标准体表面积(surface-area-normalized, SAN)校正的spKt/V与std-Kt/V可以帮助低体重及女性患者达到所需的更高的透析剂量(表3-2-3)。

表3-2-3　标准化体表面积的spKt/V与std-Kt/V(每周3次透析)

SAN-spKt/V为1.2/次时spKt/V的目标值				
V(L)　25	30	35	40	50
男性　1.34	1.26	1.2	1.15	1.06
女性　1.48	1.39	1.32	1.26	1.17
SAN-stdKt/V为2.0/周时的stdKt/V的目标值				
男性　2.24	2.1	2.0	1.91	1.78
女性　2.47	2.31	2.2	2.1	1.96
SAN-stdKt/V为2.0/周时的spKt/V的目标值				
男性　1.46	1.34	1.24	1.16	1.06
女性　1.76	1.56	1.44	1.34	1.21

5）广义的透析充分性概念：尿素清除达标是血液透析充分的最基本要求，但是不应该是唯一的要求。广义的透析达标除了包括小分子毒素充分清除外，还应该包括水、钠、磷的充分清除，中分子与蛋白质结合毒素的有效清除等。

长期以来发现每周透析时间与预后密切相关且不依赖于Kt/V。DOPPS研究显示每周透析3次、每次透析时间大于4小时的患者死亡率显著下降。法国Tassin地区血液透析患者每周透析时间达到24小时以上，拥有良好的容量与血压控制及全球最低的透析人群死亡率。延长透析时间不仅可以获得平稳的容量、血压控制从而改善心脏病变，还使血磷、营养指标能得到很好的改善。

（2）为特定患者估计适当K值的透析器和透析时间：尿素清除率达标是血液透析充分的基本目标，因此透析器首先必须满足小分子毒素的清除要求。当患者准备进入常规维持性血液透析前，如前所述，需要根据残余肾功能决定每周透析的最少次数；根据每周透析次数决定每次透析需要达到的目标Kt/V值；根据患者体重（决定V值）选择透析器K并调整单位透析时长。

Kt/V：K为透析器的尿素清除率，由透析器的 K_0A、血流速、透析液流速决定；t为透析时长（min）；V为尿素分布容积，即体内总水量。

计算体内总水量公式有：

Waston公式：

男性：$V(L) = 2.447 + 0.3362 \times W(kg) + 0.1074 \times H(cm) - 0.09516 \times Age$

女性：$V(L) = -2.097 + 0.2466 \times W(kg) + 0.1069 \times H(cm)$

Hume-Weyers公式：

男性：$V(L) = -14.012934 + 0.296785 \times W(kg) + 0.192786 \times H(cm)$

女性：$V(L) = -35.270121 + 0.183809 \times W(kg) + 0.344547 \times$

H(cm)

1）已知K，选定透析时间长度t：透析器对尿素的K在体外实验中测得，受血流速及透析液流速的影响，通常厂商会给予透析液流速为500ml/min时、血流速分别为200ml/min、300ml/min时的K值。常用透析器的尿素K值范围大约在200~280ml/min。

在实际透析治疗中，因为受血液中蛋白及细胞的影响，以及透析中透析膜凝血等因素干扰，实际透析中的K会比透析器生产厂家给的K值降低大约5%~15%。而透析中超滤会增加K值。通常UF=10ml/min，可以增加尿素清除5~6单位。

假设某位男性患者的年龄50岁，体重70kg，身高175cm，每周需要透析3次，每次目标spKt/V=1.4。选择透析器K=230ml/min（血流速=250ml/min时），估计实际K降低10%左右，为202ml/min。每次透析需要时间为：

第一步：经Waston公式计算V=40 000ml。

第二部：t=（spKt/V目标值）×V/K=1.4×40 000/202 =277分钟。

这个患者每次透析时间需要约280分钟才能使spKt/V达标。

2）已知透析时间t，选择透析器：选择K符合小分子溶质清除目标的透析器。

对于上述透析患者，为了避免延长透析时间，欲使其在标准透析时间（240分钟）内spKt/V达到1.4，显然选择K=230ml/min的透析器不能满足需求。那么透析器的K需要多少呢？

K=（spKt/V目标值）×V/t=1.4×40 000/240=233ml/min。

因为实际K比体外测定的K高大约10%，所以应该选择透析器的测定K值约为260ml/min。此时可以根据患者的情况进行调整。

①如果患者病情及血管通路条件可以耐受更高的血流

速,可以选择上述相同的透析器进行透析,并将血流速提高来获得更高的K。如透析液流速仍然为500ml/min,将血流速从250ml/min提高至350ml/min,K可以从230ml/min提高到260ml/min。

②如果通过提高血流速不能满足要求,换一种在可以耐受的血流速下,KoA更高的透析器,通常来说膜面积会更大。

选择透析器的通量:透析器的通量与膜孔径有关。高通量透析器的膜孔径较大,可以通过对流方式清除更多的中分子毒素,但是对小分子毒素的清除没有显著影响。如果患者病情需要同时透析条件能满足要求时,可以选用高通量透析器[Kuf>20~25ml/(mmHg·h)]进行治疗,常用的高通量透析器的Kuf可以达到40~70ml/(mmHg·h),维持性透析模式可以为高通量血液透析或血液透析滤过。用高通量透析器进行的透析模式可以少量增加小分子毒素的清除率,更重要的是可以清除更多的磷及β_2微球蛋白等中分子毒素,并可能改擅长期预后、降低死亡率。

选择透析器的通透性:透析器的通透析用β_2微球蛋白的清除率来表示。如果β_2微球蛋白清除率达到20ml/min以上为高通透性透析器。通透性与通量之间有很大的重叠,即高通透性的透析器通常也是高通量透析器。

3)透析中脱水对透析剂量的影响:透析中的超滤会增加尿素的清除。每10ml/min的超滤大约可以增加K值5~6ml/min。当URR=70%时,没有超滤者所对应的spKt/V大约为1.3,而超滤量大约为体重3%患者spKt/V可以达到约1.4,超滤6%者达到1.5。

(3)计算实施的spKt/V:如上述根据患者的体重、需要的透析时间、Kt/V目标、选择好透析器K值后,可以开始进行透析治疗。由于实际透析中各种因素作用可能会使实际的Kt/V比预期的降低,需要在透析中不断地进行透析剂量监测与处方调整。会导致实际spKt/V低于计算值的因素包括实际血流速可能低于血泵速、通路再循环、血红蛋白与白蛋白浓度的影响、透析中透析器凝血等原因使K值下降、透析中报警或患者出现症状导致血泵停止或流速下调、透析时间缩短等。因此定期进行实际达到的Kt/V值的监测来指导透析处方的调整,可以避免长期透析不充分的可能。

1)抽取透析前后血样测定尿素值:计算URR或Kt/V都需要透析前后的血尿素浓度。通常血样从透析动脉管路中抽取,血样抽取方法是否正确会明显影响尿素浓度的准确性,从而影响透析充分性的评估。由于通路再循环的存在,透析管路动脉端的血液中混合有刚经过透析从静脉端流出的血液,常使透析后抽取血液中的尿素浓度低于实际的浓度,从而使计算的URR及Kt/V比实际值高。为了避免因此对患者造成的损害(Kt/V未达标者被误认为已达标),KDOQI指南对抽取透析后血液的方法进行了规范。

方法一:停止超滤,降低血流速至100ml/min(该血流速不会发生通路再循环),等待15秒以上(此时降低血流速前发生的再循环血液已经完全通过取血口),取血。

方法二:停止超滤及透析液3分钟以上(因血液不再被净化,通路再循环对动脉管路中的血液尿素浓度不会再任何产生影响,此时动、静脉管路中的血尿素浓度完全相同),取血。

透析前的血样可以从穿刺针或透析导管中抽取,并且应该在透析开始前抽取,避免透析前测定的血尿素浓度偏低。从透析导管取血前一定先将封管的肝素盐水充分抽出弃去,以避免血液被稀释。

2)通过透析前后血尿素水平计算URR及估算Kt/V:在一定范围内URR与Kt/V呈线性关系。透析前后取血测定血尿素,计算URR后,可近似计算Kt/V值。在URR相同时,UF量越大,Kt/V越高。但是随着每周透析时间或频率延长,URR与kt/V关系失去线性关系。

3)Daugirdas公式计算spKt/V:

Daugirdas公式:spKt/V=-ln(R-0.0008×t)+(4-3.5×R)×0.55UF/V

t: 透析时间(h), UF: 透析中的超滤量(L), V: 透析后的尿素分布容积(L)

透析处方中已知t; UF为透析中的脱水量(可以用透析前后体重变化表示); V通过Waston或Hume-Weyers公式计算得到; R=透析前血尿素浓度/透析后血尿素浓度,需要通过抽取透析前、后的血样测定得到。

如果V的计算简化成: V=0.55×BW(透析后体重),则

spKt/V=-ln(R-0.0008×t)+(4-3.5×R)×UF/BW

由于透析中各种影响因素及采血方法、检验误差的影响,即使每次透析处方不变,计算的spKt/V也会有波动。KDOQI指南建议稳定透析的患者应该每个月监测spKt/V,用3个月的平均值判断是否达到最低目标1.2或靶目标1.4。

(4)患者不能达到spKt/V的解决方案: 如果多次实际计算的spKt/V值没有达到预期的目标,需要进行原因分析并解决。如检查透析记录单上的实际透析时间是否缩短、原因是什么; 透析中实际血流速与泵速是否差别很大,是否存在血管通路问题导致血流量不足或导致通路再循环增加; 透析时穿刺针位置是否合适; 透析中抗凝剂量是否不足导致透析器凝血; 患者的V是否增大(患者的干体重常常发生波动); 另外,还要注意透析前后的采血方法是否正确。

1)减少透析过程中的并发症:

A. 透析中导致血流速下降或透析时间缩短问题: 透析中的并发症常常导致透析剂量不达标。如治疗中发生低血压、心脏疾病发作或其他不适时常采取的处理是暂时降低血流速、停止超滤,然后进行相关的诊查明确原因。严重的并发症会导致提前结束透析。明确这些导致血流速下降或缩短透析时间的透析并发症的病因并及时治疗,可以预防其反复发生,如调整干体重避免透析中低血压。

B. 血管通路问题: 血管通路流量不足也是导致小分子

清除不足的重要原因。内瘘流量不足导致通路再循环显著增加，同时实际血流速可能会明显低于泵流速，从而降低透析效率。通过监测透析动脉管路压力可以帮助发现问题，解决导致流量不足的因素后，可以提高Kt/V。在通路条件良好的情况下，如果穿刺针细也可以导致血流速不足，通过更换更粗的穿刺针即得到可改善，比如将16G针更换成15G针。

透析通路操作失误也可能造成Kt/V不达标。操作中动静脉穿刺针的位置过于接近、穿刺针或导管连接相反都会导致通路再循环量明显增加，从而降低透析效率。每次连接透析管路后，应认真检查核对操作是否有失误，并给予纠正。

C. 凝血：透析中如果抗凝不充分，发生严重凝血常常会使透析被迫中断、透析时间缩短。不完全凝血虽不会缩短透析时间，但是会堵塞部分透析纤维，导致有效膜面积减少，降低透析效率。通过监测透析中静脉压及观察透析后动静脉小壶、透析器凝血情况，可以及时发现抗凝不足的问题，并给予解决，提高透析充分性。

2）提高单次透析效率：如果透析过程顺利，但是单次透析的实际Kt/V仍然不能达标，可以依次通过以下措施提高单次透析充分性。

A. 提高血流速：血流速增加可以提高透析器的K值，使小分子毒素的清除效率进一步增加。

B. 提高透析液流速：如果血流速达到400ml/min以上仍然不能使Kt/V达标，可以考虑将透析液流速从500ml/min提高到800ml/min，可以使透析器K值进一步增加。

C. 换用KoA更高的透析器：体重大的患者如果透过提高血流速或透析液流速仍然不能达标，可以换用KoA更高的透析器，来提高单次透析充分性。

D. 延长透析时间：其他透析参数不变的情况下，延长单次透析时间可以提高Kt/V。

3）增加透析次数：通过以上方法仍然不能提高单次透析充分性使其达标时，可以增加每周的透析单元次数来提高每周的总Kt/V。例如某无残肾功能的患者每周透析3次，因为不易解决的血管通路问题，每次透析spKt/V仅能达到0.9~1.0，显然透析不充分。但是如果增加透析单元至每周4次，则每周stdKt/V一样可以达标。增加透析次数不仅能提高透析充分性，还可以清除更多的磷使血磷得到良好控制，使水盐清除更充分、容量控制更平稳。

（5）制订水分清除处方：由于大多数透析患者尿量明显减少或无尿，透析间期内摄入的水分会导致体重增长及容量负荷增加。这些过多的水分需要在下一次透析清除，以避免发生高血压、肺水肿、心力衰竭等心血管并发症。首先需要确定患者在正常的容量状态下的体重，即干体重，才能根据透析前的体重处方每次透析中的适宜的脱水量。

通常透析脱水量（L）=透析前体重（kg）-干体重（kg）+透析结束时管路中回水量约0.3L+透析中拟摄入的水/输液量（L）。

1）确定干体重

A.干体重概念：透析后患者体内多余的水分被充分清除，此时如果达到体内既没有水分潴留，也不存在脱水表现时，称为干体重。干体重的准确制订不仅可以减少透析中及透析间期的不良事件，还与血液透析患者的心血管疾病发病率及死亡率密切相关。如干体重设置高于实际值，则使患者长期处容量高负荷状态，会导致高血压、左室肥厚、心力衰竭、慢性炎症状态、营养不良，这些直接引起生活质量的下降及死亡率增加；而干体重设置过低，容易发生透析中低血压、心脑血管血栓栓塞时间、血管通路闭塞、大脑损伤等严重事件，也会增加死亡率。

B.干体重判断方法：虽然干体重正确制订很重要，但是目前临床上缺乏能方便、客观、准确判断干体重的方法。临床最常用的确定干体重的方法是试错法。临床医生根据透析前后患者是否存在水肿、高血压、肺水肿体征,是否存在心力衰竭症状等,来判断目前设定的干体重是否过高,导致容量高负荷;或在透析中、透析后是否有低血压、脱水症状体征来判断干体重可能设定过低,带来的容量过低状态。随后根据判断尝试调整透析后的目标体重,直至症状体征消失,如果此过程中发生与原来容量负荷状态相反的症状体征,可以把目标体重回调至新出现的临床表现消失。通常可以认为此时的透析后体重为干体重。

除此之外,临床医生可以结合其他客观检查指标来辅助干体重的制订,包括X线胸片的心胸比、下腔静脉塌陷指数、血清心房利钠肽水平、透析中血容量变化、体表生物电阻抗等方法。其中生物电阻抗方法较准确,其他方法则敏感性及特异性较差。

C. 定期重新评估干体重:由于血液透析患者干体重会随季节周期性变化,通常冬季会增加、夏季降低。此外各种并发症也常导致食欲降低,如感染、心脏疾病、手术等。因此需要定期或根据病情变化调整干体重,避免发生容量过负荷或低容量状态。通常对于稳定患者,每2~4周重新评估干体重,病情不稳定患者需要更加频繁地调整。

2)脱水速度:

A. 匀速超滤:大多数患者采用透析中匀速超滤的方法进行脱水,即可顺利达到透析后的目标体重。

B. 超滤曲线:对于一些患者,因透析间期体重增加过多,或血管调节障碍、再充盈不良等原因导致透析中经常发生低血压、肌肉疼挛等症状,在排除干体重设置过低等原因后,可以采用非匀速的超滤曲线来进行脱水。通常有数种超滤曲线可以选择,如采用开始时超滤速度较快、随后逐渐或阶梯式下降的模式,或间歇式超滤模式,以及二者的结合模式。这些超滤曲线可能有助于患者顺利完成脱水处方。

3)透析后达到干体重:透析结束时患者体重应该达到干体重,此时患者处于正常容量状态,血压正常,外周没有水肿。由于透析机超滤存在一定误差，以及透析中回水量及食物摄入的误差，透析后体重与干体重之间可以存在0.3kg以内的误差，且不会发生低血压。

4）透析间期体重控制：为了使患者每次透析后都能达到设定的干体重，下次透析前虽有容量的增加，但是不会发生高血压，并且在透析过程中不会因脱水量过大导致发生低血压相关事件，应该教育患者在透析间期严格控制水盐摄入，使透析间期体重增长<5%干体重。

严格控制盐的摄入是控制体重增长的关键。2006年KDOQI透析充分性指南建议透析患者每日食盐摄入应该不超过5g（相当于钠离子2.0g或85mmol）。为了避免透析中发生钠的正平衡，应该避免使用高钠透析液。由于钠曲线有导致钠正平衡的风险，使用前应慎重考虑利弊。定期进行透析液钠浓度的监测及透析机电导度校正，可以避免因透析液钠浓度错误而发生高钠透析。

此外，糖尿病患者应该积极控制好血糖以避免血糖过高导致口渴多饮。有尿的患者可能通过利尿剂的使用来减少透析间期的体重增加。

（6）透析液处方

1）透析液流速：常规透析时透析液的标准流速是500ml/min，可以满足血流速<400ml/min时的小分子清除效率需求。当血流速>400ml/min，或用高效透析器进行透析时，将透析液流速增加至800ml/min可以使透析器的K增加约10%，从而进一步提高透析小分子毒素的清除效率。

2）透析液成分：目前普遍使用碳酸盐为基础的透析液。醋酸盐透析液因不良反应多，已不再使用。

A. 碳酸氢盐：标准碳酸盐透析液中含有HCO_3^- 31mmol/L，醋酸根离子4mmol/L。血液透析中可以根据需要上下调节碳酸氢根的浓度，从而使患者的酸中毒得到纠正，并结合透析间期口服碳酸氢钠，使透析前的碳酸氢根浓度维持在20~23mmol/L。同时应该避免透析液碳酸氢根浓度过高，导致透析后期发生代谢性碱中毒。碱血症可以增加钙磷沉积,引起低氧血症、恶心、意识障碍等症状,并可能导致心律失常。

B. 钾: 由于大多数尿毒症患者存在高钾血症,透析液钾浓度通常设置为2.0~2.5mmol/L。对于尿量比较多的患者,或长期摄入差、营养不良的患者,以及发生急性并发症导致饮食明显减少、呕吐腹泻者,通常透析前血钾水平会比一般患者低,此时应该根据透析前的血钾水平适当增加透析液的钾浓度。通常如果透析前血钾<4.5mmol/L,应该使用含钾3.0mmol/L的透析液,以避免透析结束时血钾过低发生心律失常。长期服用洋地黄类药物的患者为避免低钾血症的发生,也应该采用含钾3.0mmol/L的透析液,并通过饮食控制或聚磺苯乙烯来避免透析间期发生高钾血症。对于个别透析前血钾<3.5mmol/L的患者,可以提供含钾4.0mmol/L的透析液来纠正低钾血症。

C. 钠: 透析液的钠离子浓度可以在135~145mmol/L之间进行调节。通常使用140mmol/L的钠离子浓度。钠浓度高于140mmol/L常导致患者透析中发生正钠平衡,患者感到口渴并在透析间期摄入更多的水分,使透析间期体重增加过多。因此应该避免高钠透析。透析机的"钠曲线"虽有助于部分患者顺利脱水,但是在透析开始阶段的高钠浓度可以引起过多的钠进入体内,KDOQI指南也建议避免因使用钠曲线导致的正钠平衡。

D. 钙: 透析液钙磷离子浓度通常为1.25、1.5、1.75mmol/L三种浓度,这些较高的钙浓度可以帮助纠正尿毒症患者的低钙血症。但是近20年来含钙磷结合剂的普遍使用导致血液透析患者的血钙水平普遍增加,部分患者甚至发生高钙血症。这些患者透析液钙浓度1.25mmol/L更为适宜,以避免在透析中摄入更多的钙离子。应该根据患者的CKD-MBD程度调整透析液钙浓度,避免进一步减重矿物质与骨代谢紊乱。

E. 葡萄糖:透析液中可以选择不添加葡萄糖或加葡萄糖。不加葡萄糖的透析液不容易被细菌污染,但是患者容易发生透析中低血糖,尤其是进食差或糖尿病患者。透析液中添加葡萄糖的浓度通常为4.5~11mmol/L。使用含葡萄糖的透析液不仅可以避免低血糖的发生,还可以减少因血浆渗透性过快下降导致的失衡、肌肉痉挛、低血压等表现,减少透析后疲乏感。

3)透析液温度:血液透析中随着超滤增加,身体核心温度也随之增加。机制可能是超滤导致机体会产生过多的热,以及容量下降导致外周血管收缩、机体散热减少。透析中如果使用等温的37~37.5℃透析液,患者容易产生烦热感;体温升高引起血管扩张、外周血管阻力下降,交感神经对透析中血容量下降的代偿性调节能力下降,导致心血管不稳定、发生低血压。此外多数尿毒症患者的基础体温较正常人低,研究显示平均在36.1~36.3℃,37℃透析液对于这些患者来说可能会高于基础体温,会导致血管扩张。因此透析液温度常设置在36~36.5℃,以避免透析中体温升高,减少透析中低血压的发生。研究证实透析液温度对溶质清除没有影响。

常温透析:透析液温度36~36.5℃,适合大多数患者。部分透析中心的透析液温度会设定到37℃,但会增加透析相关低血压的发生率,尤其是基础体温较低的患者。

低温透析:透析液温度35~35.5℃。低温透析可以增加血管反应性,增加心肌收缩力,有利于维持患者透析中外周血管阻力及心血管稳定性,减少因超滤而发生的透析中低血压事件,并可以减轻部分患者透析后乏力感。适用于伴有大量超滤的透析,以及反复发生透析相关低血压的患者。

高温透析:提高透析液温度有利于透析中高血压的控制。

如果拟调整透析液温度,应避免设置过低或过高的透析液温度,以免导致患者不适,甚至可能导致严重并发症。

(7)体外管路凝血的危险因素与凝血监测:血液透析

中,血液在体外循环中会接触穿刺针、管路、管路小壶、透析器灌注胶、透析膜等物质,这些物质可以激活内源性凝血途径,导致体外循环血液凝固、堵塞,透析失败及失血。因此抗凝是血液透析的重要环节。

1)体外管路凝血的危险因素(表3-2-4):透析中导致容易发生凝血的危险因素见下表。抗凝剂量不足是常见的原因,需要根据不同患者进行个体化调整与监测。恶性肿瘤、肾病综合征等疾病导致高凝状态,这些患者往往需要大于常规剂量的抗凝剂。

其他容易导致凝血的因素包括:透析中血流速过低、透析中报警导致反复停血泵;透析间体重增长过多导致过高的超滤率,或后稀释血液滤过时透析器内血液过度浓缩,容易发生透析器内凝血;患者血红蛋白容积高时,或透析中输注血制品,容易导致血液黏稠及凝血;脂肪乳中的脂肪颗粒容易堵塞透析膜,透析中或透析前数小时输注含脂肪乳的静脉营养液也容易发生透析器凝血。

表3-2-4 血液透析中管路凝血的危险因素

抗凝剂不足或给药方法不正确
低血流速
高血红蛋白浓度
报警导致反复停血泵
过高超滤率
后稀释血液滤过
透析中输血或输注脂肪乳
患者高凝状态:恶性肿瘤、肾病综合征、抗磷脂综合征等
透析器生物相容性差

2)体外管路凝血的监测与评估

A. 肉眼观察:透析中体外循环中发生的一些征象提示

可能存在管路或透析器凝血(表3-2-5)。

表3-2-5　透析中发生凝血的征象

血液颜色明显加深

透析器中出现深颜色的阴影或条纹

小壶中可以见到凝血块及泡沫

透析管路随血泵晃动(透析器或静脉小壶凝血导致血流不能顺利通过而返回)

B. 管路压力、跨膜压(TMP)监测(表3-2-6):透析管路及透析器凝血导致管路压力监测及TMP数值变化。

表3-2-6　透析压力监测及凝血

凝血部位	压力变化
透析器	TMP明显上升,静脉压下降或无变化
静脉壶及静脉管路	静脉压上升
广泛凝血	TMP明显上升,静脉压上升

C. 透析后透析器及管路:透析结束后观察透析器及小壶凝血状况并记录,作为临床判断抗凝剂量调整的依据。通常可以将透析器凝血情况进行肉眼百分比判断、分级,标准如下:

0级:透析纤维无肉眼可见凝血

1级:发生凝血透析纤维<10%

2级:发生凝血透析纤维10%~50%

3级:发生凝血透析纤维>50%

D. 透析器残余容量:透析器复用时,可以通过自动或人工方法测定透析器的残余血室容量来判断透析纤维凝血、阻塞情况。如果残余容量损失>1%,提示透析器内发生凝血。

3. 抗凝技术　血液透析中如果不使用抗凝剂或抗凝剂量不足,会导致透析不能按处方顺利进行及血液损失。而抗凝过量可能使部分患者发生出血并发症,甚至危及生命。高凝或有出血风险的患者,抗凝剂种类及剂量需要做相应调整。因此针对不同患者病情采用适宜抗凝是保证透析安全的重要环节。

在处方抗凝剂之前,需要考虑以下因素并进行剂量、方法的调整:

- 患者干体重;
- 合并用药:抗凝剂,抗血小板药物血小板及血红蛋白浓度;
- 透析血管通路情况;
- 透析单元时长;
- 处方的血流速;
- 病史:有无出凝血异常、恶性肿瘤;
- 是否围术期;
- 透析器面积、膜材质;
- 透析中是否输注血制品。

常用的抗凝剂有非裂解肝素(肝素)、低分子肝素、枸橼酸等。肝素是临床最常用的血液透析抗凝剂。

（1）非裂解肝素（unfractionated heparin）

1）作用机制和抗凝目标(表3-2-7):非裂解肝素(肝素)是分子量范围5~40kD的葡聚糖混合物,平均分子量12~15kD,带有大量负电荷,半衰期30~120分钟,透析患者半衰期延长。肝素的抗凝作用是通过与抗凝血酶结合,改变其构象使其抗凝活性增加数千倍,导致丝氨酸蛋白酶凝血因子 Xa、IXa、XIa、XIIa的快速失活,尤其对XIIa与Xa因子的作用最强。在高浓度时,肝素还与肝素辅因子结合抑制凝血酶的形成。

肝素的半衰期比较短,通常采用透析前给予负荷量首剂,透析中持续注射追加的方法。也有采用在给予首剂负荷量后,透析中进行弹丸式方法追加剂量。

由于肝素的抗凝作用存在很大个体差异,透析中需要检测ACT或APTT来进行个体化剂量调整。肝素抗凝目标是使WBPTT或ACT在血液透析中维持于基础值增加80%左右水平,透析结束时增加30%~40%。

表3-2-7　血液透析抗凝监测目标

凝血检测方法	基础值(s)	透析中	透析结束
ACT	90~140	延长80% (200~250s)	延长40% (170~190s)
WBPTT	60~85	延长80% (120~140s)	延长40% (85~105s)
APTT		2.0~2.5倍	

ACT: 活化凝血时间; WBPTT: 全血部分凝血活酶时间; APTT: 部分凝血活酶时间

2)确定首剂: 根据患者体重及有无出血风险确定肝素首剂剂量。对于低出血风险的患者,按体重可以给予肝素首剂25~50IU/kg。但是有很多透析中心给予常规透析患者首剂肝素10~20IU/kg(1000~1500IU)即可满足短时透析需要。肝素用盐水稀释后,从穿刺针或透析导管推入静脉,等待3~5分钟使全身肝素化后再连接透析管路开始透析。

低出血风险患者,如长期服用抗凝剂、抗血小板药物或存在肝功能异常、血小板减少等情况者,可以将肝素首剂减少至10~25IU/kg。

3)确定维持剂量: 透析中维持剂量为10~20IU/(kg·h)(1000IU/h),通过透析机的肝素泵持续泵入透析管路中。低出血风险者可以将肝素维持剂量减少到5~10IU/(kg·h)。

4)何时结束维持剂量: 透析患者体内肝素的半衰期平均为1小时左右,透析中ACT延长80%,停止输注肝素1小时后ACT将下降至延长40%。所以透析结束前30~60分钟即可停止肝素的输注,可以降低透析后穿刺点及其他部位出血的风险。

5)肝素抗凝的其他方法:部分透析中心采用无首剂,透析中持续静脉肝素化的方法。第1小时采用比较高的剂量(25IU/kg),随后每小时12.5IU/kg,透析结束前1小时停止肝素。

小剂量肝素法:首剂给予750IU肝素,5分钟后监测ACT使其较基础值延长40%(150~200秒之间);随后以每小时600IU剂量持续静注,每30分钟检测ACT并调整肝素剂量,保持ACT延长40%,至透析结束时停肝素。适用于出血风险轻度升高患者,可降低出血风险约10%。但是体外循环凝血概率也相应增加,治疗中需要护士更密切的观察。

6)肝素的不良反应

A.出血风险:肝素系统性抗凝导致出血风险增加,包括原有的病变部位出血如消化道、外伤、手术创口等,及新发出血如脑血管、消化道、腹膜后等部位的出血。原有疾病存在、同时口服抗凝及或抗血小板药物、尿毒症导致血小板功能不良等增加透析肝素抗凝后的出血风险。因此存在出血风险患者应该降低肝素剂量或选用其他抗凝剂。

B.脂代谢紊乱:肝素会激活脂蛋白脂酶,导致甘油三酯浓度增加,高密度脂蛋白降低。

C.肝素诱导的血小板减少(heparin-inducedthrombocy-topenia,HIT):分为Ⅰ型与Ⅱ型。Ⅰ型为肝素直接激活血小板导致血小板轻度下降,发生在接触肝素后1~3天内,非免疫介导。继续使用肝素血小板仍会恢复正常。Ⅱ型HIT为肝素在体内与血小板因子4(PF4)形成复合物导致其结构变化,诱导自身抗体产生,导致血小板活化、聚集、消耗,并可损伤血管内皮导致动静脉内血栓形成(HITT),发生于首次接触肝素后的5~10天内,发生率3%~5%,是一种可能危及生命的严重并发症。确诊或怀疑HIT-Ⅱ型的患者应该立即停止任何肝素接触并进行抗凝治疗(即使未发现已经发生血栓的证据）。低分子肝素因与肝素-PF4抗体有交叉反应，禁止用于治疗HIT-Ⅱ或作为替代抗凝药物。合成因子Ⅹa抑制剂磺达肝素、达那肝素及直接凝血酶抑制剂阿加曲班可以用于HIT-Ⅱ的抗凝治疗或发生HIT后透析抗凝剂，血小板恢复正常后过渡到华法林抗凝。体外枸橼酸抗凝法也可以作为血液透析抗凝选择。

D. 骨质疏松：肝素具有抑制成骨细胞活性、活化破骨细胞的作用，长期应用导致骨质疏松。

E. 高钾血症：肝素可以抑制醛固酮的合成，导致血钾升高。无尿的血透患者，肝素可能抑制醛固酮通过胃肠机制排钾。

F. 过敏反应：可以表现为寒战、发热、皮疹，诱发哮喘等表现。

（2）低分子肝素（LMWH）：LMWH是肝素经过裂解后得到，分子量范围4000~6000Da。主要抑制Ⅹa、Ⅻa的活性，因其分子片段短，对凝血酶Ⅱa的抑制作用非常小，抗Ⅹa/抗Ⅱa活性大约为2~4∶1。其抗凝作用不能通过APTT监测，需要检测抗Ⅹa活性。Ⅹa活性方法在大多数临床医院没有开展，且LMWH的抗凝预测效应高，导致出血的风险小，因此不需要常规监测。此外，LMWH相对于肝素来说，可以减少长期使用肝素导致的骨质疏松、脂质代谢紊乱、高钾血症这些不良反应。

由于LMWH的半衰期较肝素长，常规透析仅需要给予首次剂量，不需要进行追加。通常剂量为125~250抗ⅩaIU/kg，可以达到抗Ⅹa活性0.4~0.6IU/ml。对于出血风险轻度增高的患者，可以给予较低剂量125抗ⅩaIU/kg。

LMWH与肝素在产生肝素诱导的血小板抗体有90%交叉活性，因此发生HIT者也不能使用LMWH。但是其诱导发生抗体的概率低于肝素。

虽然LMWH导致出血风险比肝素低，但是对出血高风险的患者即使用低剂量仍然导致全身抗凝而增加出血风险,并不优于枸橼酸抗凝。

（3）枸橼酸透析液：用小剂量的枸橼酸代替浓缩透析液A液中的醋酸,使最终的透析液中含有0.8mmol/L（2.4mEq/L）的枸橼酸。枸橼酸与血液中的钙结合后干扰凝血及透析器局部对血小板的激活。这种方法可以降低透析肝素的用量,或者作为无肝素透析的一种方法,降低中低危出血患者的透析器凝血风险。由于此方法枸橼酸的用量很小,轻度降低血液离子钙的浓度,但通常不会发生低钙症状,因此不需要检测离子钙水平,也不会增加碱中毒的风险。

（4）肝素类似物

1）达那肝素（danaparoid）：低分子量肝素类似物,MW5.5kD。通过与抗凝血酶及肝素辅因子Ⅱ结合发挥抗凝作用,主要抑制Ⅹa活性,对Ⅹa及Ⅱ因子抑制比例达到22∶1,远高于LMWH（3∶1）。通过监测抗Ⅹa活性反映抗凝效果,APTT无帮助。达那肝素与HIT抗体有低水平的交叉反应,使用时应该注意监测血小板计数。因分子量小,产生抗体的概率小于肝素及LMWH,可用于HIT的治疗。

2）磺达肝素（fondaparinux）：天然戊糖的甲基衍生物,分子量1728Da,半衰期17小时。通过抑制Ⅹa发挥抗凝作用。由于分子量小,不发生HIT。可由于HIT患者的抗凝治疗。

（5）凝血酶抑制物

1）阿加曲班（argatroban）：阿加曲班是人工合成的精氨酸衍生物,为凝血酶直接抑制物,作用快速、可逆,抗凝活性可通过APTT及ACT监测。其半衰期大约18~40分钟,停用后迅速代谢,减少迟发性出血风险。与肝素-PF4抗体无交叉反应,是治疗HIT的首选药物。

2）重组水蛭素（recombinanthirudin）：来匹卢定（lepiludin）分子量7kD,通过与凝血酶形成非共价复合物抑制其活性。重组水蛭素在血液透析时抗凝效果好,可以使用透析前单次负荷剂量法或透析中持续输注法进行抗凝,监测APTT延长至正常的1.5~2.0倍。重组水蛭素主要经肾脏代谢,透析患者半衰期延长,重复给药可能会增加出血风险。水蛭素与肝素-PF4抗体无交叉反应,可用于HIT的治疗。

3)比伐卢定(bivahirudin):是水蛭素的衍生物片段,相对分子质量较小(2180KD)。可与循环中或已与血栓结合的凝血酶结合抑制其活性。半衰期25分钟,与凝血酶的作用短暂,可以避免蓄积出血。

(6)蛋白酶抑制剂:萘莫司他(nafamostat):可抑制Ⅱa因子、Ⅹa因子、Ⅺa因子等丝氨酸蛋白酶类凝血因子。半衰期约为5~8分钟。出血风险小于肝素及LMWH(表3-2-8)。

4. 伴高出血风险患者的抗凝方法(表3-2-9)

(1)无肝素透析:高出血风险的重症监护患者约90%在使用这种技术进行血液透析,严重凝血发生率低于5%。

1)适应证:适用于存在活动性出血、中高危出血风险以及存在肝素禁忌证(如HIT)的患者但是存在较高的透析器(管路)凝血、提前结束透析风险。治疗过程中需要护士对动静脉压力进行更严密的监测以及时发现凝血征象。部分患者在出血风险降低后需转换至低剂量抗凝方法。

2)无肝素透析技术

A. 肝素盐水预冲:治疗前用含有普通肝素2000~5000U/L的盐水进行透析管路及透析器的冲洗,使肝素覆盖或结合在管路及透析器表面,可以延迟透析中的凝血反应。冲洗管路时将肝素盐水进行超滤可以达到更好预防凝血效果。预冲后需用不含肝素的盐水将体外循环中的肝素盐水冲洗排出,以避免肝素进入血液循环。发生HIT的患者需避免使用肝素盐水,应仅用盐水进行透析管路预冲洗。

B. 提高血流速:透析开始时血流速应该尽快提高到250ml/min以上。如果能耐受,透析中维持高血流速(300~400ml/min)可以降低凝血风险。如果高血流速可能有失衡风险,可以通过减小透析器面积、降低透析液流速或缩短透析时间避免。

表3-2-8　常规透析抗凝剂量参考（70kg，无出血风险）

抗凝剂	负荷量	维持量	监测指标	不良反应
非裂解肝素	15~25IU/kg 1000~1500IU	10~20IU/（kg·h） 700~1500 IU/h	APTT 2.0~2.5倍 ACT +80%	出血，HIT，过敏
LMWH	依诺肝素0.8mg/kg	—	抗 Xa 0.4~0.6IU/ml	出血，HIT，过敏
阿加曲班	100~250μg/kg 或≤20mg	1~2μg/（kg·min） 6~15mg/h	APTT 2.0~2.5倍	肝功能异常者作用增强，需减量
来匹卢定	0.2~0.5mg/kg 5~30mg	—	APTT 1.5~2.0	出血，抗体产生
达那肝素	初次3750IU （<55kg，2500IU） 后续3000IU（2000IU）	—	透析前 抗 Xa <0.2IU/L	可蓄积，后续透析减量
磺达肝素	2.5mg		透析前 抗 Xa <0.2IU/L	可蓄积

续表

抗凝剂	负荷量	维持量	监测指标	不良反应
枸橼酸	—	50~60mmol/h（BFR300ml/min）	透析器后离子钙0.2~0.3mmol/L	特殊透析液（低Ca、Mg、HCO⁻）枸橼酸中毒
			透析器前ACT200~250s体内血钙	代谢性碱中毒
枸橼酸透析液	—	透析液中含量0.8mmol/L	—	低镁血症、体外循环凝血
前列环素	—	5~10ng/(kg·min)	—	低血压
萘莫司他	5mg/kg	0.2~0.8mg/(kg·h)	APTT 1.5~2.0	过敏
	10~40mg	20~40mg/h		

C. 定期冲洗: 有研究认为透析中定期用盐水冲洗透析管路可降低凝血风险。每15~30分钟从透析器前用50~100ml盐水进行冲洗可以稀释透析器中的血液,并冲出透析器纤维中形成的纤维蛋白条索,从而减少凝血风险。冲洗透析器的盐水应该给予超滤清除以避免增加容量负荷。但是也有研究认为透析中盐水冲洗对降低凝血风险没有帮助。

D. 前稀释血液滤过: 进行前稀释血液滤过可以从透析器前持续注入置换液,降低了透析器中血液浓缩的程度,可以减少透析器凝血的发生概率。

(2)局部抗凝

1)肝素局部抗凝: 利用鱼精蛋白结合肝素后使其抗凝作用失活的特点,在血液通路动脉端持续输注肝素,在静脉端持续输注鱼精蛋白进行中和,达到体外循环局部抗凝的方法。对肝素及鱼精蛋白输注速度进行调整,使透析器中血液的ACT比基线延长80%(达到200~250秒),而回流至体内的血液ACT恢复到基线值。中和肝素所需要的鱼精蛋白量可以通过鱼精蛋白滴定法确定。

肝素局部抗凝法目前已很少使用,除了技术难度大外,其最大的缺点是,由于单核-吞噬细胞系统会将肝素从肝素-鱼精蛋白复合物中释放出来,在透析结束后2~4小时血液中发生肝素浓度反弹而引起出血。目前对于出血高风险患者更多采用安全有效的无肝素透析法或局部枸橼酸抗凝法。

2)枸橼酸盐局部抗凝: 钙离子是凝血途径中的重要因子,当血钙离子浓度低于0.35mmol/L时血液凝血受抑制。枸橼酸局部抗凝方法是通过向体外循环中输注枸橼酸溶液来结合血液中的钙离子、使血液中的钙离子浓度降低,从而达到体外局部抗凝作用。

枸橼酸盐的输注速度通过监测体外循环动脉端血液的ACT调整,使其维持在200~250s。

4%的枸橼酸三钠开始速度: 170ml/h,维持速度

100~210ml/min(取决于血流速,大约是血流速的3%~8%)。

氯化钙速度:10%氯化钙20ml+0.9%盐水250ml,配制成钙离子溶液。初始速度40ml/h(钙离子4mEq/h),维持30~50ml/h。

大约30%的枸橼酸在流经透析器时被透析清除,剩余的进入体内被很快代谢清除。需要频繁监测静脉端血液中离子钙浓度来调整钙的输注速度,避免发生低钙血症或高钙血症。由于枸橼酸盐在体内代谢为碳酸氢盐,需要相应降低透析液或置换液中碱基浓度,以避免发生代谢性碱中毒。

局部枸橼酸抗凝方法与低剂量肝素抗凝法比,明显降低出血风险。其优点有安全性高,对体内凝血没有影响,不会增加高危患者出血风险;抗凝效果好,体外循环中很少发生凝血,透析器使用寿命延长;血流量不需要特别高。其缺点有操作复杂,需要同时使用输液泵注入枸橼酸与钙;需要经常监测血液钙离子浓度避免低钙血症或高钙血症;枸橼酸盐在体内代谢性为碳酸氢盐,使用时间长容易发生代谢性碱中毒;枸橼酸三钠输入导致高钠血症。

严密监测及减低透析液中钠及碳酸根浓度可以减低电解质紊乱及碱中毒的发生,使其不良反应的发生率控制在很低的范围。对出血高风险尤其是CRRT患者,是一种安全有效的抗凝方法。

3)前列环素局部抗凝:前列环素是血管扩张剂,并具有抑制血小板聚集的作用。其体外半衰期仅3~5分钟。以每分钟4~8ng/kg的浓度输注入透析管路动脉端可以起局部抗凝作用。副作用是血管扩张导致的头痛、头晕、面部潮红、低血压。因价格昂贵及低血压不良反应限制了其广泛使用。

4)肝素涂层透析膜:透析膜表面覆盖的聚乙烯亚胺可以结合肝素并使肝素在透析中不会脱落进入体内。肝素涂层透析膜抑制透析膜表面的凝血作用,降低透析器局部的凝血,但是对全身凝血无影响,适用于出血高风险患者。与局部枸橼酸盐抗凝方法比较,其透析器凝血发生率更高,且价格昂贵。

表3-2-9 高出血风险患者各种抗凝方法的有效性及安全性比较

抗凝方法	透析例数(例)	出血并发症(%)	严重透析器凝血(%)
无肝素法	849	0	3.5
局部枸橼酸法	674	2.7	0.3
小剂量肝素法	520	12.7	1.2
局部肝素法	122	15.6	0
前列环素法	66	24	19

(程叙扬)

第三节 透析过程中的监测

1. **生命体征** 维持性血液透析患者在治疗过程中应当监测生命体征主要包括血压、心率、呼吸、体温的变化,对于危重患者要持续心电监护监测透析患者的血压、心率、血氧饱和度、心律的变化。

1)血压:维持性血液透析主要并发症为低血压、高血压,部分患者发生低血压时无任何症状,直到血压降到极低,甚至是危险水平时才出现症状。因此,在整个透析过程中,须常规监测血压,每小时1次或半小时1次,甚至更短时间,视个体差异而定。

2)心率:透析过程中各种并发症均可引起心率加快,故在透析过程中患者出现心率加快现象,因及时排除诱因,保证透析安全。

3)血氧饱和度:对于心肺功能不全危重透析患者,透析过程中要严密观察SpO_2的变化及时给予患者吸氧改善低氧血症发生。

4）心律：对于有心血管疾患的危重透析患者，透析过程中要给予心电监护，实时观察患者的心律变化。

2. 患者症状监测 透析过程中对各种症状的监测有利于及时发现透析并发症，做好预防及治疗。

1）恶心呕吐：在透析中恶心呕吐比较多见，发生率10%~15%，可由多种因素导致，但有时找不到原因。低血压早期、失衡综合征、致热源反应、高血压、心衰、硬水综合征、酸碱度的急剧变化、对醋酸盐不耐受、透析水质不纯、胃肠疾病及某些药物等引起。恶心、呕吐往往也是脑出血、蛛网膜下腔出血的先兆症状。

2）头痛：在透析中头痛发生率5%，但是大多数原因不明确。常见原因可能为高血压、神经性头痛。有偏头痛史者，在透析中头痛症状可能出现或加重。失衡综合征反应和醋酸盐的作用等可加重头痛。也有可能由脑出血、蛛网膜下腔出血所致。

3）发热：在透析当中或结束后发热，原因有感染、致热源反应、输血反应、高温透析，还有不明原因的发热。怀疑与感染有关系时，可做血培养。

4）肌肉痉挛：透析过程中会部分患者会发生肌肉痉挛，发生率约20%，特别容易发生于除水较多和老年患者，多出现在透析的中后期，以下肢多发，也可发生在腹部。产生肌肉痉挛的原因还不清楚，最重要的诱因是低血压、低血容量、高超滤率、应用低钠透析液。在透析时间上，肌肉痉挛往往在透析第1个月更常见。另外血清肌酸磷酸激酶升高、低镁血症、低钙血症、低钾血症等也是引起肌肉痉挛的原因。

5）胸痛和背痛：考虑与透析期间心绞痛的发生有关。

6）瘙痒：当瘙痒仅在透析过程中出现，并伴有其他轻微过敏反应症状时，提示可能是对透析器或者血液循环中某种物质轻度过敏。

3. 透析机参数监测

1）动脉压：动脉压通过连接在透析体外循环的动脉端血管通路中的压力监测器,对动脉端的血路压力进行测量的读数,通常在血泵前测量。由于血泵的驱动,泵前的动脉压通常为负压,正常范围大约在-280~-60mmHg之间。影响动脉压的因素包括血泵速度、血管通路有效血流速及动脉穿刺针的内径、在血管内的位置、长度。

动脉压负压过高,提示血管通路出血量不足。如果在透析过程中发生负压由正常范围增加到异常,需要检查穿刺针是否部分脱出血管腔,或针尖在血管内贴壁等位置原因导致出血不畅,通过调整穿刺针的位置通常可以解决。如果动脉负压持续高,需要检查血管通路是否存在狭窄、血栓等因素导致出血量不足。动静脉内瘘瘘口处狭窄、血栓形成、透析导管腔内或导管所在静脉腔内血栓形成、静脉腔缩窄、或导管周形成纤维蛋白鞘,都是通路出血不畅的常见原因,此时需要进行手术或导管更换解决。

2）静脉压：静脉压的压力检测器在血管通路的静脉端,因位于血泵后,因此为正压,正常范围是10~200mmHg。静脉压大小受血泵速度、静脉穿刺针的位置、血液回路阻力等因素的影响。静脉压力降低提示动脉血流减少、中断或静脉针脱落;升高提示凝血或静脉回路受阻(表3-3-1)。

表3-3-1　透析中静脉压变化的可能原因

静脉压变化		可能原因
静脉压降低	缓慢降低	静脉穿刺处渗血
	突然降低	动脉血流减少或受阻
		静脉针脱落
静脉压升高	缓慢升高	凝血
		静脉穿刺针位置不良

续表

静脉压变化		可能原因
静脉压漂移	突然升高	静脉血路受压或扭曲
	压力忽高忽低	压力监测器保护罩进盐水或血液
		检测器损坏

3）跨膜压：跨膜压是用压力传感器测得的透析膜两侧，即血液侧与透析液侧的压力差。影响跨膜压的因素包括透析器的性质(超滤系数)、单位时间超滤量、静脉压、是否发生透析器内凝血等。在其他条件相同时，透析器的超滤系数越大、跨膜压越小；单位时间内超滤量越大，跨膜压越大。跨膜压通常应该小于300mmHg。过高的跨膜压可能导致发生破膜的危险。

如果透析初始跨膜压就比较高，可以通过换用超滤系数更大的透析器，或降低超滤率来使高跨膜压降低。如果在透析中超滤率没有改变的情况下跨膜压逐渐或突然上升，提示抗凝不足导致透析器内部分纤维凝血、有效膜面积下降，严重者需要更换新的透析器。

4）电导度监测：透析液的导电能力与其离子浓度相关。通过电导度传感器对透析液的电导度进行测定，可以间接地反映透析液的离子浓度，防止浓度错误的透析液进入透析器。

5）漏血报警：用光电传感器检测透析废液中有无血液成分。其原理是用光束透过废液管路照射到光敏管上。如果透析器破膜或血液溶血，导致血液或血红蛋白进入透析液，废液中的血液使监测器的透光率降低触发报警，同时透析机自动关闭血泵及透析液。严重黄疸的患者血液中的胆红素进入透析液也可以发生假性漏血报警。此外，废液中有空气、废液管路污染、传感器故障等原因也会导致假性报警，需要工作人员鉴别。

6)空气报警:空气报警装置是安装在静脉回路上的超声气泡监测装置,防止空气进入人体发生空气栓塞。当装置检测到管路中有气泡经过时,静脉夹自动夹闭管路、血泵停止,同时发出警报音等待处理。

7)其他面板显示解读

A. 血流速:血流速是通过血泵转速计算得到;

B. 透析液流速:通常使用500ml/min的速度。特殊情况下可以选择更高或更低的流速。如CRRT时或诱导透析可以用300ml/min透析液流速;高效透析用800ml/min流速。

C. 透析液温度:透析液温度通常可以在35~39℃之间设置。透析机通过加热器使透析液加温,并用温度传感器使之保持恒温于需要的温度。

超滤及超滤曲线:透析中的超滤总目标、已完成超滤量、实时超滤速度都可在显示器上读出。具有可调超滤曲线、钠曲线功能的透析功能显示所选择的曲线模式及实施超滤量及超滤率。

4. 脱水量监测　应使用具有精确地超滤控制的透析机,每次透析前都应该认真评估患者的干体重及测量每次透析前体重以计算出精准的超滤目标,透析过程中监测患者生命体征及各种症状的发生,以防止脱水量过多。

(程叙扬)

第四节　血液透析标准化流程

1. 血液透析治疗物品的准备

1)洗手,戴口罩,戴清洁手套。

2)备齐用物:血液透析器、血液透析管路、内瘘穿刺针、治疗巾、1000ml生理盐水、胶布(输液贴)、无菌棉球、浓缩透析液(A、B液),废液桶(内套黄色垃圾袋)。

3)检查项目:按照医嘱检查各种物品型号、规格,包装是否完好、有效日期;核对患者姓名、透析机、透析方式、透析器型号。

2. 血液透析机开机自检

1)透析机自动开机消毒。

2)透析机消毒结束后,将A、B液管分别插入A、B液桶中或安装B粉,按机器检测键,机器进行自检。

3)打开1000ml生理盐水的外包装袋,将盐水悬挂于透析机的输液钩上,粘贴标志。

3. 血液透析器和管路的安装

1)打开透析器外包装,拿出透析器,静脉端向上,将透析器固定在透析机架上,禁止打开透析器上的任何小帽子。

2)打开透析管路外包装,旋紧各连接处。拿出动脉管路,将生理盐水与动脉管路连接,将管路固定在透析器支架上,安装驱动泵管,将动脉小壶倒置于透析器支架上,将动脉小壶2个分支上的夹子置于靠近小壶根部并关闭,管路动脉端与透析器动脉端连接。[注意:连接前方可打开透析器(透析管路、输液器)上的小帽子]。

3)连接动脉传感器,旋紧并保持开放状态。

4)旋紧管路与废液袋的连接处,拿取静脉管路,管路静脉端连接透析器的静脉端,静脉小壶固定并连接静脉传感器,夹闭静脉小壶上另一分支上的夹子。将废液袋置于输液钩上。

5)检查透析器与管路保持通畅,无打折夹闭处。将冲洗器小壶液面置满盐水。

注意事项:

1)按照血流方向顺序连接,一次操作到位。

2)连接时按照操作顺序逐一打开一个小帽连接一个街头,避免接头暴露时间过长。

4. 预冲

(1)采用密闭式预冲法,按prime键,开启血泵调至100ml/min,开始预冲洗。从袋装生理盐水→透析管路(动脉端)→透析管路(静脉端)→废液收集袋形成闭式体外循环系统。不得逆向预冲。

（2）生理盐水流至动脉管路第一个分支时,松动小帽子,使盐水注入,之后旋紧小帽子,将分支上的夹子置于根部并夹闭。

（3）松动肝素泵管上的小帽子,使盐水注入肝素管内,之后旋紧小帽子,将肝素泵管上的夹子置于管的根部并夹闭。

（4）管路动脉小壶充满盐水后将小壶直立。

（5）盐水预冲至静脉小壶(静脉除泡器处),关闭血泵。

（6）机器自检通过后,连接透析器膜外,并排出膜外气体(透析液流向与血流方向相反),透析器静脉端向上固定。

（7）将血泵调至<300ml/min,开始继续预冲生理盐水,注意排净管路内及透析器膜外气体(轻轻用手敲击透析器静脉端)。

（8）检查核对

1）按照血流方向检查管路上每一个分支按要求是否夹闭夹子或是否打开,检查管路的各连接处是否连接准确、紧密。无误后方可进行下一步操作。

2）患者上机前再次核对患者姓名、透析方式、透析器型号、透析液浓度。

3）遵医嘱设定透析时间、超滤目标、调整透析液流量、温度、电导度等。

4）透析开始前,询问患者是否需要排尿,协助患者选择合适的体位。

注意事项:

1）要将冲洗器小壶充满防止管路中产生过多的小气泡。

2）当盐水袋中盐水剩200~250ml时关泵,同时夹闭静脉管路末端,夹闭废液袋。

5. 动静脉内瘘穿刺

（1）评估患者动静脉瘘处血流搏动情况

1）暴露穿刺部位,铺治疗巾。

2）视诊: 有无红肿,渗血,硬结; 触诊: 摸清血管走向和搏动。

3）确定穿刺点: 动脉穿刺点至少离吻合口5cm以上; 静脉穿刺点尽量选择同侧手臂,以便于患者活动、进食。静脉穿刺与动脉穿刺点的距离一般在5~10cm以上,以减少通路再循环。通常静脉穿刺点在近心端,顺血流方向穿刺; 动脉穿刺点在近瘘口侧,逆血流方向穿刺。

（2）穿刺

1）常规碘伏消毒皮肤,动脉穿刺点由中心向外侧10cm消毒皮肤,2根碘伏棉签; 静脉穿刺点由中心向外侧10cm消毒皮肤,2根碘伏棉签。

2）检查输液贴的有效期后打开外包装,将胶布固定于治疗巾上,禁止粘贴在其他地方。将肝素盐水置于治疗巾上。

3）打开一支穿刺针的外包装,取出穿刺针,旋紧小帽子,穿刺静脉,见回血后固定穿刺针,排净穿刺针内的空气并夹闭穿刺针。使用普通肝素透析的患者,护士由静脉端推注肝素首剂,并使之保持无菌状态。

4）打开另一支穿刺针的外包装,取出穿刺针,旋紧小帽子,穿刺动脉,可采用绳梯法、纽扣法等,见回血后固定穿刺针,夹闭穿刺针。

6. 连接患者

1）连接患者前,再次检查透析管路的预冲洗准确无误,管路内无气泡,管路无打折。血泵处于关闭状态。

2）预冲连接方法: ①将透析管路静脉端与静脉内瘘穿刺针连接,打开穿刺针与透析管路上的止血夹,排空气泡至透析管路的静脉小壶。注意: 插管的患者连接管路的方法按照《中心静脉插管连接透析管路的操作程序》。②固定静脉透析管路。③断开透析管路动脉端与生理盐水的连接,夹闭生理盐水并保持封闭状态,与透析管路第一个分支连接。注意:如为无肝素循环,盐水连接于透析管路动脉端的第一个分支时,要确定分支及生理盐水端已经夹闭后连接动脉内瘘穿刺针。④固定动脉透析管路。再次确定生理盐水端与透析管路动脉端的第一个分支已经夹闭。⑤再次检查机器设置状态及管路的紧密性,无肝素循环后超滤总量要清零,确定无误后,将血泵流速调至50ml/min,开启血泵。

3)不预冲连接方法:将透析动脉管路与动脉穿刺针连接,将血泵流速调至100ml/min,打开血泵,将透析管路、透析器中的生理盐水排出,待患者血液流入透析管路静脉除泡器(即静脉小壶)时,停止血泵,将透析静脉管路与静脉穿刺针连接,排净空气,开启血泵。

4)安装好追加肝素注射器,设定肝素的追加时间和每小时追加的剂量,并打开肝素的开关及肝素管路上的夹子。

5)将血流速逐渐调至目标流速。

6)血液引至静脉小壶处,进入透析状态透析机报警,开启超滤灯。

7)固定好患者的内瘘针及管路,按照连接顺序进行自我查对。

8)按照遗嘱要求,调节血泵流速,确定超滤量、透析时间等。

9)测量并记录患者血压、脉搏,记录治疗参数。

10)处理用物,进行垃圾处理,整理透析液桶使之整齐,清洁透析机。

注意:核查穿刺针、透析管路、中心静脉导管、传感器、置换液补液管等各连接处连接紧密无误,方可进行下一步工作。

7. 透析过程中

1)密切观察患者情况并记录。

2)透析中如果要更换透析液,请重新调整电导度。

3)无肝素透析时,每小时回水应重新调整血流速(回水时血流速为200ml/min,回水后将血流速调回原目标流速）。

8. 透析结束,回血下机

（1）动静脉内瘘的操作方法:准备动静脉内瘘止血绷带、止血垫、擦机器的消毒纸巾洗手,戴清洁手套。

1）机器显示"超滤目标完成",先按透析键,机器显示"是否回血",按确认键后再按透析键,调整血流速<100ml/min。

2）确认生理盐水与动脉透析管路端的第一个回水分支相连接。

3）关闭血泵,关闭透析管路动脉端和动脉穿刺针,打开动脉管路端的第一个回水分支。

4）开启血泵,将生理盐水引至动脉小壶处。目的是将回水分支处可疑的血栓或空气排入动脉小壶处,防止进入患者体内。

5）关闭血泵,打开透析管路动脉端和动脉穿刺针,依靠重力作用,用生理盐水回净透析管路的动脉端,回水时,护士应仔细观察透析管路的动脉端有无空气及血栓,防止其进入患者体内,可用手轻轻搓动管路。

6）回净透析管路的动脉端之后,夹闭,同时夹闭动脉内瘘穿刺针。

7）开启血泵,全程用生理盐水回血干净后,加闭静脉管路夹子和静脉穿刺针。

8）观察动脉穿刺针针眼的位置,将止血垫位置放置准确,一手按压止血垫,另一手拔出动脉内瘘穿刺针。

9）止血带压迫止血,松紧要适度,压迫后能触及动脉搏动,嘱患者压迫15~20分钟后摘除止血带并观察有无出血。

10）观察静脉穿刺针针眼的位置,将止血垫位置放置准确,一手按压止血垫,另一手拔出静脉内瘘穿刺针。

11）止血带压迫止血,松紧要适度,嘱患者压迫15~20分钟后摘除止血带并观察有无出血。

（2）中心静脉插管连接透析管路及结束透析时的操作程序

1）连接前

备齐用物：一包无菌治疗巾、消毒盘、5ml注射器2支、清洁手套；

检查无菌物品的有效期；

清理透析小桌，保证操作空间，将用物放于透析小桌上；

护士协助患者摆好体位；

护士告知患者即将为其连接透析管路；

护士协助患者戴口罩（护士告之患者，第一次透析的患者血透室提供口罩，以后患者自备）。

2）连接管路

护士洗手或用洗手消毒液，戴清洁手套，戴口罩；

打开无菌治疗巾，取出一块无菌巾铺于患者中心静脉插管处，使中心静脉插管置于无菌治疗巾之上，将剩余治疗巾包裹好；

打开患者中心静脉插管上的小布套，确定中心静脉插管上的夹子处于夹闭状态；

取4根碘伏棉签（棉签向下拿取禁止倒置，蘸取棉签为棉签的2/3，棉签禁止触及瓶口）由中心静脉插管小帽子的根部开始，擦拭中心静脉插管的静脉端和动脉端以及小帽子；

取4根酒精棉签（棉签向下拿取禁止倒置，蘸取棉签为棉签的2/3，棉签禁止触及瓶口），由中心静脉插管小帽子的根部开始，擦拭中心静脉插管的静脉端和动脉端以及小帽子；

护士摘手套，将手套置于黄色医疗垃圾袋内，重新更换另一双清洁手套；

打开无菌治疗巾包皮，取出另一块无菌治疗巾，将治疗巾铺于患者的第一块治疗巾之上；

准备2支5ml无菌注射器，查看有效期之后打开包装至于治疗巾之上；

取4根碘伏棉签(棉签向下拿取禁止倒置,蘸取棉签的2/3,棉签禁止触及瓶口)；

打开中心静脉插管静脉端的小帽子,用2根碘伏棉签依次由插管静脉端的中心向外侧消毒,清除血痂污垢；

取5ml无菌注射器将插管静脉端内的浓肝素抽出2ml,此时不拔出注射器；

打开中心静脉插管动脉端的小帽子,用2根碘伏棉签依次由插管动脉端的中心向外侧消毒,清除血痂污垢；

再取另一根5ml无菌注射器将插管动脉端内的浓肝素抽出2ml,此时不拔出注射器；

将透析管路的静脉端与中心静脉插管的静脉端相连接,打开静脉端上的夹子并排气；

夹闭并断开透析管路动脉端的生理盐水,将透析管路的动脉端与中心静脉插管动脉端相连接,打开动脉端上的夹子；

开启血泵前再次核查中心静脉插管与透析管路连接紧密,核查中心静脉插管动静脉管路上的夹子已打开,核查透析管路上的除静脉传感器以外的各个夹子已夹闭,核查静脉管路内无空气。

3)结束透析

协助患者戴口罩；

洗手,戴口罩；

备齐用物:①无菌治疗盘内放置20ml无菌生理盐水、普通肝素、无菌小帽子,检查无菌小帽子的有效期；②擦机器A、B液接头的酒精布；

戴清洁手套；

透析结束时,机器报警,进入回水状态,将血流速调至100ml/min；

将生理盐水与动脉透析管路端的第一个回水分支相连接；

关闭血泵,夹闭透析管路动脉端,打开动脉管路端的第一个回水分支;

开启血泵,将生理盐水引至动脉小壶处。目的是将回水分支处可疑的血栓或空气排入动脉小壶处,防止进入患者体内;

关闭血泵,夹闭动脉管路回水分支的上端,依靠重力作用,用生理盐水回净透析管路的动脉端,回水时,护士应仔细观察透析管路的动脉端有无空气及血栓,防止其进入患者体内,可用手轻轻捏动管路;

回净透析管路的动脉端之后,夹闭,同时夹闭中心静脉导管的动脉端;

取下夹在回水分支上端的止血夹,开启血泵进行回水;

回水结束,夹闭透析管路的静脉端,同时夹闭中心静脉导管的静脉端;

取2根碘伏棉签,将透析管路与中心静脉导管的动脉端分离,用碘伏棉签依次由插管动脉端的中心向外侧消毒2遍,清除血痂污垢;

取吸有20ml无菌生理盐水注射器,核对患者的姓名后向中心静脉导管的动脉端内推注10ml无菌生理盐水后夹闭血夹子,取下注射器并保持无菌状态;

拿取吸有普通肝素的5ml注射器,核对封管刻度、核对患者的姓名后向中心静脉插管的动脉端内推注插管所需的普通肝素剂量,夹闭血夹子,取下注射器并保持无菌状态;

取无菌小帽子封闭插管的动脉端;

取2根碘伏棉签,将透析管路与中心静脉导管的静脉端分离,用碘伏棉签依次由插管静脉端的中心向外侧消毒2遍,清除血痂污垢;

取吸有20ml无菌生理盐水注射器,核对患者的姓名后向中心静脉导管的静脉端内推注10ml无菌生理盐水后夹闭血夹子,取下注射器丢弃;

取吸有普通肝素的5ml注射器,核对封管刻度、核对患

者的姓名后向中心静脉插管的动脉端内推注插管所需的普通肝素剂量,夹闭血夹子,取下注射器丢弃;

取无菌小帽子封闭中心静脉导管的静脉端;

再次检查中心静脉插管上的2个止血夹处夹闭状态;

再次确定无菌小帽子为实心小帽子;

用专用小布套包裹中心静脉插管并固定,并确定固定牢固。

（曹立云）

第五节　其他透析方式

1. **诱导透析**　用非透析疗法无法维持肾衰患者生命时,即可考虑透析疗法。血液透析过程可导致内环境的剧烈波动,需要进行几次低效率透析,使患者适应血液透析过程,并逐渐过渡到常规透析,这个使患者适应的低效率透析称为诱导透析,这个时期称为诱导期。

（1）诱导透析前准备:开始透析前必须先了解病情、询问患者症状、各种化验检查数据。根据对患者的全面了解,综合分析,制订出透析诱导方案。

（2）诱导透析方案:在透析过程中,由于水溶性溶质丢失导致血浆渗透压明显下降,而细胞内液、脑脊液渗透压下降缓慢,形成血浆与其他体液之间的渗透梯度,导致体液向细胞内液和脑脊液重新分布,可形成脑水肿和颅内高压。临床上可出现恶心、呕吐、头痛、血压增高、抽搐、昏迷等所谓"失衡综合征"表现。诱导的目的是通过降低透析效率,增加透析频率,使血浆渗透压缓慢下降,使机体内环境有平衡适应过程,减少不良反应,使患者逐渐耐受透析过程。

（3）诱导应包括以下措施

1）使用小面积低效率透析器:使用面积为0.7~0.8m²空心纤维透析器,血流量100~150ml/min,也可适当减少透析液流量。

2）多次短时透析：首次透析最好2小时，次日再透析3小时，逐渐过渡到规律透析。

3）增加血浆渗透压：透析中主要由于尿素等溶质的排除导致血浆渗透压下降，如果同时输入一些对人体无害的渗透性物质，即可以补偿由于尿素的下降所造成渗透梯度变化。

4）选择适当的血液净化方法：对氮质血症显著和病情严重的患者，或心血管功能不稳定的老年患者，对接受血液透析难以耐受者，可以考虑用血液滤过或腹膜透析作为过渡，病情稳定后再转为常规血液透析。

2. 高通量透析

（1）高通量血液透析的定义：应用高通量透析器在容量控制的血液透析机上进行常规的血液透析即为高通量透析（HFHD）。透析器的超滤系数[Kuf）<10ml/（mmHg·h）]称为低通量透析器，Kuf>20ml/（mmHg·h）称为高通量透析器。HFHD与常规维持性透析相比，小分子物质的清除效果与普通透析相同或相似，对以β_2微球蛋白为代表的中大分子物质的清除增加。

（2）高通量血液透析的临床研究：近年来经多项临床研究表明，HFHD可保护残余肾功能；因有效清除β_2微球蛋白，从而可延迟透析相关性淀粉样变；改善透析患者的慢性炎症和营养状况；减少血脂代谢紊乱；降低MHD患者心脑血管并发症的发生；降低患者死亡率。由于HFHD可减少长期血液透析所致的各种并发症，故对MHD患者的生存率及生活质量有明显改善。

（3）使用高通量血液透析的注意事项：

1）透析用水和透析液：低通量透析、无置换液的高通量透析、血液滤过和血液透析滤过对透析用水的品质要求不同，要定期进行透析液的检测。普通的低通量透析时，要求透析液细菌含量不超过200CFU/ml，内毒素不超过2EU/ml；当进行没有置换液的高通量透析时，要求透析液细菌含量不超过0.1CFU/ml,内毒素不超过0.03EU/ml; 当进行血液滤过和血液透析滤过时,要求置换液达到静脉输液标准,即细菌数不超过0.03CFU/ml,内毒素不超过10^{-6}EU/ml。

建议使用双反渗超纯水,确保透析液化学污染物达标。为保证透析用水和透析液的质量,保证无致热源,建议透析液要直接使用浓缩液原液,且保证使用时要在浓缩液桶上加盖,以避免被细菌污染。碳酸氢盐浓缩液原液开封后应当天使用,避免细菌生长。建议使用超纯透析液,在透析液进入透析器前加装细菌和内毒素滤器,以阻挡可能从反渗水或浓缩液中而来的致热源。

2）反超滤: 反超滤是指透析液在压力作用下对流到血液侧。在透析过程中,血液进入透析器从入口到出口压力逐渐降低,透析液流动方向与血液反之,压力也是从入口到出口逐渐降低。虽然透析器血液侧总体压力要高出透析液侧,但由于HFHD透析膜孔径较大、Kuf高,在血液出口处,透析液侧压力要高于血液侧,即出现了反超滤。若透析用水和透析液无法保证质量,内毒素或其片段即可进入人体,轻者可引起微炎症状态,严重者可引起致热源反应。

3）严格遵守透析机内部水路的消毒规程: 根据需要,严格按照透析机制造商的说明完整地进行消毒程序,不可简化流程。在透析机内部水路、反渗水管道进行消毒后,要保证消毒剂无残留。

4）必须使用自动容量控制型血液透析机: 由于HFHD膜孔径大、Kuf高,微小的压力变化都可导致脱水速率的巨大改变快速脱水或液体快速进入患者体内。

3. 血液滤过和血液透析滤过

（1）血液滤过和血液透析滤过: 血液滤过(hemofiltration, HF)是通过对流方式清除溶质,不使用透析液。HF过程中经静脉管路(后稀释)或动脉管路(前稀释)输入大量符合静脉输液标准的置换液,再通过超滤将液体和溶质同时带走。由于使用通透性强、Kuf高的滤过器,可清除相当数量的中大分子物质,因此对稳定和维持心血管系统的稳定性,纠正或减轻心功能不全,纠正酸碱平衡失调等方面均优于HD。

血液透析滤过(hemodiafiltration, HDF)是综合了HD和HF两种模式,既有弥散转运清除小分子物质,又有对流超滤出中大分子物质,对患者改善高血压、贫血、增进食欲、改善体力,减轻皮肤瘙痒等方面具有良好效果,提高透析患者的生活质量。

进行HF或HDF时所补充的大量超纯置换液,其输入方式分为前置换(前稀释)和后置换(后稀释)两种:①前稀释法:是在透析器前输入置换液,由于进入滤器前血液被稀释,清除率显著降低,因此跟后稀释法相比,需要使用更大量的置换液以达到同样的溶质清除效果;②后稀释法:是在透析器后输入置换液,置换液用量小,但血液易被浓缩,透析器凝血发生率高,因此需要较大剂量的抗凝剂。

(2)透析用水质量:高通量滤器在增加溶质通透性的同时,也增加了反超滤和反渗透的机会,因此对透析液品质要求更高。

为了保证透析治疗的安全,透析用水必须经过沙滤器、药用炭吸附器、软化器及反渗机等处理装置,达到安全标准才能被使用。目前美国医疗器械进展协会(AAMI)推荐,用于配制透析液的水和透析液的终产物包含的细菌数应<200集落生成单位(colonyforming unit, CFU)/ml,内毒素数量应<2.0内毒素单位(endotoxin unit, EU)/ml。欧洲药典推荐透析用水的标准分别是细菌数应<100CFU/ml,内毒素数量应<0.25EU/ml。若透析用水中的化学污染物和(或)微生物检测超标,则可通过透析膜进入血液,造成血透患者致热源反应、各种急、慢性并发症,从而影响患者的透析质量和生活质量。

(3)抗凝方案:与标准透析相比,由于切力增加激活了血小板,HF和HDF导致较高的促凝血酶活性。由于对流方法可有效清除中分子物质,通过动脉管路给予的未分馏的肝素或者低分子量肝素(LMWH)将显著丢失或被清除。初始剂量肝素的大量丢失[>50%的未分馏的肝素(12000~15000D)以及>80%的低分子肝素(3000~6000D)]将导致抗凝血不足。因此,需要通过静脉给予初始剂量的肝素,并在外周血流通路开通前使药物与患者血液混合3~5分钟。

故HF和HDF治疗时的抗凝方案:

使用普通肝素:依据透析患者个体差异肝素首剂为80~100IU/kg(高于HD50IU/kg),通过透析管路静脉端注射与患者血液混合3~5分钟使全身肝素化。追加剂量为每小时25~35IU/kg的速度持续泵入。

使用低分子量肝素(low molecules weight heparin, LMWHs):透析时间≤4小时,如Hct<30%,则剂量为60IU/kg;如Hct≥30%,则剂量为80IU/kg。透析前一次静脉注射,不需要追加剂量。透析时间>5小时,则上述总剂量的2/3透析前用,1/3剂量在透析2.5小时后应用。

(4)潜在益处:HDF是目前清除尿毒症毒素最好的血液净化方式,特别是对中大分子溶质的清除,如β_2微球蛋白、糖基化终末产物等,对减轻维持性透析患者远期并发症有一定益处。

总的住院率及死亡率改善:有研究表明与低通量透析相比,高通量透析或者HDF使维持性透析患者死亡率降低大约10%。来自DOPPS(Dialysis Outcomes and Practice Patterns Study,透析结果和操作模式研究)的研究认为,与那些采用低通量血液透析的患者相比,采用高效HDF治疗的患者死亡率较低。

其他益处:

1)透析期间的症状:与常规透析相比,有人发现HDF的耐受性更好,特别是心脏疾患和(或)有低血压倾向的患者。这一效应与血管调节效应相关,包括了以下几种因素:负性热平衡(由于液体置换输注)、置换液体高钠浓度、血管扩张介质的清除。

2）残余肾功能：近期的研究认为，与传统的HD相比，高通量治疗能更好地保护及维持残余肾功能。高通量治疗的这一积极效应和在腹膜透析患者中观察到的效应相当。尽管这一现象没有完全弄清楚，部分原因可能是由于HDF治疗的透析用水质量提高，减少了微炎症。

3）更低血清水平的炎性标记物：通过测定急性期反应时的敏感标记物（C-反应蛋白、IL-1、IL-6、IL-1-RA、IL-6-RA、清蛋白），一些前瞻性研究显示，在HDF/HF模式下，这些标记物随时间变化仍然稳定。这一阳性效应是联合使用了合成的生物相容性透析膜和超纯透析液的结果。

4）贫血的纠正：这一领域是有争议的，有许多研究的结果相互矛盾。一个现象已经引起特别关注，即当患者由低通量HD转换为高通量HDF模式或使用高通量透析膜进行普通透析时，患者贫血变得容易纠正。推测可能是因为高通量模式可能去除了一些与蛋白质结合的抑制红细胞生成的物质，或者是使总的炎症反应降低。

5）营养不良：有研究显示，随着患者采用高通量治疗时间的延长，人体测量的一些参数，比如干体重、体重指数等指标改善。当患者采用高通量透析膜治疗时，血清蛋白质增加。这些与饮食中蛋白质摄入增加有关，可通过尿素生成率进行评估。高通量透析治疗的积极效应可能是由于联合高通量透析膜和超纯透析液的使用，推测更可能与清除了引起食欲下降的毒素有关。

6）血脂障碍和氧化应激：常规使用高通量透析膜已经显示出可以提高血脂水平，减少血清中氧化应激的标志物，降低血清AGE水平。为了预防由于高通量模式引起的氧化应激增强，建议给接受高效HDF的患者每周300~500mg的维生素C。

7）β_2微球蛋白淀粉样变：一些大型研究显示，高通量膜的扩大使用对β_2微球蛋白淀粉样变的进展有减轻作用，长期观察可使其发生率降低50%。

（5）潜在风险：透析液/水污染。血管通路存在潜在的风险，既可发生在直接输入环节，也可发生在回输透析液中含有细菌污染物。通常有两种类型的反应：一种是急性的、有临床症状的；另一种是慢性的、有亚临床表现的。

1）急性反应：透析期间当大量致热源进入血液时可观察到急性反应。表现为发热、低血压、心动过速、气短、发绀、全身不适等。在HDF/HF时急性反应很少见，可能是由于使用了超纯透析液，以及包括细菌过滤器在内的HDF/HF设备的安全性。

2）慢性反应：当低剂量和（或）反复细菌污染物进入患者血液中，可出现慢性反应。一般无临床症状，但其引起的慢性微小炎症反应可能导致出现慢性透析相关并发症。

进行ON-line HDF/HF对水及透析液的要求：

A. 用超纯水（ultrapure water, UPW）；

B. 定期进行水及透析液的监测；

C. 每次ON-line HDF/HF治疗后必须消毒机器；

D. 据厂商说明定期更换透析液回路及细菌过滤器；

E. 处理及水路消毒每月至少一次。

蛋白丢失：高通量透析膜的应用，使得白蛋白很容易丢失，在行HDF治疗时，白蛋白丢失增多，尤其是后稀释置换法。

（6）中间稀释血液透析滤过：中间稀释HDF取决于一种新设计的血液透析滤过装置，该装置具有非常高的β_2微球蛋白清除率。2个高通量纤维束被并列同轴放置在一个单独的血滤器中，血液入口和出口在同一接头上（血液接头）。血液从血液接头的动脉接口被引入滤过器的外周的纤维束中，血流到达对侧接头（置换液接头）后，折返进入中央纤维束，流经中央纤维束到达血液接头的静脉接口。在从置换液接头处注入置换液，这样血液是在流经滤过器一半行程时被稀释，故称为中间稀释。

4. 短时日间透析 有研究报道,1967—1998年全世界接受每天透析患者有170例,有的患者存活已15年,生活质量满意。

(1)短时日间透析的指征

1)病情严重,特别伴有心血管疾病,对每周3次透析的快速超滤不耐受;

2)社交方面考虑:尽管每天透析看起来比常规每周3次透析打扰了正常生活规律,但是短时透析不像长时透析那样占一整天。此外,每天透析不存在透析后乏力感,因此患者能工作和透析后立刻充满精力的活动。每天透析不仅是使大体重患者达到充分透析的唯一途径,也是对正常体重患者达到每周Kt/V 6或7的唯一途径。

短时日间透析的方法是每周透析6或7天,每次90~120分钟,用高血流量和透析液流量,其优点是比每周透析3次方案(总透析时间相同)有较好的清除率。

(2)短时每日透析的潜在优点

1)降低尿毒症患者血浆毒素的峰值,减少血浆毒素水平的波动,使透析治疗更具有生理性。

2)其次每天透析除水缓慢,有较好的血流动力学稳定性。

3)每天透析生活质量明显提高,有研究报道,每天透析使患者尿毒症状态、透析相关症状、性功能、生理功能、精神活动、社会复归率明显改善,提高对透析耐受性,高血压、头痛、痉挛、透析后疲乏等症状减少或消失,精力充沛,有较好的生活质量。

5. 长时间夜间透析 有证据表明,高频率、延长透析时间能提供更好的临床效果,Pierratos等提出一种新的肾脏替代疗法,即每周透析6~7个夜晚,每次在家睡眠中8~10小时,使用小面积PS膜透析器(F40,0.7m^2),透析液流量100ml/min,血流量200~300ml/min,肝素抗凝,平均(1100±300)IU/h。颈内静脉留置导管作为血管通路。

优点:

1)对心血管功能不稳定患者提供血流动力学稳定性;

2)缓慢地调节患者的体重而没有循环内有效血容量减少的症状;

3)良好地控制血压;

4)增加中分子的清除;

5)每天透析,减少毒素水平的波动,更具有生理性;

6)允许自由进食和饮水;

7)夜间透析具有短时白天透析和长时间透析(8h×3/W)的共同优点。

6. 单纯超滤 超滤(ultrafiltration, UF)是指排除尿毒症患者体内多余的水分,这是透析疗法的主要功能之一。UF有两种形式:一是在透析同时超滤(或称透析超滤);二是超滤和透析分开进行,称为"单纯超滤"(isolated ultrafiltration, IUF)。有研究证明,透析患者对IUF比对透析中快速超滤耐受性好,几乎不产生不良反应,推测IUF容易除水可能与血浆渗透压变化小有关。故IUF常应用于临床上透析中水负荷过多,透析易出现低血压的患者,伴有明显腹水、胸腔积液和心包积液的患者采用IUF排除间隙液体,慢性心衰、肝硬化或肾病综合征对利尿剂不敏感的患者可以用IUF除水。

7. 序贯透析 序贯透析就是指一次血液透析过程中单纯超滤过程序贯于透析前、中或后的治疗方法,不同于常规透析,其能更好的清除体内多余的水分。有研究证明单纯超滤联合血液透析序贯疗法对血液透析过程中的血流动力学有稳定作用,可有效预防低血压,并提高透析效率。

(曹立云)

第六节　血液透析过程中的急性并发症

1. 低血压 发生率为25%~55%。目前常用的诊断标准为:平均动脉压较透析前下降30mmHg(4kPa)以上或收缩压下降至90mmHg(12kPa)以下。

（1）常见原因

1）容量依赖:透析间期体重增长过多及短时透析致超滤率过快,干体重定得过低,压力脱水致脱水量不精确,透析液钠浓度过低。

2）血管张力下降:常见原因有使用低钙透析液、醋酸盐透析液、高温透析等均可造成血管张力下降。还有自主神经功能紊乱,以及抗高血压药物的使用,透析时进食,重症贫血。

3）心脏收缩或舒张功能异常:透析中心脏收缩和舒张功能异常,心脏代偿功、能降低、心律失常、心肌梗死、心脏压塞及低钙透析液或醋酸盐透析液,突发心脏病,如不稳定型心绞痛或急性心肌梗死。

4）其他原因:消化道或其他部位的隐性出血,如血液透析时静脉穿刺针脱落、脓毒症、透析器反应、溶血。

（2）处理

预防措施:①根据血容量监测确定干体重,超滤总量＜体重的6%~7%;②做好宣教工作,透析期间体重增长＜1kg/d;③透析前根据个体差异停用降压药物,透析后期限制进食量。

处理原则:①超滤过多导致低血压引起的休克可不必先测血压,立即回输生理盐水200~300ml,停止超滤,使患者头低臀高位,氧气吸入,输入50%葡萄糖等;②危重患者当血氧饱和度＜90%,心率减慢或严重心律失常如频发室性期前收缩、二联律、三联律时,立即停止透析;③糖尿病患者应使用含糖透析液,防止低血糖;④下调透析液温度,或拟交感活性药物;⑤新进展:肾移植可以迅速成功治疗不明原因的严重持续的血液透析患者的低血压,使用维生素E包被的聚砜膜透析器可以改善糖尿病患者透析中低血压。

2. 肌肉痉挛 发生率为5%~20%。

（1）发生原因:①透析中低血压;②超滤过快,脱水过多致低血容量,脱水量设置低于患者实际干体重;③低钠、低钙、低镁、低钾透析液;④组织缺氧;⑤肉毒碱缺乏;⑥环境温度过低等。

(2)处理:发生肌肉痉挛后根据诱因予以相应紧急处理:①合并低血压者,首先纠正低血压;②增加有效血容量,减慢或停止超滤,减慢血流速度,予高张盐水或高张糖溶液等;③外力按压局部痉挛肌肉,缓解症状;④注意保暖等,应警惕同时合并其他严重并发症;⑤新进展:短期使用维生素E(400IU/d×12周),可以有效减轻透析相关的肌肉痉挛。

(3)预防:①控制透析间期体重增长速度;②预防透析相关低血压的发生;③调整透析液钠浓度,应用可调钠曲线和(或)超滤曲线,并避免低镁、低钙、低钾血症的发生,有助于减少肌肉痉挛的发生;④补充肉毒碱;⑤加强肌肉锻炼等。

3. 头痛　发生率6.6%。文献报道,和透析时没有发生头痛的透析患者相比,透析开始后即发生头痛的患者,有较低的血糖,较高的血磷和血清白蛋白,较高的收缩压,而舒张压没有差异。另外,透析头痛多数发生在男性,一半的患者在血液透析的第3小时内发生,持续时间短于4小时,表现双侧搏动性头痛,没有其他伴随症状。

(1)发生原因:①亚临床失衡综合征;②喝咖啡的患者血液透析清除了咖啡因,可能造成头痛;③神经系统疾病(血液透析抗凝治疗导致脑出血,蛛网膜下腔出血);④少见原因:垂体泌乳素腺瘤。

(2)处理:透析中使用对乙酰氨基酚,口服麦角咖啡因和低温透析。

(3)预防:①使用高钠透析液;②血透前饮一杯咖啡有助于减轻头痛;③补充镁有助于减轻头痛,但需要注意肾衰竭患者补充镁有一定风险。

4. 瘙痒

(1)发生原因:既往90%的透析患者发生瘙痒,近年来随着生物相容性改善,瘙痒的发生率亦有下降。原因不十分清楚,可能与皮肤干燥、甲状旁腺素激素水平升高、高尿酸血症、肝素使用,血液透析管路的增塑剂,消毒透析器及血路的环氧乙烷等有关。

有关瘙痒的发病机制一直不明确,目前认为有免疫炎症学说,阿片类物质假说,如与尿毒症瘙痒患者皮肤细胞和淋巴细胞过度表达阿片类μ受体有关。皮肤干燥,甲状旁腺激素可刺激肥大细胞释放组胺,刺激钙盐和镁盐在皮肤的沉积。尿毒症患者皮肤表面存在高浓度的二价离子如钙离子、磷酸根离子、镁离子,和无瘙痒的患者,血清钙磷,镁离子和皮肤中的浓度显著增高。此外,瘙痒还可能与高尿酸血症、肝素使用,血液透析管路的增塑剂,消毒透析器及血路的环氧乙烷,蛋白衍生物,贫血等有关。

（2）处理

1）除了肾移植是治疗瘙痒的唯一疗效确定的治疗方法外,其他的治疗均是经验治疗,无循证医学证据。

2）局部治疗如使用皮肤润滑剂,物理治疗紫外线,针灸,外用含镇痛剂的皮肤润滑油等。

3）系统治疗:包括应用抗组胺药物,低蛋白饮食,应用利多卡因,阿片拮抗剂,药用炭,考来烯胺,镇静剂,切除甲状旁腺,充分透析;应用多种血液净化方式组合如血液透析联合血液灌流,血液透析滤等可有效治疗瘙痒。

（3）预防:针对可能的原因采取相应的预防手段。包括控制患者血清钙、磷和全段甲状旁腺于适当水平,避免应用一些可能会引起瘙痒的药物,使用生物相容性好的透析器和管路,避免应用对皮肤刺激大的清洁剂,应用一些保湿护肤品以保持皮肤湿度,衣服尽量选用全棉制品等。

5. 发热

（1）原因:复用的透析器及管路消毒不充分,水处理系统没有定期消毒,执行无菌操作不严格等使细菌或内毒素进入人体内而引起致热源反应,还可见于中心静脉插管时导管感染,血液透析时细菌及内毒素入血。

（2）处理:患者寒战,震颤时给异丙嗪注射。患者出现高热时给予对症处理,冰袋物理降温。如果怀疑中心静脉插管导管感染所致,应做血培养,立即给予抗生素治疗。如果出现数个患者同时发热,立即做透析用水和透析液的细菌学检查,水处理机及管路的消毒处理。

（3）预防措施:①复用透析器时应用专用复用机,有明确的容量,压力等监测指标,消毒液应用专用产品;②水处理系统及水管道至少3个月消毒一次,防止反渗膜及管道内壁生长物膜及内霉素;③透析时应严格执行无菌技术;④中心静脉插管患者注意严格无菌操作技术,日常维持及正确封管技术,必要时采用抗生素封管。

6. 胸痛和背痛

1）积极寻找原因,常见原因是心绞痛(心肌缺血),其他原因还有透析中溶血、低血压、空气栓塞、透析失衡综合征、心包炎、胸膜炎等。

2）处理:在明确病因的基础上采取相应治疗。

3）预防:应针对胸背疼痛的原因采取相应预防措施。

7. 透析中高血压　血液透析过程中,随着脱水和血容量减少,血压应当相应下降,但部分患者出现矛盾性血压升高,表现为透析前血压正常,透析中出现高血压;或原来存在高血压,透析中血压进一步升高,称为透析中的高血压。

（1）原因:发生透析中高血压考虑与如下因素有关:①失衡综合征,往往出现于透析后半程或透析刚刚结束后;②脱水导致血液中某些缩血管活性物质浓度增加,如肾素血管紧张素系统、交感神经系统等,引起血管收缩、血压升高;③高钙透析液,不仅增加动脉血管张力,还能增加心肌收缩力,导致血压升高;④低钾或无钾透析液,可直接引起血管张力增加,或通过引起肾素活性增加导致血管张力增加;⑤降压药物的清除。正在使用可被透析清除的降压药物的患者,随着透析的进行、药物的清除,可出现血压升高。

（2）处理：发生透析中高血压可予患者快速降压药物舌下含服或口服，如硝苯地平或卡托普利，必要时可使用静脉抗高血压制剂，以防透析中发生心脑血管意外。

（3）预防：①对于透析中高血压患者，要仔细寻找病因，预防为主；②避免透析失衡综合征的发生；③选择合适的透析液，钙、钾浓度适当；④控制透析间期体重增长，避免脱水速率过快；⑤调整降压药物，可将降压药物调整至透前服用，或根据情况增加透前降压药物剂量，亦可换用不被透析清除的降压药物。

8. 失衡综合征

（1）定义：透析过程中或透析结束后不久出现神经、精神系统症状为主要临床症候群，常持续数小时至24小时内消失。

（2）原因及临床表现：常见于肾衰竭患者尿素氮、肌酐等毒素很高，尿毒症症状明显的情况，尤其见于首次透析或透析诱导期患者。使用大面积透析，或高效透析器，或超滤脱水过多的患者也可引起失衡，维持性血液透析患者停顿一段较长时间后再重新透析时也易发生透析失衡。

大多数失衡综合征出现在首次透析或透析诱导期，脑型透析失衡综合征的脑电图是正常 α 波消失。轻度失衡表现为透析后头痛、乏力、倦怠、烦躁、恶心、呕吐、血压升高、视力模糊、睡眠障碍。中度失衡的表现除有上述症状外，还有扑翼样震颤、定向力障碍、嗜睡、心律失常。重度失衡表现为精神异常、惊厥、癫痫样发作、木僵、昏迷甚至死亡。

（3）处理预案：①轻度失衡综合征不需终止透析，降低血流速，改用单纯超滤，提高透析液钠浓度等措施；②中重度失衡综合征应立即终止透析进行抢救：立即注射50%高张葡萄糖40~60ml或3%高张氯化钠盐水40ml；③吸氧，对症止吐，症状明显的给予25%甘露醇250ml快速静点（无尿者慎用）；④抽搐可以给予地西泮10mg（推注时注意呼吸）；⑤血压过高者给予降压治疗；⑥门诊患者需住院或急诊留院观察。

（4）预防措施：①首次透析患者时间不超过3小时（通常2小时）；②避免选用大面积透析器；③血流速<200ml/min，超滤脱水不宜过多；④诱导透析尿素氮下降<30%~40%，透析液钠浓度140~148mmol/L；⑤对常规透析容易失衡的患者可以考虑血液滤过；⑥教育患者透析间期控制体重增长，防止超滤脱水过多。

9. 透析器反应

A型透析器反应：

1）原因：与消毒剂残留有关。

2）临床表现：多在透析开始20~30分钟出现，最常见于5分钟内。呼吸困难、烧灼感、瘙痒发热感、血管神经性水肿、荨麻疹、流涕、流泪、腹部痉挛等。

3）处理：预冲盐水可以减轻反应，暂停血液透析，血液不要回输给患者，使用肾上腺素、抗组胺药、糖皮质激素。

4）预防：复用时先预处理，透析器内应无凝血成分，用γ射线消毒透析器，适当冲洗。

B型透析器反应：

1）表现：多发生在透析1小时内，表现为胸痛和背痛。

2）原因不清，可能与补体激活有关。

3）处理：①排除心脏及其他疾患；②吸氧对症支持；③情况好转可继续透析；④不用终止透析，给予抗过敏药物。

4）预防：换用合成膜透析器（生物相容性好的透析器）；复用透析器可能有一定预防作用。

10. 心律失常

（1）原因

1）本身心腔结构的异常如左室肥厚、心脏（心房和心室）扩大、瓣膜功能异常。

2）血清电解质浓度如钾、钙、镁浓度的异常和血液透析过程造成的快速波动、酸碱平衡紊乱、低氧血症、低碳酸血症、低血压及药物。

3）缺血性心脏病。

（2）临床分类

1）心动过缓和房室传导阻滞。

2）室上性心动过速。

3）室性心律失常。

4）猝死。

（3）处理

1）急性心律失常的处理：在血液透析中发生的急性心律失常，需要终止血液透析，谨慎回血。室性心动过速的治疗首选胺碘酮，透析人群剂量和普通人群相同，而普鲁卡因胺和其他IA类抗心律失常药物需谨慎使用，有引起QT间期延长，尖端扭转室速的危险。

2）严重窦性心动过缓或窦性停搏，需安装起搏器。

3）通常房性期前收缩不产生严重后果，不必急于用药；频发和（或）多源房性期前收缩，应密切观察，可使用β受体阻滞剂。

4）心房纤颤的治疗：如果不能恢复和维持窦性心律，有常用的几种控制心室率的药物，地高辛适用于有心脏收缩功能不全的心房纤颤的患者，警惕肾功能不全致蓄积中毒；如没有心脏收缩功能不全，则β受体阻滞剂，非双氢吡啶类的钙拮抗剂地尔硫䓬是很好的选择。但如患者有心脏收缩功能不全伴有心室率控制不佳，胺碘酮是更好的选择。

5）阵发性室上性心动过速：如无器质性心脏病，射频消融治疗为首选。如无心力衰竭的征象，静脉推注普罗帕酮或维拉帕米，胺碘酮也可以考虑使用。

6）室性期前收缩：不伴有器质性心脏病，精神焦虑紧张，可考虑应用镇静剂和β受体阻滞剂。器质性心脏病患者β受体阻滞剂为基础治疗，胺碘酮为复杂性多源室性期前收缩的有效治疗药物，能有效降低总死亡率。

（4）预防：除非特殊情况，一般不宜使用钾离子浓度低于2.0mmol/L的透析液。

11. 脑血管意外　脑血管意外是指各种脑部血管病损。由于动脉系统破裂或闭塞,导致脑出血、蛛网膜下腔出血或脑梗死,造成急骤发展的脑局部血液循环和功能障碍,称为急性脑血管病,即脑卒中。血液透析患者极易发生脑血管病,其中以出血性脑血管病多见。

1)危险因素:透析人群比普通人群卒中的发生率高2~6倍,卒中的传统危险因素有高血压、高脂血症和高血糖,而非传统因素如血液透析时血流动力学的变化、氧化应激、血管钙化和贫血等,出血性体质,常规血液透析中使用肝素抗凝,而透析治疗(无论血液透析还是腹膜透析)均是卒中的危险因素。而且新近文献报道血液透析患者本身就有很高的脑结构异常(脑萎缩,脑白质疾病)发生率。

2)处理:没有针对透析患者卒中治疗的指南,有关透析患者缺血性卒中的溶栓、抗血小板治疗、抗凝治疗和他汀治疗处于临床研究中。而急性缺血性卒中应用溶栓治疗,尚无可信资料。阿司匹林可以谨慎使用、降压治疗和降脂治疗需要考虑。

3)预防:卒中的一级预防和二级预防包括抗血小板治疗、抗凝治疗、外科手术、颈动脉支架、血压控制尤其重要;房颤患者使用华法林抗凝、对颈动脉狭窄的患者外科行颈动脉内膜剥除术可能有效预防脑梗死、但颈动脉支架植入的益处尚无定论。

12. 癫痫发作　儿童患者,透析前血清尿素氮水平过高,严重高血压最易发生癫痫,另外,癫痫可能还是一种失衡综合征的表现。

(1)发生原因:尿毒症脑病、失衡综合征、铝中毒脑病、高血压脑病、颅内出血、长期酗酒中断、中毒(摄入杨桃)、其他(低钙血症,高钠血症,低钠血症)、低氧血症、心律失常、过敏反应、严重低血压、空气栓塞、抗生素蓄积和低血糖反应。

(2)治疗

1）与失衡综合征有关者应停止血液透析。

2）急查血清钾钠氯钙,血糖,异常者及时纠正。

3）癫痫大发作时静脉注射安定。

4）与失衡综合征有关者应停止血液透析。

（3）预防

1）首次血液透析防止透析时间过长、脱水过多、血流速过快致失衡综合征。

2）维持透析液钠浓度高于血清钠浓度。

3）低钙血症患者使用钙浓度1.75~2.0mmol/L的透析液。

4）注意青霉素、头孢类、喹诺酮等抗生素的使用剂量和防止蓄积。

13. 溶血

（1）透析中发生溶血的原因及处理:血泵或管道内表面对红细胞的机械破坏、高温透析、透析液配制不当、或血透透析液比例泵配比不当导致低渗、消毒剂残留、输血意外（血型错误导致异型输血）,血流速设置过高而穿刺针过小,回输血液时止血钳多次夹闭血管路等因素造成红细胞破裂而发生溶血。血管道内呈淡红色。患者表现为胸闷、胸痛、腹痛、寒战、低血压,严重者昏迷。

（2）紧急处理

1）立即停止血泵,夹住血路管道。

2）溶解的血液中有很高的钾含量不能回输应丢弃。

3）对症治疗高钾血症、低血压、脑水肿等并发症。

4）给予氧气吸入。

5）贫血较重者给予输新鲜血液。

6）明确溶血原因后尽快恢复透析。

（3）预防措施

1）定期检测透析机,防止恒温器及透析液比例泵失灵。

2）血泵松紧要适宜。

3）定期检测透析液离子浓度。

4）防止透析液被化学消毒剂污染。

5）透析器中的消毒剂要冲洗干净。

6）血管路与穿刺针应配套使用。

7）透析结束后回输血液时不可用止血钳反复夹闭血管路。

8）防止输血错误导致异型输血。

14. 空气栓塞

（1）发生原因：因为技术操作及机械装置失误所致,如血液管路安装错误,衔接部位漏气,空气探测器报警失灵,血液透析时在动脉端血泵前输液时液体走空致大量空气进入,回血操作失误等。

（2）临床表现：患者可突然惊叫伴有呼吸困难、咳嗽、胸部发紧、气喘,发绀严重者昏迷和死亡。

（3）紧急处理

1）应立刻夹住静脉管道关闭血泵。

2）置患者头低左侧卧位使空气积存在右心房的顶端,切忌按摩心脏。

3）当进入右心室空气量较多时,在心前区能听到气泡形成的冲刷声,应行右心室穿刺抽气。

4）给患者吸纯氧或放在高压氧舱内加压给氧。

5）静脉注射地塞米松减少脑水肿,低分子右旋糖酐静点改善微循环。

（4）预防措施：

1）保证透析管道连接方向正确。

2）血液透析机空气探测器如有故障,应停止使用,及时修理。

3）中心静脉插管导管功能不良,引血不畅应停止血液透析,及时处理导管。

4）预充管道及透析器必须彻底,不能留有空气。

5）血液透析时在动脉端补液必须注意观察,以免液体走空导致空气进入。

6）如透析结束回血必须精力集中,及时夹住静脉管道关闭血泵。

15. 听力或视力下降 视力下降的机制和原因: 透析时。血液和眼中液体渗透压梯度的差异可以导致青光眼患者短暂失明,前庭系统感受器功能的变化,可以造成听力丧失。另外,由于透析时肝素的使用,导致内耳,玻璃体和(或)视网膜出血,也可以出现听力和视力的下降。

16. 生物不相容性的表现 生物不相容的定义: 是指血液和透析膜接触产生的一种特殊反应,也有作者称为"炎症反应"。常表现为补体激活、细胞因子的释放、凝血、β_2微球蛋白的沉积、血细胞的活化以及其他方面的变化。

(1)急性期表现: 表现为过敏反应,是一组复杂的综合征,包括低氧血症,透析器反应[A型主要与环氧乙烷(ETO)有关,B型与多种因素有关,其中主要因素与补体活化有关],透析后疲乏综合征。

(2)慢性并发症表现: 感染率增加、营养不良、心血管疾病、微炎症状态、肾性骨病、淀粉样变、脂质代谢、氧化应激、免疫功能、贫血、凝血障碍等关系非常密切。因此,生物相容性一直是研究热点。国内外学者针对透析膜的生物相容性进行了大量研究观察,从补体激活、细胞因子、C-反应蛋白、凝血系统、氧化应激反应等方面观察了不同透析膜对生物相容性的影响,结果显示生物相容性好的透析膜引起的变化轻微,而生物相容性差的透析膜则引起显著的变化,合成膜的生物相容性优于改性或再生纤维素膜,改良或再生纤维素膜优于未修饰的纤维素膜。

17. 低氧血症 低氧血症的定义是血液透析时动脉血氧分压下降5~30mmHg,低氧血症通常无临床危害,但先前合并严重心肺疾病的患者可能有害。

(1)病因

1)肺部低通气,原因之一是醋酸盐透析,之二是碳酸氢盐透析时碳酸氢盐浓度过高致代谢性碱中毒,导致低通气。

2)肺内弥散受阻。

（2）处理：通常不需特殊处理，但有严重心肌缺血或慢性阻塞性肺病的患者，需要鼻导管吸氧。二氧化碳潴留严重的应用氧气面罩。

（3）预防：吸氧预防低氧血症，高危人群避免使用非改良的纤维素透析膜，避免透析液碳酸氢盐过高导致代谢性碱中毒。

18. 透析液相关急性并发症

（1）致热源反应：当怀疑群发性致热源反应时，应立即对透析用水和透析液做细菌培养和内毒素检测。当细菌＞100CFU/ml或内毒素＞2EU/ml时应停止治疗并查找原因。如果排除透析用水和透析液的问题后，应重点检查复用透析器、消毒液以及透析机等相关因素。由于细菌培养需要48小时以上，在送检的同时建议即时检测内毒素。

预防措施：对透析设备消毒应规范化和制度化。每月检测透析用水和透析液细菌，每3个月检测透析用水和透析液的内毒素。当细菌检测＞50CFU/ml，内毒素检测＞1EU/ml时应及时消毒，避免细菌内毒素快速增长。

（2）溶血：当发现透析中心贫血患者有增多趋势的时候立即检查水处理药用炭罐后的总氯是否超标，当总氯＞0.1mg/L时立即停止治疗，更换药用炭。同时检查AAMI标准中反渗水其他化学污染物是否超标。如有必要更换反渗膜。

预防措施：每一班治疗前应检测记录总氯浓度，检测时先让系统运行15分钟。建议采用药用炭双罐串联模式，从第一个药用炭罐后取样。发现超标后从第二个药用炭罐后取样，如未超标每小时取样监测，并及时更换前级药用炭。更换后的药用炭罐可与第二个药用炭罐交换位置。根据使用情况合理设置反冲频率。

（3）化学污染物超标：化学污染物包括钙、镁、钠、钾、氟、氯、氯胺、硫酸盐、硝酸盐、铜、钡、锌、铝、砷、铅、银、镉、铬、硒、汞、铍、铊、锑。至少一年一次应该对原水和纯水进行一次化学污染物检测，查看化学污染物是否超标。

1）化学污染物超标的原因分析：原水滤过不彻底或原水中某些成分含量过高；水处理系统出现故障，不能正常运行或部分功能不正常；未做日常保养或维护不足。

2）化学污染物超标的解决方法：做好水处理系统的定期检测和维护；定期更换砂罐里的石英砂、药用炭罐里的药用炭、树脂罐里的钠离子交换树脂、更换RO反渗透膜；使用高质量的透析浓缩液和透析粉；检测当地水源的状况，根据实际情况配置水处理系统，使用耐腐蚀、化学性质稳定的管路；水质不好可以考虑使用双极反渗透系统。

（4）消毒剂残留预防措施：应参照设备厂家推荐使用的消毒液。如自配消毒液应监测有效消毒浓度和清洗后残余浓度。当对透析器复用时消毒液浸泡时间要足够，储存复用透析器不能冷藏（低温<20℃降低过氧醋酸杀菌效能）。

（张爱华）

▸ 第四章　持续肾脏替代治疗

1. 定义　持续肾脏替代治疗(continuous renal replacement therapy, CRRT)是近年来血液净化治疗技术的一项重要发展，它不仅使急性肾损伤及多脏器衰竭的治疗出现了新局面，也为其他危重患者的救治带来了新途径。实际临床应用范围已远远超出了肾脏病的领域。

1995年在美国圣地亚哥召开的第一届国际CRRT会议上，对CRRT进行了如下的定义：持续肾脏替代治疗是采用每天持续24小时或接近24小时的一种长时间连续的体外血液净化疗法以替代受损的肾功能。

根据治疗模式的不同，常用的CRRT技术有以下几种：

（1）连续性动(静)静脉血液滤过[continuous arterio (veno)-venous hemofiltration, CAVH/CVVH]：连续性血液滤过是CRRT技术中首先描述的，它是一种以对流为基础的血液净化技术。当血液流经血滤器时，在血液与超滤液之间有一跨膜压梯度，使血液中的水分经高流量膜过滤出来。当水分通过滤膜时，一些小的及大中分子物质可随水的流出而被清除，同时，可经滤器前或后补充置换液(平衡的电解质溶液)来补充超滤液的丢失，使体内液体相对平衡但是又能达到相对大量的超滤及超滤带来的对流清除。

（2）连续性动(静)静脉血液透析[continuous arterio (veno)-venous hemodialysis, CAV-HD/CVV-HD]：连续性血液透析是CRRT技术中以弥散为基础的血液净化技术。当血液流经透析器时，在血液与透析液之间存在溶质的浓度梯度，使血液中的一些小分子水溶性物质向透析液中弥散。而水分的清除靠施加在透析液侧的负压造成的跨膜压来完成。

（3）连续性动（静）静脉血液透析滤过[continuous arterio（veno）-venous hemodiafiatration, CAV-HDF/CVV-HDF]：在连续性血液滤过的基础上，在滤器膜外侧运行透析液，是透析与滤过的结合。但因设置及操作更复杂一些，不如连续性血液滤过和连续性血液透析应用普遍。

（4）缓慢连续超滤（slow continuous ultrafiltration, SCUF）：SCUF也是CA（V）VH的一种类型，不同点是不补充置换液，也不需要透析液。主要机制是超滤脱水来降低容量负荷，对溶质清除很少。

（5）缓慢低效透析（Sustained low efficiency dialysis, SLED）：也称为"延长的每日透析"（extended daily dialysis, EDD）。它不是持续24小时的治疗，但每日透析治疗时间为6~8小时或更长一些，采用较低的血流速和透析液流速。它不仅有利于体内毒素及过多水分的清除、维持血流动力学的稳定性，减少肝素的用量及出血的危险，还可使患者夜间得到休息。可采用CA（V）VH或CA（V）VHDF模式。

2. 临床适应证

（1）连续性动（静）静脉血液滤过（CAVH, CVVH）：对于存在严重水潴留并且血流动力学不稳定的患者，特别是需要清除大中分子物质时，此方式可以在保证血浆渗透压相对稳定的前提下，缓慢脱水和清除毒素。

（2）连续性动（静）静脉血液透析（CAV-HD, CVV-HD）：对于存在较高尿毒症毒素水平伴水潴留和高分解代谢的患者，该方法可以较快的清除小分子毒素，维持水电解质和酸碱平衡。

（3）连续性动（静）静脉血液透析滤过（CAV-HDF, CVV-HDF）：当患者既需要清除大中分子物质也需要清除小分子物质的时候，可采用此方法，但需要的置换液和透析液累计量会很大，且比较老式的设备可能不具有此功能。

（4）缓慢连续超滤（SCUF）：适用于液体潴留突出者，毒素水平不高，或者每天需接受大量的液体输注，如药物治疗及营养物质的供给的患者。

（5）缓慢低效透析（SLED）：适用于以小分子毒素蓄积为主和水潴留不很严重的患者，或者每日需要补充一定量的药物和液体，生命体征相对还稳定但不能耐受常规血液透析的患者。

不同的CRRT技术模式有着各自的特点，医生应该根据患者的具体情况和所在单位的技术条件，灵活选择。即使是同一例患者，根据治疗过程中的病情变化，也可选择不同的方式。

CRRT技术问世至今，其临床使用范围越来越广，已经超出肾脏病范畴，成为整个危重症医学领域的不可缺少的利器。

CRRT的临床适应证可以归纳为以下几种类别：

1）各种原因造成的急性肾损伤并伴有：①血流动力学不稳定；②外科手术后（心脏、肺、肝等）；③心肌梗死；④败血症；⑤肾病综合征；⑥其他并发症：心衰、脑水肿、高分解代谢。

2）慢性肾衰竭合并：①急性肺水肿或者肺部感染并伴有呼吸衰竭；②尿毒症脑病或者脑血管疾病并有严重的神志障碍；③心肌梗死或心力衰竭需要行心脏监护治疗；④其他原因导致的血流动力学不稳定。

3）肾脏病以外的一些领域：①多器官功能障碍综合征；②全身炎症反应综合征；③ARDS；④挤压综合征；⑤乳酸酸中毒；⑥急性坏死性胰腺炎；⑦慢性心力衰竭；⑧肝性脑病；⑨药物或毒物中毒；⑩严重液体潴留；⑪需要大量补液；⑫电解质和酸碱代谢紊乱。

3. 血管通路的选择　CRRT技术在问世之初，因为多属于紧急抢救手段，且受设备及环境条件制约，很多人采用动静脉分别插管作为血管通路，利用动静脉之间的压力阶差驱动血液流动，不需要电力驱动的血泵，这也是命名上CAVH、CAVHD、CAVHDF等名称的由来。随着设备的进步，人们多采用两根静脉插管作为血管通路,并由电力驱动的血泵控制合适的血流量,大大提高了安全保证,因此,动静脉分别插管的方式已经几乎没有人使用。但在一些极其特殊的场合,比如没有电力供应,没有现成的设备甚至血泵,动静脉分别插管仍有可能是唯一的选择。

随着单根双腔中心静脉导管的广泛普及,利用双腔静脉导管作为CRRT的血管通路已经成为目前国际上最广泛使用的手段。因此,目前的CRRT技术的命名,基本上都是CVVH、CVVHD、CVVHDF等。

目前双腔中心静脉留置导管有两种,一种是不带有涤纶套、不需要建立皮下隧道的导管,简称临时导管;一种是带有涤纶套和需要建立皮下隧道的导管,简称长期导管。根据目前的一些国际上的指南,临时导管留置时间一般仅为数天,如颈内静脉临时导管留置时间一般建议为1周,最长不超过3周。股静脉临时导管仅适用于卧床患者,留置时间不超过1周。长期导管的留置时间则可有数天到数月不等。

CRRT作为一种紧急的救治措施,通常治疗的时间不超过2周,基于此观点,KDIGO指南建议使用临时导管作为CRRT的首选血管通路。如果患者已经留置有长期导管,可用来做CRRT。如果急性肾衰竭患者,且预计肾功能不可能恢复,可使用带涤纶套的导管,以给后期建立的自体动脉静脉内瘘一个成熟期。

中心静脉双腔导管的留置部位,首选为双侧颈内静脉,如果考虑到患者将来有可能转为维持性透析,颈内静脉插管的部位要选择在未来打算做瘘的肢体的对侧。当颈内静脉不能选择时,次选的静脉是双侧股静脉。锁骨下静脉要作为最后的选择,因为此部位发生中心静脉狭窄机会最高。

成年人中心静脉临时导管的直径一般为11~13Fr,颈内静脉导管的长度为13~16cm(右侧稍短,左侧偏长),股静脉导管的长度为大于19cm,锁骨下静脉的长度为14~16cm。

对于已经有成熟的动静脉内瘘的患者,CRRT是否可用动静脉内瘘作为血管通路目前没有指南和建议。多数人不建议使用动静脉内瘘,这是因为CRRT的治疗时间通常是常规血液透析的数倍。用于动静脉内瘘的穿刺针需要留置的时间会很长,可能造成患者不适、不好护理且很容易造成内瘘的损伤、停止治疗后的压迫止血也存在一定的难度。

4. 选择透析器(血液滤过器) CRRT治疗的模式有很多种,患者的病情差别也很大。因此,在透析器(滤器)的选择上可以有很多种方案。

对于以清除大中分子物质为主要目的的治疗,多选用高通透性滤器,此时往往使用对流的原理,单位时间大量的液体要进行跨膜转运,滤器的通透性和超滤系数要大,生物相容性要好。有些材料的滤器,膜材料还具有对一些炎症介质的吸附功能(如AN69膜),可以增加炎症介质的清除,因此多用在炎症状态明显的患者,比如败血症、重症胰腺炎等。

对于炎症状态不明显、以小分子物质清除为主,可以利用弥散的原理,采用CVVHD的模式,甚至采用缓慢低效率透析模式。此时可以使用常规的普通低通量透析器或者高通量透析器。此类透析器价格低廉,方便得到,对于纠正严重的酸碱平衡紊乱,水电解质紊乱效果已经足够。

CRRT的特点是长时间缓慢的清除毒素和水分,不太追求单位时间的清除效果,因此膜面积的选择一般不必太大,成年人通常$0.8\sim1.3m^2$即可。

5. 透析液和置换液 CRRT设备大多数采用袋装置换液和透析液,而且两者为同一成分。如同常规血液透析,碳酸氢盐置换液/透析液具有最佳的生物学性能,但其中的碳酸氢盐和钙离子会产生沉淀,目前国际上仅有少数几种成品置换液解决了这个问题,国内还没有完美解决这个问题的成品,仍需要在使用前临时配制或者采用另外的通路分开输注碳酸氢钠和钙。乳酸盐置换液成品可以长期保存和运输,使用也简单方便,但对于肝脏功能不全和乳酸酸中毒的患者,使用上有所禁忌。

腹透液的基本成分和乳酸置换液(透析液)相似,但制剂标准是只能用于透析模式,不能作为置换液直接入血。因此,在一些确定只使用低通量透析器进行CVVHD的场合,可以使用腹透液代替。但腹透液仍存在乳酸盐的问题,一定要注意。

大多数CRRT模式都是CVVH,采用的滤器也是高通透性的膜材料。置换液直接进入血液,即使是CVVHD模式,很多透析器采用的也是高通量的透析器或者使用滤器代替,这时透析液通过反超滤在透析器进入血液,因此,置换液/透析液的配制和制剂标准视同静脉输液。在没有完美的成品置换液时,国际上大多数采用Port配方:

一个循环包括4组

1组: 生理盐水1000ml+10%CaCl$_2$ 10ml

2组: 生理盐水1000ml+50%MgSO$_4$ 1.6ml

3组: 生理盐水1000ml

4组: 5%碳酸氢钠250ml+5%葡萄糖1000ml

根据患者血钾情况酌情加入一定量的15%氯化钾。

如要配成含钾3.0mmol/L的透析液,则每一循环液体中共加入15%氯化钾7ml,平均分配在各组液体中。Port配方中电解质含量(mmol/L):

钠离子: 143

氯离子: 116

钙离子: 2.07

镁离子: 1.56

碳酸氢根: 34.9

葡萄糖: 65.6

注意,此配方是高糖溶液,在糖尿病或血糖不稳定的患者,需要使用胰岛素泵进行调节。

实际使用中,该配方分成4组分别输注,特别是在需要置换液量很大的时候,很不方便,因此很多改良方案都建议将3组生理盐水合并成一组,配方中的50%$MgSO_4$ 1.6ml(国内多用25% $MgSO_4$ 3.2ml),15%氯化钾(根据病情调整用量),5%葡萄糖1000ml也一并加入,成为4000ml的一袋溶液(3000ml的袋装生理盐水可以容纳)。不同的地方是5%碳酸氢钠250ml和10%$CaCl_2$ 10ml只能选其中一种加入。推荐将5%碳酸氢钠250ml加入,剩下的10%$CaCl_2$ 10ml可用注射器泵(甚至设备上的肝素泵)由治疗管路的滤器前按照置换液流量的相应速度泵入。这样的好处是不需要额外使用输液泵输注碳酸氢钠,超滤量也不需要额外调整,患者的酸碱状态也不需要经常检查以调整碳酸氢钠的输注速度。

6. 置换液补充方案

(1)前稀释、后稀释:在单纯的CVVH模式下,置换液补充途径有两种: 补充到滤器前叫前稀释(也有叫前置换),补充到滤器后叫后稀释(也有叫后置换)。两种方法各有优缺点。

前稀释的时候,进入滤器的血液被大量的置换液稀释,滤器内部分血液的血细胞比容减少,不容易凝血。但滤器内的血液里各种物质浓度也降低,清除效率下降。后稀释的时候,滤器内血液浓缩,容易凝血,但滤出液物质浓度高,清除效率高。

CVVHDF模式的时候,有些设备可能不允许在置换液的补充上进行前后稀释的选择。

(2)剂量和预后: 早期的CRRT治疗,置换液(透析液)的流量相对于当今趋势,都是低剂量。一般的置换液流量为1000~2000ml/h。这个剂量对于纠正电解质酸碱紊乱和水的平衡是足够的。2000年Ronco等人研究指出对于危重患者,置换液流量与患者的生存相关,高流量的置换组患者的生存率显著高于低流量置换液组。由此掀起了一阵高流量CRRT的热潮。置换液流量一般认为要达到35ml/(kg·h)。

此研究的对象主要是伴有脓毒血症的外科手术后患者。随后欧洲和美国又进行了更大样本的针对内科疾病监护室患者的RCT研究（ATN和IRENAL研究），结果却证实高剂量并没有显示出额外的优势。更多的关于剂量和生存率的研究和争论还在进行中，比较共同的观点是认为针对不同的患者，存在一个合适的剂量（治疗窗口），低于和超过这个窗口剂量，可能都是无益的。

目前多数人采用的剂量是35ml/（kg·h），可以按照体重计算。曾有人基于常规血液透析的Kt/V方法设计过很多繁琐的公式，多数以尿素浓度作为评价CRRT剂量的依据，实际临床操作中意义不大。笔者以为，临床上主要是依据治疗的目的。清除小分子物质，置换液2000ml/h即可；如果患者伴有脓毒血症等炎症状态明显的疾病，通常要给到3000~4000ml/h的补液量。如果以清除炎症介质为主要目的的治疗，除了要高流量外，考虑到膜材料的吸附饱和问题，可能还需要6~12小时更换滤器来保证清除效果。

7. 设备

（1）无设备方案：CRRT技术诞生在血液透析技术之后，最早的临床实践是在不能移动的重症患者床边进行的，当时状态下，没有现成的CRRT设备，常规血液透析设备也不可能搬到患者床边，只能采用动静脉插管的方式，利用动静脉的压力差，驱动血液流动经过滤器，产生超滤液，清除患者体内过多的水分和毒素。随着各种成熟的设备问世，这种方法已经淘汰。但改良的无设备方案仍有其存在的价值。当没有现成的设备时，我们可以只使用一个简单的血泵，搭建一套简单的CRRT系统，在一些特殊的场合，确实能起到挽救患者生命的奇效（图4-0-1）。

通过调整输液泵的速度和透析液流出透析器的速度来调整脱水速度。如果使用高通量滤器并将液体更换成输入血液管路，则形成一个CVVH装置。

（2）常用设备：目前，绝大多数CRRT都是利用专业的设备进行的。这类设备整合了整个治疗所需要的治疗剂量、治

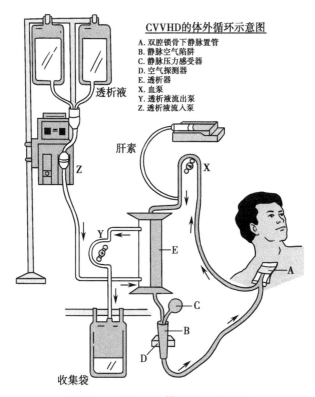

CVVHD的体外循环示意图
A. 双腔锁骨下静脉置管
B. 静脉空气陷阱
C. 静脉压力感受器
D. 空气探测器
E. 透析器
X. 血泵
Y. 透析液流出泵
Z. 透析液流入泵

透析液

肝素

X

Z

Y

E

A

C

B

D

收集袋

图4-0-1 使用血泵搭建简易CVVHD

通过调整输液泵的速度和透析液流出透析器的速度来调整脱水速度。如果使用高通量滤器并将液体更换成输入血液管路,则形成一个CVVH装置

疗模式、抗凝方案,以及完善的安全监测保护系统。工作人员经过简单的培训即可操作。设备的功能也从早期的3个泵标准(血泵、补液泵、出液泵,只能进行CVVH或者CVVHD)发展到现在的4个泵标准(血泵、置换液泵、透析液泵、废液泵,可以进行CVVHDF)。更加先进的设备还配有枸橼酸体外抗凝系统。

8. 设定超滤速率 接受CRRT治疗的患者,几乎都有容量平衡问题。危重症病情又需要每天大量的各种液体进入体内。多数患者还伴有血流动力学不稳定的状态。因此,不论是哪一种CRRT模式,可能都要使用超滤功能。常规的普通血液透析模式(每周3次或者隔日1次,每次4个小时)肯定是不适合这种患者的。研究表明,超滤速度比起超滤总量更能影响患者的血流动力学稳定。

根据既往研究,脱水速度越快越容易发生低血压,当脱水率平均为0.1~0.2ml/(kg·min)时的低血压发生率仅为10%~15%,而脱水率达到0.5~0.6ml/(kg·min)时,低血压的发生率高达60%~100%。

有人比较了CAVH、CAVHD和常规血液透析三种模式对于血压的影响,发现CAVH(CVVH)对血压的影响最小,甚至还有好的改善作用;而CAVHD,特别是常规透析,血压的下降最剧烈。

因此,对于血流动力学不稳定的患者,特别是已经有低血压的患者,应首选CVVH模式。同时,使用尽可能低的超滤速度。超滤总量要根据患者每天的出入量进行评估,特别是一定要考虑到每天患者液体出入量的正负平衡状态。总之,CRRT的超滤速度、超滤总量和治疗时间都要结合到一起进行准确计算。

9. 抗凝方案　CRRT治疗是基于体外循环的血液净化技术,因此需要抗凝作为顺利实施的保障。而且CRRT的特点又是持续时间长,抗凝本身带来的风险会更大。

(1)肝素:肝素是目前在血液净化领域采用最广泛的抗凝剂,包括普通肝素和低分子肝素。

普通肝素首剂: 2000IU(16mg),追加: 500IU/h(4mg)。监测ACT,维持在180~250秒,试管法凝血时,维持在正常值的2~2.5倍。

低分子量肝素由于引起出血的风险较普通肝素低,是目前CRRT中使用较普遍的抗凝剂。但因抗Ⅹa活性并非常规检测,加之个体凝血状况的不同,尚无成熟方案,应用方法有待进一步探讨。通常的经验方法是首剂量: 3000~5000抗ⅩaIU,追加量: 开始后12小时,每4小时追加3000~4000

抗 X aIU,开始后的12~24小时,每6小时追加3000~4000抗 X aIU,24小时以后,每8小时追加3000~4000抗 X aIU。用药过程中应密切观察出血倾向,根据情况可调整剂量或给药间隔,为避免凝血发生,给药间隔期可予生理盐水冲洗。

（2）无肝素方法:CRRT的治疗时间比常规血液透析要长的多,单纯靠盐水定时冲洗管路来达到顺利完成全程治疗几乎不可能,但当患者存在凝血功能障碍的时候,则有可能持续数小时甚至数十小时的无抗凝剂治疗。近来有些滤器的膜材料可以有一定的吸附肝素功能,在治疗前使用浓肝素溶液冲洗滤器,可以减少全身肝素的用量甚至无肝素治疗,效果还是要依赖于患者自身的凝血状况。至于不具备肝素吸附能力的滤器,浓肝素盐水冲洗滤器的方式效果甚微。

（3）局部枸橼酸盐抗凝:体外抗凝技术是利用一些抗凝剂能被特异性拮抗剂中和的原理,达到仅在体外循环管路产生抗凝效果,而不影响患者体内血液系统的凝血功能来保证治疗过程顺利完成的方案。目前国际上最常用的方法是局部枸橼酸盐抗凝。在血液管路的动脉端输注枸橼酸盐,该物质可以结合血液中的钙离子,从而抑制血液凝固过程,达到管路里抗凝的效果。同时在血液管路的静脉端补充适量的钙离子,使得血液流回患者体内的时候,血液中的钙离子恢复正常,凝血状态也恢复正常,从而不影响患者体内的凝血状态。

具体方法:不论是CVVH还是CVVHD,均应使用无钙低碱基置换液(透析液)。枸橼酸盐的输注:一般使用4%枸橼酸钠溶液,按照140~200ml/h(有报道认为17~26mmol/h)的速度输注在治疗管路的动脉端,血流量一般在150~200ml/min,在静脉端输注钙离子,可以使用氯化钙或者葡萄糖酸钙,控制补钙的速度在2~4mmol/h。治疗过程中一定要定期监测全身和体外部分的游离钙离子水平。通常可以将体外管路里的游离钙离子(枸橼酸盐输注口之后)控制在

0.2~0.4mmol/L左右,而全身(体内部分,可以在外周血管取血,或者在治疗管路的枸橼酸盐输注口之前取血)的游离钙离子水平应该在正常范围。同时还要监测全身的血钠水平和碳酸氢根水平,枸橼酸在体内代谢生成碳酸氢根,因此治疗中应该减少碳酸氢盐的使用量,甚至可以停止使用。具体用量要根据患者血气的结果进行调整。同样,枸橼酸盐可导致高钠血症,也要注意监测和调整。通常这些指标在治疗开始的几个小时应该每间隔2小时查一次,稳定后可以4~6个小时检查一次。总之要在治疗过程中,保证患者血液里的钙离子、钠离子和碳酸氢根离子的水平在安全范围内。在设定超滤速度时,要将枸橼酸盐的补液速度考虑在内。也有人将枸橼酸盐加入到置换液中,进行前稀释的CVVH治疗,来代替从动脉端直接输注枸橼酸钠溶液,仍从静脉端补充钙剂,也可成为局部枸橼酸盐抗凝的方法之一。需要计算好置换液里枸橼酸钠的浓度和置换液输注的速度,保证枸橼酸盐进入管路时的速度在17~26mmol/h,好处是可以不必在超滤率中加上枸橼酸盐的补液速度,据报道引起高钠血症和代谢性碱中毒的概率也低一些,但仍需要不断的监测以调整各种溶液的输注速度。

(4)凝血酶抑制物:目前报道的一些凝血酶抑制物,如水蛭素、Nafamostate Mesylate等,可以用于对肝素不耐受的患者,如肝素诱导的血小板减少症(HIT)患者。但国内尚未见到,且价格昂贵,大规模临床应用尚有待时日。

10. 药物清除 危重症患者的救治过程中各种药物的使用会很多,与之同时进行的CRRT则会对药物产生不同程度的影响,主要是对药物的清除,可能会导致药物的治疗效果下降。但到目前为止,大多数药物在CRRT时的药代动力学资料仍很缺乏,这主要是由于CRRT的治疗参数变异很大,各种膜材料对药物的清除和吸附能力也很不同,再加上患者本身的生理病理状态差别也很大(如肝肾功能),因此,用于研究的各种药物动力学模型的计算公式可能并不适用于临床的具体情况。最理想的状态是根据药物在CRRT时的血液浓度变化，进行相应的给药剂量和频率调整。但这种方法在大多数临床实践中的可操作性较差，除非一些治疗浓度窗口较窄，毒性较大的药物，我们必须依赖血药浓度不断地进行调整，大多数药物只能参考药物本身的资料，甚至只能依赖临床效果，如各种血管活性药物。对于没有任何有关CRRT时剂量调整资料的药物，我们可以参考药物的蛋白结合率。一般认为，蛋白结合率大于80%的药物，CRRT的清除量很小。对于蛋白结合率小的药物，特别是小分子量的药物，CRRT的清除相当于GFR15~30ml/min的肾脏清除，可供参考。

（金其庄）

▶▶ 第五章 透析器复用

　　原卫生部办公厅2000年12月6日印发关于《医院感染管理规范(试行)》的通知,其中第四十六条规定,使用一次性无菌医疗用品后,须进行消毒、毁形,并按当地卫生行政部门的规定进行无害化处理,禁止重复使用和回流市场。2005年8月出台了《血液透析器复用操作规范》,对透析器复用进行了详细阐述;2010年3月《血液净化标准操作规程》的下发,进一步完善了血液净化领域各项工作,特别是对于丙型肝炎病毒标志物阳性患者所使用的透析器也禁止复用。经过近10年的发展,透析器复用操作规范基本定型。

　　透析器复用可减少环境污染负担和医保负担;大多数研究报告称透析器复用是安全的,只要严格按照操作规范做,甚至对患者是有好处的。但我国实施透析器复用的单位越来越少,而且大多是基层血液透析单位。因此,书写透析器复用指导,让大家快速、正确、安全地复用操作,既给患者带来利益,也给社会减少浪费,是十分必要的。

　　1. 冲洗　对复用透析器的冲洗主要分两步进行:第一,是对透析治疗结束后的透析器进行冲洗(使用生理盐水或肝素生理盐水),并清除透析器表面附着的污迹,冲洗的目的是减少残存在血液透析器内血液成分;第二,第一步实施后,在限定时间内(2小时)使用自动复用机的消毒程序中的自动冲洗步骤。

　　2. 消毒　冲洗后的血液透析器必须消毒,使血液透析器的血室和透析液室达到使用要求。

　　全自动复用机消毒步骤是:冲洗透析液室部分;冲洗血室部分(从静脉到动脉);用消毒剂充满透析液室部分。灌入消毒剂或灭菌剂的总量要多于透析器容积的3倍。

依据各种化学消毒剂的有效浓度和最短消毒时间、最佳温度保存复用透析器,具体详情见表5-0-1。

表5-0-1 透析器复用消毒剂的使用方法

消毒剂	浓度 (%)	最短消毒时间(h)	温度 (℃)	有效期 (d)	残余消毒剂量 (mg/L)
甲醛溶液	4	24	20	7	<5
过氧醋酸	0.25~0.5	6	20	3	<1
伦拿灵	3.5	11	20	14~30	<3

3. **检测** 透析器复用处理中和使用前一定要进行全面检测,包括:容量检测、压力检测、溶质清除效率检测、消毒剂残留检测。这些检测的目的是为了确定透析膜对毒素清除能力及患者使用中的安全。

(1)容量检测:目的是确定复用透析器的整体纤维容积(total cell volume, TCV),复用后TCV应大于或等于原有TCV的80%,否则应丢弃。

(2)压力检测:目的是评估透析膜的完整性。血液透析器复用时应进行破膜试验,即空气压力试验:血室侧加压300mmHg并监测压力降落速度。30秒内压力降落应小于10mmHg。如压力下降大于10mmHg,检查连接并重复测试。如果压力下降仍然大于10mmHg,则判定压力监测不过关,应丢弃该透析器。

(3)溶质清除效率检测:定期检测患者的URR或Kt/V,如果结果不能满足透析处方的要求,应加以分析并评估。

(4)消毒剂残留检测:使用复用的透析器前,应检测消毒剂或灭菌剂的有效浓度,保证透析器一直处于有效灭菌剂环境。具体做法是取出灌装好消毒剂的透析器,用消毒剂有效浓度试纸条从透析器的透析液入口或出口处蘸取膜外的消毒剂,与试纸条的读色板对照,读取消毒剂浓度。将透析器安装到透析机后,使用至少5倍循环通路的容量采用闭式循环冲洗透析器,并充分冲洗管路中的各个端口,然后用消毒剂痕量试纸条从透析器静脉端蘸取冲洗液,读取消毒剂或灭菌剂残留浓度。

4. 临床益处

(1)减少首次综合征的发生,提高生物相容性。

(2)减少医疗垃圾。

(3)节省制造新透析器所使用的原材料。

5. 潜在危险

(1)急性反应:发热和寒战,在透析开始时患者体温高于37.5℃或出现寒战时,应检测透析用水或复用水的细菌、内毒素含量、消毒液浓度、复用透析器操作及储存条件。

其他:若透析开始时出现血管通路侧上肢疼痛,医师应分析是否由于复用血液透析器中残余的消毒液引起。若怀疑是残余消毒剂引起的反应,应重新评估冲洗程序并检测消毒剂残余量。

(2)可能污染透析器:可能的原因包括复用操作的环节不符合要求、消毒时间或浓度不达标。

(3)可能出现交叉感染(由于操作不当):两个或多个复用透析器之间相互污染。

(4)可能减少对溶质清除:透析器有效交换面积减少造成。

6. 质量控制

(1)培训:从事血液透析器复用的人员必须是护士、技术员或经过培训的专门人员。复用人员经过充分的培训及继续教育,能理解复用的每个环节及意义,能够按照每个程序进行操作,并符合复用技术资格要求。

培训内容:透析基本原理,血液透析器性能及评价,消毒剂的理化特性及贮存、使用方法、残存消毒剂导致的副作用,透析用水标准及监测,透析充分性,复用对血液透析器的影响,以及评价血液透析器能否复用的标准。

对于培训资料档案存档:记录有关培训内容,包括题目,参加者姓名,培训的日期和时间以及考核结果。

血液透析治疗单位负责人对复用人员的技术资格负责。

(2)知情同意:要征得患者同意并签写复用知情同意书后,方可执行复用操作。知情同意书应包括的内容:患者姓名、年龄、性别、病历号、透析器型号、复用次数、复用的利与弊、患者签字、医生签字、签署日期与时间等。

(3)档案管理:复用相关的档案要存档,以便查阅,保存时间依据医院规定。档案包括:复用知情同意书、复用登记记录、复用不良反应记录。

7. 复用指南

(1)运送和处置:透析结束后血液透析器应在清洁卫生的环境中运送,并立即处置。如有特殊情况,2小时内不准备处置的血液透析器可在冲洗后冷藏,但24小时之内必须完成血液透析器的消毒和灭菌程序。

(2)冲洗和清洗:将透析器放在复用机上,进入自动冲洗和清洗程序。自动冲洗步骤:首先冲洗血室一侧(从动脉到静脉);反超滤冲洗;冲洗透析液室部分;再次冲洗血室部分(从动脉到静脉);再次冲洗血路部分(从静脉到动脉)。

(3)消毒:清洗、检测合格后的复用透析器必须消毒,以防止微生物污染。血液透析器的血室和透析液室必须无菌或达到高水平的消毒状态,血液透析器外部仅需要低水平消毒。

用于血液透析器消毒的化学消毒要符合表5-0-1的要求。消毒剂的有效期应该要严格控制,一定要按照厂家标准执行。灌入消毒剂或灭菌剂的总量要多于透析器溶剂的3倍。储存条件也要符合消毒剂制造商的推荐。

复用透析器血室端帽和透析液室端帽与透析器型号相

匹配,避免消毒液遗漏,降低透析器内消毒剂容量。

要按照厂商说明书使用全自动复用设备。

(4)相关性能检测:在透析器复用过程中,压力检测和容量检测(TCV)是判断该透析器能否继续复用的关键。出现以上任意一种不合格标准,应终止复用程序,废弃相应的透析器,告知患者。

(5)储存:依据所使用的消毒剂存贮要求存储复用透析器。并且在指定区域内存放,严禁与待复用血液透析器或废弃血液透析器混放。

透析器复用处理后要对外表面进行检查,在外观上需得到患者或医护人员的认可。同时也要核对患者资料,以保证透析器在随后使用的安全性。

复用透析器外观检查包括:

1)外部无血迹和其他污物。

2)外壳、血液和透析液端口无裂隙。

3)中空纤维表面未见发黑、凝血的纤维。

4)血液透析器纤维两端无凝血块。

5)血液和透析液的出入口加盖,无渗漏。

6)标签正确,字迹清晰。

采用自动复用程序,低通量血液透析器推荐复用次数不超过10次,高通量血液透析器推荐复用次数不超过20次。采用半自动复用程序,低通量血液透析器复用次数应不超过5次,高通量血液透析器复用次数不超过10次。

(6)首次使用的复用透析器要贴患者识别信息标签,以免混淆;并有复用透析器使用次数的明确标志。一个复用透析器只能用于同一个人,严禁患者间交叉使用。

(7)废弃的血液透析器按医用废弃物处理规定处理。

8. 用于复用的水质量 复用应使用反渗水。供复用的反渗水必须符合水质的生物学标准,有一定的压力和流速,能满足高峰运行状态下的设备用水要求。应定期检测复用水细菌和内毒素的污染程度。细菌水平不得超过

200CFU/ml,干预限度为50CFU/ml;内毒素含量不得超过2EU/ml,干预限度为1EU/ml。当达到干预限度时,继续使用水处理系统是可以接受的,但应采取措施(如消毒水处理系统),防止系统污染进一步加重。对于反渗水细菌学、内毒素检测时间:最初应每周检测1次,连续2次检测结果符合要求后,细菌学检测应每月1次,内毒素检测应每3个月至少1次。

9. 患者检测 依据复用透析器潜在危险,定期对复用过程、患者治疗效果进行评估。

1)急性反应:加强对透析用水细菌、内毒素、残余消毒剂检测。

2)对远期预后的影响:定期检测患者病毒指标;定期计算患者透析充分性。发现异常及早查找原因。

(檀 敏)

▶ 第六章　其他基于体外循环
的血液净化方式

第一节　血浆置换与免疫吸附

血液中的一些致病因子和有害物质,如果分子量小,可以通过血液透析和血液滤过等方式清除。如果这些物质的分子量大到超过透析器和滤器的清除能力,或者其在血液中与蛋白质结合的结合能力强,就无法通过透析和滤过等血液净化方式清除。血浆置换和免疫吸附则是针对这些致病因子的血液净化方式。

1. 血浆置换

(1)血浆置换的原理:血浆置换是利用血浆分离技术,将患者血液中的血浆和细胞分离,弃去含有致病因子的血浆,补充等量的健康人新鲜血浆的治疗过程。必须注意的是,血液内的这些致病因子的产生是疾病的根本原因,血浆置换并不针对这些病因进行治疗,只是能迅速降低这些因子在血液内的浓度,减轻致病因子对机体的损害。因此,对于那些生成较快、血液内分布不多的致病因子,血浆置换的效果并不好。血浆置换清除效果比较好的物质包括各种与蛋白结合的毒素、自身抗体以及其他致病的免疫球蛋白、补体及循环免疫复合物、游离血红蛋白、肌红蛋白、骨髓瘤蛋白,冷球蛋白、脂蛋白等。

血浆置换除了直接清除致病因子外,还可以通过直接补充大量新鲜血浆,使得一些血浆内缺乏某些有益成分的疾病得到缓解和控制,如血栓性微血管病的H因子、白蛋白,免疫球蛋白等。

（2）血浆置换的技术

1）离心式血浆分离技术：利用离心的原理，使血液内的各种成分按照比重的不同分成不同的层次，将血浆成分层的血浆弃去，并由另外的血管通路向体内补充等量的新鲜血浆。有专门用于血浆分离的离心设备，治疗过程自动完成。此方法还可以分离血细胞中的不同成分，进行细胞单采，用于治疗一些血液系统疾病。

2）膜式血浆分离技术：利用半透膜的原理，在血液通过一定孔径的膜材料时，将血浆成分和细胞成分分离。类似于血液滤过用的血滤器，只是膜上的孔径更大，使得血液内除了细胞成分外的血浆能全部通过膜上的孔，分离出的血浆弃去，从血管通路补充等量的新鲜血浆，这是目前使用最普遍的血浆置换方式。此技术现在还可分为单膜血浆置换（单重血浆置换）和双膜血浆置换（双重血浆置换）。

A. 单膜血浆置换：是传统意义上的膜式血浆置换技术，仅利用单独一个血浆分离器，将患者的血浆和血细胞分离，弃去分离出的全部血浆，补充进去等量的新鲜血浆。因为仅使用一个血浆分离器，故叫单膜血浆置换（图6-1-1）。

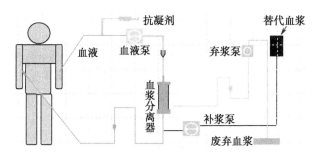

图6-1-1 单膜血浆置换

B. 双膜血浆置换：在单膜血浆置换的基础上，将分离出的血浆再经过一个血浆成分分离器，血浆中能通过血浆成分分离器的部分（一些没有致病性、较小的分子）又回输进体内重新利用，而不能通过血浆成分分离器的部分（较大分子的致病性因子,如自身抗体)则弃去,这样弃去的血浆量将大大减少,而补充进去的新鲜血浆量也随之减少,可以节省大量的血浆资源,减少血源性感染的机会(图6-1-2)。此方式只适用于致病因子明确且分子量较大的疾病,如抗GBM疾病、吉兰-巴雷综合征等由大分子球蛋白致病的疾病。

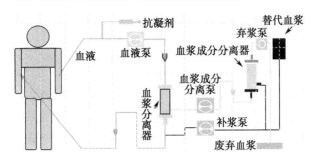

图6-1-2 双膜血浆置换

(3)血浆置换的实施:

1)血管通路:离心式血浆置换和膜式血浆置换的血流量都不是很高,通常在100ml/min左右,因此可以采用外周静脉通路作为血管通路,为了减少再循环量,可以使用双侧肢体的外周静脉穿刺,穿刺针可以使用常规透析用内瘘的穿刺针。对于已经使用中心静脉双腔导管进行其他血液净化治疗的患者,也可以使用该导管。临床实际上血浆置换的治疗往往需要进行很多次,频繁的穿刺会造成很多不便,因此,推荐使用中心静脉导管。但务求导管功能良好,杜绝反接,以避免大量的再循环造成血浆置换效率的减低。

2)抗凝:不论是膜式血浆置换还是离心式血浆置换,都是基于体外循环的血液净化技术,因此都需要抗凝。单次血浆置换的时间不长,通常在2小时左右,因此一般不采用局部抗凝技术,多采用全身抗凝。普通肝素或者低分子肝素是首选。肝素的蛋白结合率很高,很容易随着血浆的丢失而减少,因此,血浆置换时的抗凝剂用量要大于普通血液透析。特别是首剂量要足够大,一般可达到0.5~1mg/kg,

追加剂量也血液透析相似,5~10mg/h即可。有出血倾向的患者,肝素用量可减少。治疗后可使用鱼精蛋白中和,也可使用低分子肝素。

3)其他治疗参数:血流量如前所述,一般100ml/min左右。单膜血浆置换的血浆分离速度一般为血流量的20%~30%。补浆速度与之相同。过快的血浆分离速度虽可缩短治疗时间,但由于要增加跨膜压,很容易造成破膜或溶血。双膜血浆置换的血流量和一级膜(血浆分离器)的分浆流量与单膜血浆置换相同,二级膜(血浆成分分离器)弃浆流量一般为一级膜(血浆分离器)分浆流量的10%左右。新鲜血浆的补充速度与之相同。

4)血浆置换量:一般认为每次血浆置换量为患者全血浆容量的单倍或2倍,成年人一般在2000~4000ml左右。双膜血浆置换分浆量一般在全血浆容量的2~3倍,成年人一般4000~6000ml,弃浆和补浆量在400~600ml左右。

血浆容量的计算可以参考公式:

血浆容量(ml)=(1-血细胞比容)×[b+(c×体重)]

b:男性为1530,女性为864;

c:男性为41,女性为47.2。

5)置换液:常用新鲜血浆和白蛋白溶液作为置换液。血浆置换丢弃的是患者的血浆,补充的是新鲜血浆,但很多时候新鲜血浆来源困难,而且很多疾病是以清除有害物质为主,并不一定是要补充新鲜血浆里的某种成分,在这种情况下,可以使用白蛋白溶液来代替新鲜血浆,通常使用的白蛋白溶液为5%~10%,与血浆置换量相等。但白蛋白溶液不含血浆中的其他成分,如一些电解质,凝血因子等,要注意监测并适当补充。因此建议尽量减少使用白蛋白溶液。也有报道使用羟乙基淀粉、右旋糖酐等血浆代用品作为血浆置换的补液,虽可减少费用,但长时间大量使用会导致体内血浆有用成分的大量丢失,不建议使用。

6)血浆置换的并发症:血浆置换可以造成大量的有用

成分丢失,特别是在置换液使用非新鲜血浆或白蛋白溶液时,因此有可能造成患者凝血功能的下降。监测纤维蛋白原等指标有助于评估血浆置换的副作用,但一般纤维蛋白原生成很快,多数患者在停止血浆置换后会很快恢复正常。

抗凝剂用量较大也是血浆置换的潜在风险,在患者病情允许的情况下,尽量减少抗凝剂的用量。必要时使用鱼精蛋白中和。

大量的血浆补充时,会造成血浆保存液中的枸橼酸进入体内,有可能会造成患者低钙血症,注意要适当补充钙制剂。

弃浆与补浆的不平衡也会造成患者血容量的较大变化,特别是在双膜血浆置换时,丢弃部分的血浆其实是很浓缩的血浆,含有大量的球蛋白等维持血浆胶体渗透压的物质,补充进体内的血浆则是等渗溶液,这样有可能会造成患者血管内容量不足和低血压,多数表现为直立性低血压,休息后多数能好转。操作时要注意密切观察和监测,及时纠正。必要时增加补充的血浆容量。

血源性感染的问题不是血浆置换技术本身的问题,但却是个潜在的危险,减少血浆置换量,使用血浆代用品如白蛋白溶液、双膜血浆置换等措施虽可减少此风险,但需要权衡利弊,不能因噎废食。

(4)血浆置换的适应证:目前看来,大多数以自身抗体致病的疾患,在危重症阶段,是血浆置换的首选适应证,如抗GBM病、吉兰-巴雷综合征、重症红斑狼疮、血栓性微血管病、ANCA相关性小血管炎等。严重的肝脏损害、药物中毒、骨髓瘤等也可以使用血浆置换方式治疗。但本文开始即说过,血浆置换不是病因治疗,在进行血浆置换的同时,应该对病因采取针对性治疗。

2. 体外免疫吸附 血浆置换虽可清除致病因子,但血液内的其余非致病成分也随之清除,因此需要补充等量的血浆,是一种建立在浪费大量有用资源上的非选择性治疗方式。目前已经开发出一些选择性清除有害物质的血液净化方式,也就是利用免疫吸附的原理,有针对性地清除某种特定有害物质,而保留其他非有害物质。

免疫吸附的核心部分是吸附柱,这是一个预先充填好吸附材料的装置,当血浆流经吸附柱时,血浆中的有害物质作为抗原,与预先制备好的作为抗体的特异性吸附材料结合,留在吸附柱内,被吸附过有害物质的血浆再流回患者体内。由此看来,免疫吸附过程有点像双膜血浆置换,只不过将二级膜更换成免疫吸附柱,省掉了补充血浆的环节。

吸附柱根据要清除的物质有很多种,应用最广泛的是蛋白A吸附柱。可以特异地吸附血液内的IgG,清除率可达97%,而对其他血浆成分则几乎没有影响。此种吸附柱还可以经过酸洗再生,重复使用上百次。对于各种以IgG抗体致病的疾患,有着很好的效果,如抗GBM病、红斑狼疮、TTP,甚至有报道对新月体肾炎、脂蛋白肾病、ANCA相关性小血管炎等有很好的效果。已经有专门进行免疫吸附的商品设备问世。

在一些危重症患者的治疗中,有人尝试将免疫吸附与持续血液透析结合起来,组成一个偶联血浆滤过吸附装置(coupled plasma filtration-adsorption, CPFA),在治疗中可以同时达到清除小分子毒素和大分子毒素的共同效果(图6-1-3)

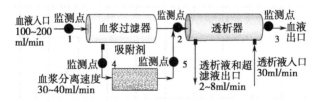

图6-1-3 免疫吸附示意图

体外免疫吸附还可以用来治疗高脂血症、高胆红素血症等一些疾病,但如同血浆置换,仍属于对症治疗,不属于病因治疗。且目前在国内价格仍较高,应用还不是很广泛,未来随着研究的深入,相信各种体外循环血液净化技术会得到越来越广泛的普及。

（金其庄）

第二节　血液透析和灌流在中毒中的应用

1. **中毒时血液净化的治疗指征**　是否采取血液净化手段来清除体内毒物目前尚无统一的标准,主要根据病情的严重程度及中毒的并发症,结合患者年龄及各脏器功能(有无心、肝、肾功能不全),考虑毒物的剂量,血浆中的浓度及所引起的副作用、并发症,对代谢途径的损害程度来决定。适当的判定毒物或药物的浓度应结合考虑:肝、肾清除,延迟的消化道吸收,活性代谢产物的形成,体内再分布及清除途径的饱和情况。

当中毒患者有下列情况时可以考虑进行血液净化治疗:①药物或毒物可通过透析膜迅速扩散(如乙醇)或能很快被吸附剂所吸附(如巴比妥盐);②毒物的血浆浓度与临床症状有明显关联或血液净化治疗过程中器官、组织中的毒物能与血液达到快速平衡状态;③毒物的药理作用与其血中浓度直接相关(如锂);④透析或血液灌流能增加机体总清除率的30%(如甲醇、对乙酰氨基酚等)。

目前公认的中毒行血液净化治疗的指征包括:

1)严重中毒,具有明显的中毒症状及体征。内科保守治疗无效,病情进行性恶化。

2)重度中毒致中枢神经系统受损伴中脑功能下降致呼吸功能障碍,低血压、低体温。

3)由于患者年龄及主要脏器功能不全致其对药物或毒物异常敏感,此类患者不能耐受长时间昏迷及其并发症(吸入性肺炎、败血症及血流动力学不稳定等)。

4)药物或毒物正常排泄途径受损的患者。

5）能产生毒性代谢产物或延迟毒性的药物中毒。前者如甲醇及乙烯乙二醇,后者如百草枯。

6）中毒时当体外清除比体内清除效果好时。

并不是每个中毒患者都必须进行血液透析或血液灌流治疗。只有当内科支持疗法(包括补液、利尿、纠正酸碱平衡、低血压及使用抗毒剂等措施)不能使患者的病情有所改善时需要考虑血液净化治疗。

在下列情况下,使用血液净化治疗则意义不大:①作用迅速的毒物(如:氰化物);②药物(毒物)代谢清除率超过血液净化清除率时,一般情况下,如果药物(毒物)的自然机体清除率在100ml/min以上,临床上再用血液净化技术就无意义;③药物(毒物)造成损害是不可逆时;④未造成严重毒性的药物(毒物);⑤有特效解毒剂的药物(毒物)。

2. 常见毒物的血液净化血液浓度标准 毒物的临床参数及化学物质本身的特点决定了是否适合进行血液净化治疗及选择方式。表6-2-1所列的是几种化学物质中毒时推荐行血液净化治疗的血浆浓度及治疗方式选择。临床参数及化学物质本身的特点决定了是否适合进行血液净化治疗及选择方式。

表6-2-1 化学物质中毒时推荐行血液净化治疗的
血浆浓度及治疗方式选择

药物及毒物	采取血液净化治疗的血浆浓度标准(mg/L)	选择净化方式
苯巴比妥	80~100	血液灌流
格鲁米特	>40	血液灌流
甲喹酮	>40	血液灌流
水杨酸类(阿司匹林)	>800(服药后4h,血pH<7.34)	血液透析
茶碱类	>40	血液灌流

续表

药物及毒物	采取血液净化治疗的血浆浓度标准(mg/L)	选择净化方式
百草枯	>0.1	血液灌流
甲醇	>500(血pH<7.25, CO_2CP <15mmol/L)	血液透析
乙醇	3500~5000	血液透析
有机磷农药	>1.0μmol/L	血液灌流
碳酸锂	>25~35	血液透析

3. 中毒的血液净化方式选择

1)血液透析:用于血液透析的中毒抢救,毒物需符合以下条件:①小分子物质,分子量小于500Da;②水溶性物质;③分布容积小于1L/kg体重。有绝对适应证的包括:甲醇、乙二醇、锂,有相对适应证的或可能有效的包括:阿司匹林、其他酒精和醇类、2,4-双氯苯氧酸、普鲁卡因胺、溴化盐、硼酸和硼酸盐。

2)血液灌流:血液灌流是通过灌流器中的吸附剂(药用炭或树脂)通过与血浆蛋白竞争吸附毒物清除体内的毒物。适用于清除中分子量的物质(分子量500~5000Da)。有血液灌流适应证的毒物:苯巴比妥、毒鼠强、氨茶碱、氨甲酸盐。血液灌流无法纠正中毒导致的水钠潴留、电解质紊乱、酸碱失衡,故出现上述情况是应同时行血液透析或血液滤过。

3)腹膜透析:腹膜透析通常不是中毒治疗中常用的血液净化方式。腹膜透析适用于清除小分子、水溶性的、分布容积小、蛋白结合率低的药物中毒。腹膜透析清除率低,只有当其他血液净化方式无法执行时才考虑行腹膜透析解毒。

4)连续性血液滤过:尤其适用于药物中毒并且需要

肾脏替代治疗的患者,可以持续清除药物。并且适用于在组织、细胞分布,并且通过细胞膜速度缓慢的药物中毒例如:锂。

5)血浆置换:适用于清除与血浆蛋白结合率高,同时又不易被血液透析或血液灌流清除的药物,如碘解磷定。极少用于慢性中毒的治疗。血浆置换也用于溶血和甲基血红蛋白血症继发性的各种中毒。

6)杂合式血液净化方式(hybrid blood purification):中毒引起的多脏器衰竭(如肿、砷化三氢急性中毒),血流动力学不稳定,并可出现休克、呼吸衰竭、肝衰竭、肾衰竭等。在此种情况下,可采用杂合式(组合式)血液净化方式。如连续性床旁血液滤过或血液透析滤过的同时联合血液灌流,或血浆置换,以及分子免疫人工肝支持系统等。

4. 血液净化并发症

(1)血液灌流的并发症

1)生物不相容性及其处理:吸附剂生物不相容的主要临床表现为灌流治疗开始后0.5~1.0小时出现。寒战、发热、胸闷、呼吸困难,白细胞或血小板一过性下降(可低至灌流前的30%~40%)。一般不需要终止灌流治疗,可适量静脉推注地塞米松、吸氧等处理;如果经过上述处理症状不缓解并严重影响生命体征而确系生物不相容导致者应及时终止灌流治疗。

2)吸附颗粒栓塞:治疗开始后患者出现进行性呼吸困难、胸闷、血压下降等,应考虑是否存在吸吸附颗粒栓塞。在进行灌流治疗过程中一旦出现吸附颗粒栓塞现象,必须停止治疗,给予吸氧或高压氧治疗,同时配合相应的对症处理。

3)出凝血功能紊乱:药用炭进行灌流吸附治疗时很可能会吸附较多的凝血因子如纤维蛋白原等,特别是在进行肝性脑病灌流治疗时易于导致血小板的聚集而发生严重的凝血现象;而血小板大量聚集并活化后可以释放出大量的活性物质,进而诱发血压下降。

4)贫血:通常每次灌流治疗均会导致少量血液丢失。因此,长期进行血液灌流的患者,特别是尿毒症患者,有可能诱发或加重贫血现象。

5)体温下降:与灌流过程中体外循环没有加温设备、设备工作不正常或灌流过程中注入了过多的冷盐水有关。

6)空气栓塞:主要源于灌流治疗前体外循环体系中气体未完全排除干净、治疗过程中血路连接处不牢固或出现破损而导致气体进入到体内。患者可表现为突发呼吸困难、胸闷气短、咳嗽,严重者表现为发绀、血压下降,甚至昏迷。一旦空气栓塞诊断成立,必须立即停止灌流治疗、采取特殊体位(见第三章第六节)、吸入高浓度氧气、必要时可静脉应用地塞米松,严重者及时进行高压氧治疗。

(2)血浆置换并发症:血浆置换是一种比较安全的治疗方法,并不是绝对没有危险,从轻微的不适到致死性并发症都可能出现,用新鲜冰冻血浆做置换液发生的并发症要比白蛋白的多,除血液体外循环常见的并发症外,血浆置换还有其特殊并发症。

1)电解质紊乱:使用白蛋白置换液时可发生低钙、低钾。低钙也可以由枸橼酸抗凝引起,这是因为枸橼酸与钙离子螯合,使血中钙离子浓度降低所致,前者可在每500ml的5%白蛋白溶液中加入10%氯化钙10ml以及每升置换液加入适量的氯化钾及氧化镁。后者可将含少量有枸橼酸盐的血液回输速度减慢,静注适量钙剂。

2)感染风险增加:原因主要有免疫球蛋白及补体的减少,血浆作为置换液补充增加病毒性肝炎的机会。

3)过敏反应:置换液中含大量新鲜血浆、新鲜冰冻血浆,其中的异体蛋白等物质可引起过敏反应。

4)体内某些物质的丢失:如凝血因子,某些酶和激素。

5)出血倾向:原因有过量使用抗凝剂以及毒物对凝血功能的影响。

5. 常见毒物的特性和中毒时血液净化方式

1）醋酸氨基酚：又叫对乙酰氨基酚，商品名称：百服宁、日夜百服宁、泰诺林，中毒的清除方式是血液透析，尽管中毒症状不重，但严重并发症会比较延迟出现。

2）阿司匹林：阿司匹林是最常用的水杨酸盐，为小分子物质分子量138Da，分布容积0.21L/kg，蛋白结合率大约50%。上述特征使得水杨酸盐可被血液透析或血液灌流清除。推荐应用血液透析治疗水杨酸盐中毒，而不是血液灌流。血液净化治疗的适应证：水杨酸盐浓度＞800μg/ml或5000mmol/L。治疗的终点：血清水杨酸盐浓度降至中毒水平以下；临床状况改善；酸中毒纠正。

3）巴比妥类中毒：因其脂溶性高，血液灌流清除良好。

4）地高辛中毒：因为药物分布容积很大，容易在组织中蓄积，并易反跳，故强调中毒早期血液净化治疗，并注意采用血液灌流加连续性肾脏替代治疗。

5）酒精中毒：酒精（乙醇）在机体中能迅速被代谢，当血中浓度大于350mg/dl是危险的，浓度超过500mg/dl可能致命。血液透析能使得乙醇的代谢增加。

6）碳酸锂中毒：锂分子量74Da，分布容积0.7~0.9L/kg，锂主要分布在细胞外，但通过细胞膜的速度缓慢。锂几乎全由肾脏排泄。锂中毒的血液透析适应证：经过6小时的内科治疗后临床症状无好转者，或肾脏排泄锂的途径受损。治疗的目标值血清锂浓度降至1.0mmol/L以下。由于锂通过细胞膜的速度缓慢，因此血液净化后血锂浓度可发生反跳。在透析结束后6~8小时应重新测定血清锂浓度。如血液透析后患者症状无改善或好转后并且再次加重者，应考虑再次血液透析治疗。

7）蘑菇中毒：对于神经精神型毒蘑菇中毒，阿托品有较好疗效；而对于脏器损害型蘑菇中毒，需要早期选择血浆置换、血液灌流、血液滤过、血液透析等多种血液净化联合的治疗模式。

8）三环类抗抑郁药物：代表药物丙米嗪及阿米替林，此类药物分布容积很大，容易在组织中蓄积，并易反跳，故强调中毒早期治疗并要连续治疗，采用血液灌流加连续性肾脏替代治疗。

9）抗癫痫药物：苯妥英钠中毒：血中浓度＞20mg/L时常会有眼球震颤，＞40mg/L患者会昏睡。可以应用血液灌流解毒。卡马西平：可以应用血液灌流解毒。

10）镇静药物：苯二氮䓬类药物（地西泮）中毒可以应用血液灌流解毒。

11）茶碱：茶碱主要在肝脏代谢，10%以原形从尿液中排出。在肝脏疾患或充血性心力衰竭的患者茶碱的半衰期延长。分子量180Da，蛋白结合率60%，分布容积0.4~0.6L/kg。血液灌流比血液透析更有效。茶碱中毒血液净化的适应证：①严重的急性茶碱中毒，血药浓度大于80mg/L；②慢性中毒，血药浓度大于60mg/L；③不能耐受口服药用炭治疗并且年龄大于60岁或有肝脏疾患或有心脏疾患。茶碱中毒血液净化治疗的目标：患者临床症状改善并且血液浓度低于15mg/L。

12）常见的血液透析可以清除的药物：血液透析可以清除的常见药物包括锂盐、阿托品、水合氯醛、巴比妥盐、阿司匹林、溴化盐。

13）常见的血液灌流可以清除的药物：洋地黄、奎尼丁、异烟肼、茶碱类、镇静催眠药（巴比妥类、苯巴比妥、格鲁米特、眠而通）、解热镇痛药（醋酸氨基酚、阿司匹林）、三环类抗抑郁药（丙米嗪，阿米替林）、苯海拉明。抗精神失常药（奋乃静、氯丙嗪、氯普噻吨）、抗癌药。

（张爱华）

▶ 第七章　腹膜透析原理

第一节　腹膜解剖学

1. 腹腔的解剖　在解剖学上,从胸底的横膈膜直到骨盆的真假骨盆界限之间的部分称为腹腔。真假骨盆界限是骨盆入口的边缘,其界限是从腰骶角(第5腰椎和第1骶椎之间的椎间盘)到耻骨联合。在功能上,腹部是大部分消化道的所在,包括下食管、胃、十二指肠、空肠、回肠、盲肠和阑尾、升结肠、横结肠、降结肠、乙状结肠和直肠。其他重要的器官有肝、肾、胰和脾(图7-1-1)。

腹腔的边界是腹壁。腹壁分为后腹壁和前腹壁,它们具有相同的构造,包括腹膜外的脂肪、壁腹膜和一层筋膜。

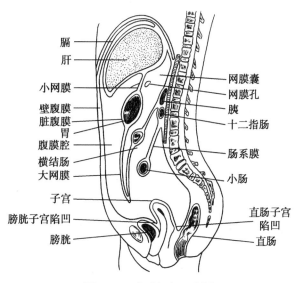

图7-1-1　腹腔解剖示意图

这些结构的表层(除后腹壁外)是三层肌肉:腹横肌、腹内斜肌和腹外斜肌。

根据脏器被腹膜覆盖的范围大小,可将腹、盆腔脏器分为三类,即腹膜内位、间位和外位器官。表面几乎都被腹膜所覆盖的器官为腹膜内位器官,有胃、十二指肠上部、空肠、回肠、盲肠、阑尾、横结肠、乙状结肠、脾、卵巢和输卵管。表面大部分被腹膜覆盖的器官为腹膜间位器官,有肝、胆囊、升结肠、降结肠、子宫、充盈的膀胱和直肠上段。仅一面被腹膜覆盖的器官为腹膜外位器官,有肾、肾上腺、输尿管、空虚的膀胱、十二指肠降部、下部和升部、直肠中、下段及胰。这些器官大多位于腹膜后间隙,临床上又称腹膜后位器官。

腹膜腔和腹腔在解剖学上是两个不同而又相关的概念。腹腔是指骨盆上口以上,腹前壁和腹后壁之间的腔;骨盆上口以下与盆膈以上,腹前壁和腹后壁围成的腔为盆腔。而腹膜腔则指脏腹膜和壁腹膜之间的潜在性腔隙,腔内仅含少量浆液。

2. 腹膜的组织结构 腹膜为覆盖于腹、盆腔壁内和腹、盆腔脏器表面的一层薄而光滑的浆膜,由间皮和少量结缔组织构成,呈半透明状。

衬于腹、盆腔壁的腹膜称为壁腹膜,由壁腹膜返折并覆盖于腹、盆腔脏器表面的腹膜称为脏腹膜。壁腹膜和脏腹膜互相延续、移行,共同围成不规则的潜在性腔隙,称为腹膜腔。男性腹膜腔为一封闭的腔隙;女性腹膜腔则借输卵管腹腔口,经输卵管、子宫、阴道与外界相通。壁腹膜较厚,与腹、盆腔壁之间有一层疏松结缔组织,称为腹膜外组织。腹后壁和腹前壁下部的腹膜外组织中含有较多脂肪,临床上亦称腹膜外脂肪。脏腹膜紧贴脏器表面,从组织结构和功能方面都可视为脏器的一部分,如胃和肠壁的脏腹膜即为该器官的外膜。

腹膜具有分泌、吸收、保护、支持、修复等功能:①分泌少量浆液(正常情况下维持约100~200ml),可润滑和保护脏器,减少摩擦;②支持和固定脏器;③吸收腹腔内的液体和空气等;④防御功能:腹膜和腹膜腔内浆液中含有大量的巨噬细胞,可吞噬细菌和有害物质;⑤腹膜有较强的修复和再生能力,所分泌的浆液中含有纤维素,其粘连作用可促进伤口的愈合和炎症的局限化。但若手术操作粗暴,或腹膜在空气中暴露时间过久,也可因此作用而造成肠襻纤维性粘连等后遗症。

3. 腹膜的转运模型　腹膜的超微结构复杂,溶质通过腹膜在血浆和透析液之间进行交换时,主要有以下几层屏障:毛细血管内表面的液体滞留层、毛细血管壁、毛细血管基底膜、腹膜间质、浆膜、浆膜表面液体滞留层。目前临床上应用最广泛的描述溶质跨腹膜转运过程的数学模型是三孔模型,该理论由Rippe于1992年提出,认为毛细血管壁产生最大的转运阻力,将腹膜简化地看作单层有孔薄膜。三孔模型综合考虑了溶质的特性和腹膜的超微结构特点,利用传质的原理和方法定量地分析了溶质和水的跨膜转运过程。三孔模型的数学物理过程相对简单,并能较好地实现理论值与实验值匹配。

三孔模型定量地描述了溶质的特性、腹膜的超微结构、转运参数三者的关系。三孔模型认为,在溶质跨腹膜转运过程中,主要有三种大小不同的孔道供物质通过,分别是超微孔道、小孔道和大孔道(图7-1-2)。超微孔道的本质是水通道蛋白,分子量为28000D,孔径约为0.3~0.5nm,仅供水分子通过而完全截留溶质分子。小孔道的解剖基础为上皮细

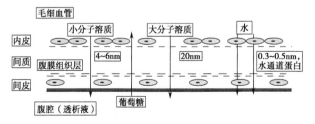

图7-1-2　三孔模型示意图

胞间隙,有效孔径为4~6nm,水和分子直径小于30Å的溶质都可通过,而直径大于50Å的大分子溶质和蛋白质则被完全截留。大孔道的解剖基础是细胞间裂隙或者是由质膜囊泡融合形成的跨细胞通道,其有效通透孔径为20nm,是大分子溶质和蛋白质跨膜转运的主要通道。腹膜间质和间皮对溶质转运的阻碍作用在经典的三孔模型中被忽略不计。

溶质和水的跨膜转运中,三种通道对不同物质的转运贡献是不同的。在采用小分子溶质,如葡萄糖做渗透剂时,水超滤的主要途径是超微孔道和小孔道,主要动力是腹膜两侧的晶体渗透压差。两种孔道对超滤量的贡献分别大约是50%~55%和45%~50%。水重吸收的主要动力是腹膜两侧的胶体渗透压和静水压差。中小分子溶质主要以弥散和对流的方式通过小孔道和大孔道转运,但通过大孔道转运的数量很小,弥散约为经小孔弥散量的1/500,而对流约为经小孔对流量的1/3000。大分子溶质和蛋白质主要以对流转运方式通过大孔道转运。

Rippe在三孔模型基础上又进一步提出了扩展三孔模型。溶质通过腹膜的屏障被分为重叠的两层,除了前述具有三孔模型特点的毛细血管壁,还有一层均质的腹膜间质。溶质和水的转运也因此被分两步,血液到间质的转运和间质内部的扩散。该模型能够反映间质对溶质转运的影响,更加符合腹膜的结构生理功能,但计算复杂,不如三孔模型实用。

此后又有学者提出了分布模型,腹膜由均质的间质和散布的毛细血管组成,毛细血管到腹膜表面的距离不同。溶质的转运过程包括:血浆与组织间液的扩散,组织间液内的扩散,组织间液与透析液之间的扩散。因此,毛细血管壁的转运特性、血管周围的溶质浓度、毛细血管血液灌流速率、间质的转运特性和间质内溶质浓度梯度对溶质转运的影响均被考虑在该模型内。分布模型能够比较准确地模拟小分子溶质转运随时间变化的关系,但同样因其参数复杂且不易获得而不能广泛应用于临床。

第二节 腹膜转运生理

腹膜转运过程包含弥散、对流和重吸收。

1. **弥散** 小分子物质通过分子运动从浓度高的一侧经过腹膜到达浓度低的一侧,最后在膜的两侧达到平衡,该过程称为弥散。例如,血中的尿素氮、肌酐、钾、磷、氢离子等物质经过腹膜向透析液侧扩散而被清除,而透析液中的碳酸氢根、钙等离子经过腹膜到达血液侧。

影响弥散运动的因素包括:

(1)浓度梯度: 在腹透过程初始,尿素在腹透液中浓度为0而在血液中浓度处于最高峰,二者之间的浓度差随着腹透的进行逐渐下降。增加交换频率或灌入液量可以对抗浓度梯度下降导致的弥散减少。

(2)有效腹膜面积: 增加灌入液量可以增加有效腹膜面积,从而增加弥散运动。

(3)内在腹膜阻力: 与参与腹透交换的毛细血管单位面积上的孔数量有关,弥散距离(腹膜毛细血管至间皮细胞的距离)也构成了内在腹膜阻力的一部分。

(4)参与交换的溶质的分子量: 分子量越低弥散速度越快,例如尿素(分子量60D)比肌酐(分子量113D)弥散快,肌酐比白蛋白(分子量69000D)弥散快。

溶质转运面积系数(mass transfer area coefficient, MTAC)可反映上述因素的综合效果。对于某种溶质,其MTAC等于透析液流速无限大时单位时间的弥散清除率。尿素和肌酐的MTAC分别为17ml/min和10ml/min。通常MTAC仅作为研究使用的工具而不应用于临床。

腹膜血流通常不影响弥散过程,因为腹膜毛细血管50~100ml/min的血流速度已经远远超过小分子物质弥散所需要的血流速度。血管活性药物和腹膜炎对弥散的影响并非是由于使毛细血管血流速度提高,而是因为使有效腹膜面积扩大。

2. **对流**　在腹膜两侧渗透压梯度的作用下,水分子的跨膜移动和血液中的中大分子物质随着水分子的跨膜移动进入到透析液中的过程称为对流。

影响对流的因素包括:

（1）渗透剂浓度梯度:目前所使用渗透剂通常为葡萄糖。由于葡萄糖逐渐弥散进入血液循环以及超滤导致透析液的稀释,腹膜两侧的葡萄糖浓度梯度在透析过程中逐渐下降。患者如果存在高血糖也会导致浓度梯度下降。提高腹透液糖浓度,增加交换频率或使用新型渗透剂如艾考糊精透析液(icodextrin)可以使渗透剂浓度梯度达到最大化。

（2）有效腹膜面积:增加灌入液量可以增加有效腹膜面积,从而增加对流。

（3）腹膜对水的通透性:由于患者腹膜结构差异(例如毛细血管的分布以及毛细血管小孔与超微孔的密度),腹膜对水的通透性存在个体差异。

（4）渗透剂的反射系数:是反映渗透剂从透析液弥散进入血液循环的一项指标。介于0到1之间,值越低,说明渗透剂向血液循环弥散越快,超滤越不容易维持。葡萄糖的反射系数约为0.03,所以称不上是一个理想的渗透剂。多糖制剂icodextrin反射系数接近1。

（5）静水压梯度:通常毛细血管静水压(20mmHg左右)大于腹腔内静水压(7mmHg左右),有利于超滤。水负荷过重患者静水压梯度更大,脱水状态的患者静水压梯度较低。腹腔内液体量过大或患者取坐位或立位时,腹腔内压力增高。

（6）胶体渗透压梯度:胶体渗透压驱使水保存在血液循环内。低白蛋白血症患者胶体渗透压下降,超滤增加。

（7）筛现象:在对流过程当中,溶质伴随水分子跨半透膜转运时,部分溶质的转运受阻或滞后,该现象称之为筛现象。因溶质的分子量不同,电荷不同,其筛系数有所不同,患者之间也存在个体差异。腹膜的超微孔仅允许水分子通过,从而导致筛现象的产生。小孔产生筛现象的程度远小于超微孔。

3. 重吸收　腹腔内液体回流到血液主要通过两条途径,跨毛细血管重吸收及淋巴回流。腹腔回流液体中少部分经膈下腹膜上的终末淋巴管开口回流入体循环,多数回吸收进入腹膜局部淋巴系统和毛细血管。小分子溶质主要通过弥散和对流进行双向转运,但大分子溶质(分子量>20000D)从腹膜微循环转运到腹腔后,很少被毛细血管所重吸收,大部分以对流方式进入淋巴管,然后再回到静脉循环。腹腔内的惰性颗粒、胶体及细胞,重吸收的唯一途径是淋巴引流。

影响回吸收的因素包括:

(1)腹腔内静水压:腹腔内静水压越高,液体回吸收越多。坐位时,腹腔内压力最高,立位其次,卧位最低。腹腔内液体量也会影响腹腔内静水压。

(2)淋巴回吸收的效率:该因素存在显著的个体差异。可能与呼吸频率和深度、肠蠕动、横膈的纵隔淋巴管开放状态等有关。此外,一些药物可以通过作用于支配神经影响腹膜孔的开放状态,从而影响淋巴回流。如动物实验发现腹腔内给予新斯的明可减少淋巴回流量,增加超滤。口服卡巴胆碱、乙酰胆碱、氨基甲酸甲基胆碱,亦有减少淋巴回流量、增加超滤的报道,拟胆碱能药物减少淋巴回流量的机制可能是收缩腹膜孔使其处于关闭状态。

第三节　腹膜转运评估

1. 腹膜平衡试验　不同患者的腹膜结构存在差异,这必然导致其腹膜转运功能存在差异,而同一个体的腹膜转运功能在腹透的不同阶段也会发生改变。腹膜平衡试验(peritoneal equilibration test, PET)是用于评估腹膜透析患者腹膜转运功能的一种半定量评估方法,最早由Twardowski提出,并得到临床广泛应用。PET主要测定在某特定时间点时某一溶质在透析液中的浓度(D)与血浆中该溶质的浓度(P)的比值,即D/P。测定的溶质可以是任何一种能从血液转运到腹透液中的物质,如肌酐、尿素、电解质或蛋白质。由于葡萄糖从透析液转运进入血液后被迅速代谢掉,因此计算葡萄糖的D/P没有意义,一般计算特定时间点透析液糖浓度与起始透析液糖浓度的比值(Dt/D0)来反映葡萄糖吸收的情况。PET检测可用来了解腹膜功能状态,制订和调整透析处方,诊断溶质清除不足和超滤不足的原因。

目前PET的方法很多,主要包括标准腹膜平衡试验(standard PET)、快速腹膜平衡试验(fast PET)、改良腹膜平衡试验(modified PET)、Mini-PET、double mini-PET以及联合腹膜平衡试验(combined-PET)。不同PET检测方法的异同见表7-3-1。

根据标准PET结果可将腹膜转运特性分为四种类型:高转运、高平均转运、低平均转运和低转运。肌酐D/P值可作为评价腹膜对溶质和水分清除能力的指标,同时也是选择腹膜透析方法、制订腹膜透析方案的主要依据。肌酐D/P值高于0.81的为高转运患者,因对溶质转运能力强,透析液中与血液中的溶质很快就会达到平衡。如腹透液停留时间过长,由于透析液中葡萄糖浓度及渗透压的下降可出现腹膜透析液吸收现象,导致超滤量下降。因此,需要透析液停留时间短,并需频繁地更换透析液。这些患者适用于透析液停留时间较短的透析方案,如APD、NIPD、DAPD。D/P值低于0.5为低转运患者,提示腹膜对溶质的转运能力差,这些患者适用于透析液停留时间较长的透析方案。如果采用标准CAPD方法往往会出现透析不充分的症状和体征。这类患者需做大剂量的CAPD或血液透析。高平均转运(肌酐D/P=0.65~0.81)可作标准CAPD或CCPD,而低平均转运(肌酐D/P=0.5~0.65)建议做大剂量的CAPD。

2. 腹膜溶质清除率　腹膜对于小分子溶质的清除率一般采用尿素清除率(Kt/V)和肌酐清除率(Ccr)来评估。

(1)透析充分性检测方法及注意事项:收集前一天24小时尿液(对于每天尿量大于100ml的患者)与透析引流液,同时测量患者的身高、体重,抽空腹血2ml,查尿素和肌酐,将24

表7-3-1 不同腹膜平衡试验(PET)检测方法的比较

	前夜是否存腹	使用透析液浓度	留血及腹透液留取时间点(腹透液留取量)	优势	不足
标准PET	是	2.5%	0h(200ml)、2h(200ml)、4h(全部)	简便实用,评估小分子溶质转运的金标准	不能给出超滤衰竭的相关现象和水通道蛋白相关信息,不能反映葡萄糖渗透梯度特性,其他同标准PET
快速PET	无特殊要求	2.5%	来门诊时(0ml)、4h(全部)	临床易于操作,节省时间	不能给出超滤衰竭的相关信息,不能反映葡萄糖渗透梯度特性,准确性欠佳,其他同标准PET
改良PET	是	4.25%	0h(200ml)、1h(200ml)、4h(全部)	给出超滤衰竭和钠筛现象相关信息,D/P接近标准PET	不能给出超滤衰竭的原因和水通道蛋白相关信息,不能给出葡萄糖渗透梯度特性的信息
Mini-PET	是	4.25%	0h(200ml)、1h(全部)	给出超滤衰竭的部分原因(可计算小孔清水量和水孔清水量)	不能给出葡萄糖渗透梯度特性的信息,D/P与标准PET相差
联合PET	是	4.25%	0h(200ml)、1h(全部)、4h(全部)	结合了标准PET和mini-PET的优势	不能给出葡萄糖渗透梯度特性的信息
double mini-PET	是	1.5%和4.25%各1h	两次试验均在0min、30min、60min	明确超滤衰竭的原因(可计算小孔清水量、水孔清水量以及葡萄糖渗透梯度特性)	做2次试验、D/P与标准PET相关性差

小时尿液与透析引流液放在不同的容器内混合均匀,各留取10ml标本,记录尿液和引流液的总量,标本收集后立即送检。

检测透析充分性应该在患者处于稳定的临床状态下进行,有腹膜炎者需在腹膜炎治愈4周后进行。目前指南建议腹透开始后透析充分性在第1个月应检测一次,此后至少每4个月应检测一次。

（2）透析充分性的计算方法

1）尿素清除指数Kt/V的计算方法:

每周总尿素清除指数Kt/V=每周残余肾尿素清除Kt/V+每周腹透尿素清除Kt/V。

V是指尿素分布容积,约等同于水的分布容积,男性按照体重60%,女性按照体重50%。注意:此处体重应使用患者的理想体重而非实际体重。

每周残余肾尿素清除指数Kt/V=[24h尿尿素/血尿素×尿量（L/d）×7d]/[患者体重（kg）×0.6（L/kg）男或0.5（L/kg）女]

每周腹透尿素清除指数Kt/V=[24h透析液尿素/血尿素×透出液量（L/d）×7d]/[患者体重kg×0.6（L/kg）男或0.5（L/kg）女]

2）肌酐清除率（Ccr）的计算方法:

每周总Ccr（L/w）=每周残余肾Ccr+每周腹透Ccr

残余肾Ccr（ml/min）=[24小时尿肌酐/血肌酐×尿量（ml/d）]/1440min/d

由于肾小管可以分泌肌酐导致假阳性结果,上述结果应做校正。

校正残余肾肌酐清除率（ml/min）=残余肾肌酐清除率（ml/min）+残余肾尿素清除（ml/min）

残余肾尿素清除率（ml/min）=[24h尿尿素/血尿素清除×尿量（ml/d）]/1440min/d

每周残余肾肌酐清除率（L/w）=[校正后残余肾Ccr（ml/min）×1440min/d×7d/w]/1000ml/L

每周腹透肌酐清除率（L/w）=24h透析液肌酐/血肌酐×24h透析出液量（L/d）×7d/w

由于肌酐的生成与机体的肌肉质量大小有关,故须对实际测得的CCr标化才能进行比较,标化法为:

标准化的Ccr=总Ccr×1.73(m^2)/患者体表面积(m^2)

患者体表面积可以通过查表或公式求得:体表面积(m^2)=[身高(cm)×体重(kg)÷3600]$^{1/2}$。注意:此处体重应使用患者的理想体重而非实际体重。

(3)透析充分性计算结果的影响因素

1)如果患者的实际体重与理想体重相差较多(过胖或过瘦),会导致V的估计不准确。例如对于过胖的患者,Kt/V可能会低估患者的透析充分性。因此在解读透析充分性检测结果时应注意患者体型对于结果的影响。

2)需按照患者稳定透析的透析方案留取腹透液标本,并注意引流干净,否则影响透析充分性检测的准确性。

3)如患者近期发生急性并发症如腹膜炎或正在使用血管活性药物则可能导致腹膜转运特性发生变化,导致透析充分性检测结果不能反映真实的腹膜功能。

3. 腹膜液体清除 患者腹膜清除水分主要经小孔和超微孔两个途径,其中60%的超滤随钠的转运经小孔完成,而40%的超滤经超微孔或水孔蛋白完成(称自由水清除)。常规超滤的计算方法以及行标准PET不能对腹膜清除水分的具体途径进行区分。通过Mini-PET, double mini-PET,以及联合腹膜平衡试验,计算钠的清除量再除以血钠浓度得出经过小孔清除的水量,用总超滤量减去经过小孔清除的水量即可以了解经水孔蛋白清除的水量,又称自由水清除量, double mini-PET还可以对葡萄糖渗透梯度特性进行评估,从而详细了解患者腹膜清除水分的能力,为腹透方案的调整提供依据(图7-3-1)。

另外,超滤量的计算是液体清除量评估中容易出错的环节。为了应对生产运输环节中的损耗,腹透液实际容量一般超过标称容量,文献报道大概是3%~6.5%,即2000ml会多预装出60~150ml。而且冲洗管路液体量存在差异,一般10秒腹透液冲洗量为200ml,所以差几秒钟就会差出数十毫升。如果我们只

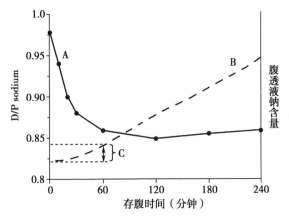

图7-3-1 钠筛现象及自由水清除计算示意图

曲线A: 水孔蛋白对钠具有屏障作用, 而血液中的水分子经水孔蛋白迅速进入腹透液, 导致腹透液中的钠浓度下降, D/P_{Na}(腹透液钠浓度/血浆钠浓度)下降, 称之为钠筛现象。钠筛现象在腹透液存腹的第1至2小时最为显著。

曲线B: 虽然水孔蛋白阻止血浆中的钠进入腹透液, 但在对流及弥散作用下, 钠可经小孔进入腹透液, 导致腹透液内钠含量增加。

C段标注为第60分钟时腹透液钠的增加值。已有研究证明腹透液存腹前60分钟弥散转运很少, 以对流转运为主。假设腹透液存腹前60分钟弥散转运忽略不计, 血浆钠仅经过对流转运进入腹透液。由于微孔不发生钠的转运, 所以C段(即第60分钟时腹透液钠的增加值)就是小孔对流转运的钠, 由此可计算小孔对流转运的水, 即60分钟时腹透液钠浓度增加值/血钠=60分钟时经小孔对流转运的水; 进而可计算水孔蛋白转运的水, 即60分钟时水孔蛋白转运的水=60分钟时的净超滤−60分钟时经小孔对流转运的水。

是记录排出的腹透液量, 而不考虑这两个因素的话, 必然会高估超滤量和钠排出量, 从而导致做出错误处方, 患者就可能处于容量超负荷状态。解决的方法是每次灌液操作前后称重, 但较费时费力, 还可以定期评估高估情况, 在日常计算中减去, 较节省人力, 但准确性略差。另外还需注意称量工具的准确性,目前北京大学第一医院腹透中心建议患者使用电子秤称量。

4. 腹膜钠清除　腹膜透析钠清除主要依赖对流和弥散。经弥散清除的钠少于经对流清除的钠,因为钠的弥散过程主要依赖钠的浓度梯度,而标准腹透液钠浓度是132~135mmol/L左右,与血钠浓度(140mmol/L)相差不大。钠转运过程中存在钠筛现象,即在腹透液与血液交换的早期(一般是腹透液存腹的前1~2小时),自由水经超微孔跨细胞转运,而钠不能通过超微孔跨细胞转运,且此时经弥散转运的钠还较少,导致腹透液内钠被稀释,腹透液钠浓度下降,腹透液钠浓度/血浆钠浓度(D/P_{Na})下降。随着腹透液钠浓度逐渐下降,腹膜两侧钠浓度梯度逐渐增加,进而加强了钠的弥散清除,经小孔转运至腹透液。目前腹膜钠清除的评估主要通过收集24小时腹透液计算腹透液钠排出量,对于有残余肾功能者还需检测24小时尿钠排出量进而计算总钠排出量。

腹膜钠清除随不同的腹透模式、不同的腹透液浓度和不同的存腹时间而有所不同。APD时,存腹时间较短,用于钠弥散清除的时间相应缩短,钠筛现象更加明显,很多研究均证明APD对钠的清除少于CAPD,钠清除量与水清除量的相关性也更差;腹透液浓度较高时,自由水清除速度更快,钠筛现象也会更加明显,从而使钠弥散转运增强,但如果存腹时间不够,经弥散转运清除的钠总量也不会明显增加;如果存腹时间过长,经腹膜清除的钠还会重吸收。除上述因素外,一些新型的透析液也会影响到钠的清除,例如艾考糊精与低钠透析液均有助于增加钠的清除。

5. 腹膜蛋白丢失　与小分子溶质不同的是,蛋白主要经腹透屏障的大孔丢失。经血液循环进入腹透液中的蛋白成分很多,包括白蛋白,免疫球蛋白IgA、IgG、IgM,补体C3、C4,转铁蛋白,甲状旁腺激素,维生素D结合蛋白等。各种蛋白的丢失量与其分子量及腹透液存腹时间有关。蛋白分子量越小,丢失量越大。有学者发现小分子蛋白(分子量<15000D)丢失量的50%主要在腹透液存腹的第1小时发生,而大分子蛋白(分子

量>68000D）丢失量的50%主要发生在腹透液存腹的4~8小时。

理论上来说，腹膜蛋白丢失量可以通过其分子量推算出来，但由于受到很多其他因素的影响，每天经腹透丢失的蛋白量存在显著的个体差异，一般约为5~15g。这些影响因素包括：

1）全身或局部的炎症状态，北京大学第一医院腹透中心研究发现，基线腹膜蛋白清除率与C-反应蛋白及全身并发症状态显著相关，腹膜蛋白清除率是发生腹膜炎的独立危险因素，此外在发生腹膜炎时，局部毛细血管通透性增加，也会导致经腹透液丢失蛋白增加。有学者认为腹膜蛋白清除率高是血管内皮功能不良的标志，与患者的心血管疾病及死亡密切相关；

2）腹膜转运特点，研究发现小分子溶质转运较快的患者常伴随着更显著的大分子物质的丢失，此类患者常存在更加显著的营养不良、免疫功能下降、血脂谱异常等；

3）机体的蛋白生物合成速率；

4）血蛋白浓度；

5）局部淋巴的回吸收速度等。血管活性药物也会通过改变腹膜毛细血管通透性影响蛋白丢失量。腹透液蛋白丢失是否会影响血蛋白浓度，不同研究得到的结果差异很大，可能与机体的蛋白生物合成速率密切相关。

蛋白经腹膜丢失一般通过下述方法来评估：

1）腹透液蛋白丢失量，通过收集24小时腹透液检测其所含的蛋白量。

2）腹膜蛋白清除率=腹透液蛋白丢失量/血蛋白浓度。如果能够同时检测每日蛋白合成速率，对临床指导意义更大。

3）标准腹膜通透性分析（the standard peritoneal permeability analysis，SPA）可用于较准确地评估蛋白清除率。患者取坐位，先使用1.5%腹透液冲洗腹腔，然后灌入添加1g/L的右旋糖酐70的1.5%腹透液存腹4小时。蛋白清除率（ml/mm）可通过以下公式计算：$Pr_{Dr}+Pr_{RV}/((Pr)t)$。Pr_{Dr}即透出液蛋白含量，Pr_{RV}即腹腔内残存透析液蛋白含量，（Pr）t即某时间点的血蛋白浓度。

（许 戎 董 捷）

第八章 腹膜透析的适应证 和禁忌证

第一节 适 应 证

腹膜透析由于具有简单、方便、有效、血流动力学稳定、清除毒素和水分持续缓慢等特点,已被广泛应用于多种临床疾病中,包括急性肾衰竭、慢性肾衰竭以及中毒、充血性心力衰竭、肝功能衰竭等。

1. 急性肾衰竭

急性肾衰竭,近年来被称为急性肾损伤(AKI),应用腹膜透析治疗能清除急性肾衰竭患者体内过多的水分及毒素。在AKI患者的治疗过程中,需要关注液体平衡、电解质、酸碱平衡以及尿毒症毒素的清除。由于腹膜透析最初主要用于终末期肾脏病的治疗,因此其在AKI的透析支持治疗中并未发挥主要作用。然而,急性腹膜透析仍然是一些AKI患者的治疗选择,尤其在血流动力学不稳定、严重出凝血障碍,或者在没有其他透析方式可供选择的情况下。

急性腹膜透析的适应证包括绝对适应证及相对适应证。绝对适应证为:需要透析、但是不能施行其他种类的肾替代治疗者。由于腹膜透析的优点,在成人AKI时急性腹膜透析的相对适应证包括:血流动力学不稳定的患者;有出血倾向或活动性出血的患者;难于建立血管通路的患者;需要清除大分子毒素(>10kD);临床上出现明显的体温过低或体温过高;药物治疗难于控制的难治性心衰。

腹膜透析在AKI中的应用有其优点,包括:血流动力学稳定、缓慢纠正代谢失衡、操作简便节省人力(在基层医院即可开展)、易于建立通路、无需全身抗凝、有助于应用静脉高营养、儿童可以耐受等等。具体详见第十四章第三节《急性肾损伤的腹膜透析》。

2. 慢性肾衰竭

腹膜透析主要应用于慢性肾衰竭的患者。慢性肾衰竭患者应用腹膜透析治疗时,分为临时性治疗和维持性治疗。

当由于肾毒性药物、感染等加重因素导致原有慢性肾衰竭患者的肾功能恶化时,可行临时性腹膜透析。临时性腹膜透析的适应证包括:①有出血倾向或明显出血;②新近出现的动静脉瘘问题如感染、栓塞;③血透相关性心包炎急性期;④肾移植术后并发急性肾衰竭。维持性腹膜透析的适应证包括:①更愿意选择腹膜透析而不愿接受血液透析的患者;②不能耐受血液透析的患者(例如:患有充血性心力衰竭或缺血性心脏病、广泛的血管病变,或血管通路存在问题,包括大部分的幼儿);③更喜欢在家中透析,但没有条件在家中做血透的患者。

腹膜透析适用于大多数的慢性肾衰竭患者,尤其适用于下列患者:①老年人;②原有心血管疾病或心功能不稳定者;③糖尿病患者;④明显出血倾向者;⑤儿童;⑥反复造瘘失败、难于建立血管通路者;⑦希望生活能更自由者;⑧希望能做家庭透析但是没有人能够帮助的患者。

具有心血管合并症的患者采用腹膜透析有许多益处,包括更好的血流动力学控制,减少易导致心律失常的急性低血钾或电解质快速变化,更好地控制贫血。

儿童选择腹膜透析,受很多因素的影响。由于婴幼儿的血管通路难于维持,对体重小于20公斤的儿童,腹膜透析通常作为首选的方式。各种年龄的儿童需要上学,腹膜透析无需每周三次到医院治疗,因此更为合适。另外,当儿童居住地离医院较远时,腹膜透析更为合适。腹膜透析不需建立体外循环,可以避免反复穿刺给儿童带来的恐惧心理。

老年人适合选用腹膜透析。老年人多并发心血管并发症,与血液透析相比,腹膜透析对心血管功能影响小。而且腹膜透析可在家里进行,简便易学,因此避免老年人及其家人反复多次往返医院,易被老年人及其家人接受。

3. 其他

(1)中毒性疾病: 急性药物中毒时,对于具有血液透析禁忌或无条件进行血液透析的患者,腹膜透析具有独特的优越性。对于生物毒素所致的急性肾衰竭患者,腹膜透析能清除毒素、代谢产物及多余的水分。

(2)充血性心力衰竭: 严重充血性心力衰竭患者常伴有严重的水钠潴留,且对各种利尿剂及内科治疗无反应,腹膜透析可以有效超滤体内过多的水分,纠正水钠潴留,改善心功能。待心功能改善、对利尿剂有反应时可以停止腹透,而对于心衰难以改善的患者可以考虑维持性腹膜透析。

(3)急、慢性肝衰竭: 肝功能衰竭、肝功能失代偿期时内源性毒素如氨、胆红素以及其他代谢产物潴留,门脉高压时伴有顽固性腹水、肝-肾综合征。腹膜透析可以清除内源性毒素,对于顽固性腹水也有一定疗效。腹膜透析应用于肝衰竭患者有其优点: 无需抗凝,不会加重出血; 血流动力学稳定,不易发生低血压; 引流腹水可以缓解腹胀症状。

(4)急性胰腺炎: 急性胰腺炎时,许多潜在的毒性物质如胰蛋白酶、血管舒缓素、脂酶、激肽、前列腺素等从胰腺释放到腹腔,这些毒性物质被吸收入血后可产生严重并发症,如低血压、休克、出血等。腹膜透析可以将这些毒性物质在被吸收之前将其清除。

(5)合并终末期肾脏病(ESRD)的艾滋病患者: 人类免

疫缺陷病毒(HIV)感染合并ESRD的患者,可以采用腹透或血透治疗。已有报道,HIV阳性的患者血液透析与腹膜透析的生存情况相似。在这一人群中,腹膜透析有其优点:透析可以在患者中进行、减少护理人员接触患者血液的危险、有益于改善患者的贫血、可以提供足够的能量。但是腹透也有其缺点:由于蛋白质经腹膜丢失,可能加重患者营养不良;腹膜炎和出口感染的发生率高。

（6）另外,亦有报道,将腹膜透析应用于经腹腔营养治疗、精神分裂症、牛皮癣、低温和高温、多发性骨髓瘤等患者。这些应用尚有待于进一步研究。

（赵慧萍）

第二节　禁　忌　证

腹膜透析由于技术简单、易于操作,几乎在所有的临床条件下均能应用,对于临床上存在腹膜透析绝对禁忌证的患者,可以优先选择血液透析。

1. 绝对禁忌证

1)已证实的腹膜功能丧失或广泛的腹部粘连:腹膜透析的效率依赖于腹膜的血流量、透析液的流量、有效腹膜透析面积和通透性,以保证适当的溶质和液体交换。当腹腔感染或腹腔内肿瘤广泛腹膜转移时,可导致广泛的腹部粘连或腹膜纤维化,限制腹膜透析液的流量,从而导致腹膜透析不充分和腹膜透析技术失败。

2)腹部存在无法纠正的机械缺损(例如外科无法修补的疝、脐疝、腹裂、膈疝、膀胱外翻等):腹膜透析液的注入和超滤过程都将增加腹腔内压力,加重腹部结构缺损。同时,如果外科手术无法纠正这些缺损,将会阻碍有效的腹膜透析或增加了感染的风险。

3)腹壁广泛感染、严重烧伤或其他皮肤病:这种情况下,由于无法手术置管,因此无法腹膜透析治疗。

4）缺乏合适的助手，患者精神或生理异常使其无法进行腹膜透析。成功进行腹膜透析需要患者或照顾者具有一定的体力和智力水平。如果运动能力丧失或手眼不协调，腹膜透析很难进行。患者或照顾者需要在透析过程中判断或解决问题。如果患者有精神障碍，这些任务不能可靠或安全地解决。

2. 相对禁忌证

1）新鲜的腹腔内异物（例如：腹腔内血管假体术、右室-腹腔短路术后4个月内）：新植入的腹腔内假体必须有足够的时间愈合，以避免漏液或发生有可能波及假体或材料的透析相关性腹膜炎。愈合所需的时间为6~16周。

2）腹腔内有局限性病灶或腹部大手术3日内：腹部留置引流管者，腹膜透析将增加感染的风险。腹部新近手术需要在3天以上才能行腹膜透析治疗。

3）腹膜漏：腹腔内液体渗漏到皮下组织、胸腔或生殖器，令患者不适、痛苦并引发局部问题。漏到阴道或直肠增加感染的危险。而且会导致引流不畅、清除率差及一些医疗并发症，例如胸腹瘘将引起呼吸困难。

4）身材体积限制：患者体积太小，不能忍受所需的透析液量，体积太大则不能获得充分的透析，都可能是腹膜透析的相对禁忌证。对于无残肾的成年患者，每天透析4次的持续性不卧床腹膜透析（CAPD）有体积大小的限制。然而，即使体积很大的患者，如果接受CAPD联合夜间自动腹膜透析，也可以获得良好的效果。对于体积大的患者，提高透析液量的效果较增加透析次数为好。但是提高患者透析液的量，由于腹腔压力增加，可能使患者腹腔疼痛或不适、气短或食欲不振。

5）严重肺功能不全：腹膜透析液存腹后会导致膈肌抬高影响肺通气，加重呼吸困难。

6）不能耐受获得充分腹膜透析所需的透析液量：这通常在开始腹膜透析后才能发现。小剂量频繁透析，像自动腹膜透析一样,可能达不到充分透析。患者有进展性肺部疾患或复发性气胸时,提高对腹膜透析液量的耐受能力可能比较成问题。

7)炎症性或缺血性肠病或反复发作的憩室炎:这种情况下,肠道微生物穿过粘膜发生感染的危险性增加。反复发作的憩室炎通常会导致腹膜炎。患有反复发作的憩室炎的患者行腹膜透析治疗,其腹膜炎发生的危险性增高。

8)严重的全身性血管病变和椎间盘疾病:多发性血管炎、硬皮病等由于弥漫血管病变,腹膜透析效能下降;椎间盘疾病也可因腹内压增高而加重,不宜行腹膜透析治疗。

9)晚期妊娠、腹腔内巨大肿瘤及巨大多囊肾:由于腹腔容积明显缩小,透析效果不好。如果多囊肾患者腹腔内仍有足够的交换空间和腹膜,仍可进行腹膜透析。

10)腹壁或皮肤感染:可能由于腹透管接触或穿过感染部位,导致出口处、隧道或腹腔感染。尽管在结肠造瘘或回肠造瘘的患者有成功进行腹膜透析的报道,这类患者的腹膜透析选择仍应个体化。

11)重度肥胖:可能导致腹腔置管、创口愈合、透析充分等各方面存在各种困难。从透析液中摄入的热量进一步增加患者的体重也应予以考虑。

12)严重的营养不良:这种患者伤口愈合困难,不能自己进行腹膜透析的操作,而且不能耐受腹膜透析的蛋白质丢失。

3. 急性腹膜透析的相对禁忌证

由于急性腹膜透析几乎没有绝对禁忌证,下面提及的只是相对禁忌证,包括:新近做过腹部或心胸外科手术;胸腹瘘;严重的呼吸衰竭;威胁生命的高钾血症;极高的分解代谢;在未予呼吸机辅助通气的患者出现严重的容量负荷过重;严重的胃食管返流病;腹膜清除率低;粪便或真菌性腹膜炎;腹壁蜂窝织炎;妊娠期急性肾衰竭;血糖控制极差。在急性肾衰竭时这些相对禁忌证通常几种同时出现,这可能是在急性肾衰竭时较少应用腹膜透析的主要原因。

1)新近做过腹部或心胸外科手术: 在腹部外科术后进行急性腹膜透析可能很难,因为腹腔内的手术创伤可能放置多处腹腔引流。腹腔引流增加了感染的发生风险,容易与腹膜透析时的透析液感染混淆。在这些患者中,腹部疝或者腹腔内粘连也使腹膜透析变得困难。此外,心胸外科术后的患者可能出现膈肌的胸腹交通,从而导致如果开始腹透后出现大量的胸腔积液。然而,那些腹腔完整和膈肌完整的心胸外科后患者,以及那些肺活量充足的患者,也是急性腹膜透析患者的合适人群。

2)呼吸功能不全: 液体灌入腹腔后将增加腹内压。在呼吸衰竭的患者中,这种腹压增加可能会损伤肺功能(通过限制膈肌移动),从而干扰了呼吸换气。

3)严重的胃食管返流病: 腹压增加可能加重严重胃食管返流病患者的症状。如果需要腹膜透析,尽量减少腹透液剂量,这些症状可能会消失。

4)严重的高钾血症: 由于腹膜透析不能快速清除钾,因此在治疗威胁生命的药物治疗无效的高钾血症时,效果不如其他的肾替代治疗方式。然而,腹膜透析在治疗轻中度高钾血症时仍然有效。除了能够逐渐清除钾,腹膜透析还能通过生成碳酸氢盐、腹腔内应用葡萄糖后刺激胰岛素产生来促进钾向细胞内转移。

5)严重的容量负荷过重: 由于腹膜透析的液体清除相对有限,容量负荷过重的患者可能不是腹膜透析的最佳人群。超滤率取决于多个因素,包括含葡萄糖透析液的高渗性,因此,腹膜透析超滤并不像血液透析那样易于达到。应用高糖透析液、快速换液可能达到快速的液体清除。然而这种处理的后果是高钠血症。未予呼吸机辅助通气的严重容量超负荷患者可能不宜行腹膜透析治疗。

6）高分解代谢的患者：由于急性腹膜透析溶质清除有限，高分解代谢的患者应选择其他肾替代治疗方式。

7）妊娠期急性肾衰竭：由于腹膜透析的血流动力学稳定性，妊娠期女性急性肾衰竭患者可能是急性腹膜透析治疗的适宜人群。然而，缺乏这方面的文献。需要注意的是，在腹膜透析过程中应该避免应用半硬式的腹透管，应该在直视下植入永久性腹膜透析导管。

（赵慧萍）

▶▶ 第九章　腹膜透析管路及相关手术

第一节　腹膜透析管的种类及优缺点

建立良好的腹膜透析管路是进行腹膜透析治疗的首要基础条件。腹膜透析管路通常可以分为急性管路和慢性管路两种。

1. **急性腹膜透析管路**　急性腹膜透析管的设计基本一致，管路呈直式或微曲，相对较硬，在腹腔内一侧具有一定数量的侧口；在硬质的金属导针或具有一定柔韧性的导丝的辅助下，可以将腹膜透析管置入腹腔内。急性腹膜透析管主要应用于无法接受常规手术置管，且需要在床旁置管的急性肾衰竭患者中。由于急性腹膜透析管没有涤纶套，患者皮肤表面的细菌可以经腹膜透析管侵入腹腔，因此在使用急性腹膜透析管3天后发生腹膜炎的可能性就明显增加。另外，在使用急性腹膜透析管时肠穿孔的危险性也明显增加。在临床上，如果预计腹膜透析治疗的时间将超过数日，应尽可能考虑使用慢性腹膜透析管路。

2. **慢性腹膜透析管路**　慢性腹膜透析导管的材料为硅胶或聚氨酯，其上通常有两个涤纶（聚酯）材料的涤纶套，同时绝大多数腹膜透析管的腹内段具有一定数量的侧口。涤纶套可以导致局部周围组织的炎性反应，在腹膜透析管植入1个月后形成纤维肉芽组织，并与周围结缔组织相结合。这种纤维组织的形成可以起到固定涤纶套和腹膜透析管的作用，防止细菌从皮肤表面或从腹腔内（腹膜炎时）迁移至皮下隧道内，而导致局部感染的发生。慢性腹膜透析管路的植入通常在手术室内采用手术切开的方式进行。在安全性可以得到充分保障的前提下，也可以在床旁进行。另外两种重要的置管方式分别为经皮盲插置管和腹腔镜下置管。

标准的腹膜透析管为Tenckhoff管，为典型的直式双涤纶套的腹膜透析管。当植入人体后，腹膜透析管的各个结构与腹壁之间的位置关系如图9-1-1所示。

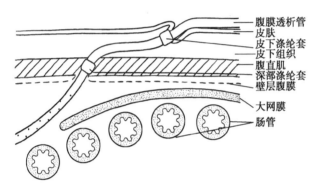

腹膜透析管
皮肤
皮下涤纶套
皮下组织
腹直肌
深部涤纶套
壁层腹膜
大网膜
肠管

图9-1-1　直式Tenckhoff腹膜透析管与周围
组织关系的模式图

其中，深部涤纶套应当在腹直肌内，可以保证肌周围组织快速生长进入其内而发挥固定作用。另外，腹膜壁层在腹膜透析管周围形成一个光滑的窦道，并终止于深部涤纶套处。皮下涤纶套应置于外口内2~3cm处，皮肤固有的复层扁平上皮细胞沿腹膜透析管进入窦道内，并终止于皮下涤纶套处。窦道内表皮组织的形成可以阻滞细菌的侵入，同时限制皮下组织所形成体液的渗出。如果从出口至皮下涤纶套的距离超过2cm，扁平上皮不能延伸到皮下涤纶套处，并由肉芽组织所替代，此时患者可以表现出口部位的渗出和结痂，感染的机会也相应增加。

对于行急性腹膜透析治疗的患者，也可以考虑使用单涤纶套的腹膜透析管,日后拔出腹膜透析管时则更为容易。

标准的腹膜透析管通常可以满足腹膜透析液注入的要求,但腹膜透析液的引流可能存在异常,即当引流进入末期时,大网膜和肠管贴近腹膜透析管的末端及侧口,可以导致引流困难。为了避免腹膜透析液的引流障碍,设计了多种腹膜透析管(图9-1-2)。

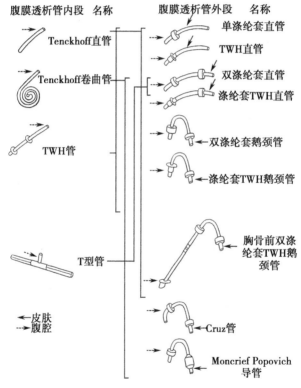

图9-1-2　腹膜透析管模式图

(左侧为腹膜透析管内段,右侧为腹膜透析管外段)

其中包括将腹膜透析管末端设计为卷曲状,即通常所说的卷曲Tenckhoff腹膜透析管,以改善腹膜透析液的引流。将腹膜透析管的深部涤纶套之间与皮下涤纶套之间设计成120° 弯曲形状,即V字形腹膜透析管或鹅颈(swanneck)状腹膜透析管,可以使腹膜透析管的腹内段保持指向盆腔的方向。另外对深部涤纶套进行改造也可以达到相同的目的,如Toronto-Western管是在腹膜透析管上加装两个垂直的硅胶盘,可以避免大网膜进入腹膜透析管的侧孔。Advantage管呈T字形,腹膜透析液引流面积随之增加,同时伸向腹腔内的两个侧支结构上开有凹槽,可以使腹膜透析液的引流更为顺畅;另外,由于腹膜透析管呈T字形,在腹膜壁层的支撑作用下,几乎不可能发生腹膜透析管的移位和外脱。

就目前情况而言,尚未出现比标准的直式Tenckhoff管和卷曲Tenckhoff管功能更佳的腹膜透析管。这种管路在临床上仍被广泛使用,同时也成为判断其他管路功能的参照标准。直式腹膜透析管较其他管路在价格上具有优势。有研究表明双涤纶套卷曲腹膜透析管具有一定的优势,但研究所涉及的患者数量较小,且存在不同的意见。常见的腹膜透析管的比较见表9-1-1。

胸骨后鹅颈式腹膜透析管是在鹅颈式腹膜透析管的基础之上,通过两个腹膜透析管连接而增加了皮下隧道段的长度,将外口置于胸壁的部位(图9-1-3)。这种腹膜透析管主要用于肥胖患者,其原因是肥胖患者腹壁的移动性增强,腹膜透析管在外口部位不易固定而增加感染的可能。

表9-1-1 不同的腹膜透析管的类型、特征、优缺点比较

管路名称	置管方式	存在问题	其他问题
直式Tenckhoff管	切开手术 经皮穿刺 腹腔镜	通常引流状态正常，偶尔可能发生引流障碍；可见深部和皮下涤纶套脱出；可见腹膜透析管周围疝形成	可以使用探针或导丝复位（但有50%的失败率）
卷曲Tenckhoff管	切开手术 经皮穿刺 腹腔镜	大网膜包裹的机会可能减少	使用探针或导丝复位的难度较大
Missouri管	切开手术	大网膜包裹的机会可能减少；可能避免深部或皮下涤纶套脱出；减少腹膜透析管周围疝形成	复位困难
Toronto-Western管	切开手术	可能避免深部或皮下涤纶套脱出；减少腹膜透析管周围疝形成	不能复位
Advantage管	切开手术	腹膜透析液引流稳定；大网膜包裹的机会可能减少；可能避免深部或皮下涤纶套脱出；减少腹膜透析管周围疝形成	腹膜透析管内可能出现凝块阻塞，需要通过冲洗疏通；不存在复位问题

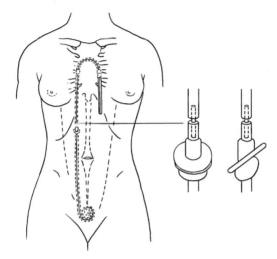

图9-1-3 胸骨后鹅颈式腹膜透析管示意图

(韩庆烽)

第二节 腹膜透析置管术

1. 急性腹膜透析管路的置入 急性腹膜透析管是通过盲穿的方法置入。在置管前需将腹膜内注入一定量的液体,使用硬质导针或软质导丝将腹膜透析管置入腹腔。急性腹腔置管存在发生多种并发症的可能,特别是既往发生肠梗阻和腹腔粘连的患者,以及曾经多次行急诊腹膜透析管置管的患者。对于神志不清或不能配合的患者,由于不能配合将腹壁绷紧,在导针穿刺腹壁或将腹膜透析管植入腹腔时可能出现困难。对于上述患者应考虑通过手术或腹腔镜的方法置管。

(1)急性置管过程:急性腹膜透析管置管穿刺部位可以选择腹正中部或侧腹部的位置。如选择腹正中位置,则在脐下3cm处。选择侧腹壁时,应为脐与髂前上棘的连线在腹直肌缘的交叉点处,通常其位置高于髂前上棘。通常选择左侧置管,以避免伤及盲肠。如果患者曾经置管或局部存在瘢痕,应在既往穿刺部位或瘢痕之外2~3cm处选择本次置管穿刺的位置。应仔细检查置管部位是否存在肿大的肝脏、脾脏、膀胱或其他器官,包括其他病变组织(例如腹膜的肿瘤扩散)。在置管前可以考虑超声检查协助确定置管部位。术前需排空膀胱,否则会影响导针的穿刺的过程。图9-2-1为急性腹膜透析管置管时穿刺位置的示意图。

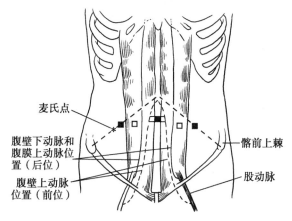

麦氏点

腹壁下动脉和腹膜上动脉位置(后位)

腹壁上动脉位置(前位)

髂前上棘

股动脉

图9-2-1　急性腹膜透析管穿刺部位和慢性腹膜透析管深部涤纶套位置的示意图

实心点为急性腹膜透析管置管的穿刺位置,也是慢性腹膜透析管经腹腔镜或盲穿置管时深部涤纶套的位置;空心点为经手术置管时深部涤纶套的位置

消毒置管部位,从皮肤至腹壁全层行局部浸润麻醉。在预先确定的穿刺部位切口皮肤1~2cm,也有作者认为切口长度仅需3mm。用止血钳钝性分离筋膜组织。嘱患者绷紧腹壁,将一个穿刺针或塑料导管针插入腹腔内(如16G的Angiocath穿刺针或14G的Verhees穿刺针)。穿刺针或导管的长度应至少在6~8cm以上,以便可以达到腹腔内部。如果是导管针,拔除针芯并保留塑料导管。将1~2L的1.5%腹膜

透析液注入腹腔，使之适度膨胀，并注意观察患者在注入腹膜透析液时是否出现呼吸困难。

以下的步骤根据置管所使用的导针或导丝的不同而不同。

1）Stylet法（适用于Stylocath或Trocath导管）：拔除向腹膜内注入腹膜透析液的塑料导管或穿刺针。在预定位置，将穿刺针插入腹腔内，穿刺深度需要达到6~8cm。在穿刺开始阶段，将一只手指靠在腹壁上，并将穿刺针前端固定，以控制其穿刺入腹腔的深度。患者再次绷紧腹壁，推动穿刺针及腹膜透析管穿过腹壁，且与垂直方向呈20°角并指向尾骨方向。如果患者处于辅助呼吸状态，则需要在肺部扩张时穿刺。立即拔出穿刺针，并保持腹膜透析管处于原位。此时应当看到，在腹腔内预先注入的腹膜透析液可以通过腹膜透析管引流出体外。立即将穿刺针再次插入，但需要使腹膜透析管的前1cm为中空状态。将穿刺针和腹膜透析管向左腹股沟韧带方向推进，且控制穿刺针的角度使之尽可能地贴近腹壁，直到遇到明显的阻力，或腹膜透析管的固定环或缝合点已经达到皮肤表面的位置。调整腹膜透析管的方向，直至腹膜透析管不能再推进腹腔10cm为止。拔出穿刺针，将腹膜透析管与腹膜透析液相连接，立即引流腹腔内的腹膜透析液。如果没有液体引流，则需要旋转腹膜透析管或将腹膜透析管稍稍拔出。适度调整腹膜透析的位置，以便腹膜透析的固定环处于正常位置，缝合皮肤，术毕。图9-2-2为Stylocath急性腹膜透析管置管示意图。

2）导丝法（适用于Cook腹膜透析管）：通过注入腹膜透析液用的塑料导管或穿刺针，将导丝置入腹腔内，拔除塑料导管或穿刺针。沿导丝将腹膜透析管置入腹腔，再拔除导丝。注意，当腹膜透析管经过腹直肌和筋膜时可能会遇到一定的阻力。如果需要调整腹膜透析管位置，可以将导丝再次插入，经导丝将腹膜透析管再次置入。确定腹膜透析液经腹膜透析管引流正常后，缝合固定腹膜透析管，术毕。

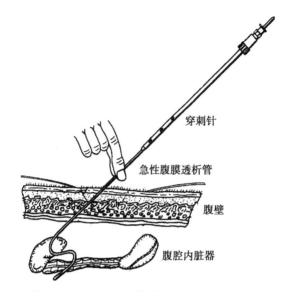

图9-2-2 Stylocath急性腹膜透析管置管示意图

（2）急性腹膜透析置管的合并症

1）置入腹膜前间隙

导管或穿刺针所致：如果腹膜透析液注入速度缓慢，局部组织出现肿胀和疼痛，应考虑导管或穿刺针进入腹膜前间隙中。此时应通过塑料导管或穿刺针将误入腹膜前间隙液体尽可能地排除，并在其他部位再次进行置管的过程。

腹膜透析管所致：腹膜透析液注入缓慢并导致局部疼痛，引流量不足并呈现淡血色。应尽可能引流已经注入的液体，然后拔除腹膜透析管并在其他部位再行置管。

2）引流的腹膜透析液呈淡血性：除腹膜透析管置入腹膜前间隙外，在置管后可以出现腹膜透析液呈淡血性的情况，可能是置管对腹膜或大网膜血管造成的损伤所致。多数情况下，持续腹膜透析后，腹膜透析液可以转为清亮。使用室温的腹膜透析液可以使微小血管破裂所导致的出血缓解或终止。

3）严重的合并症：急性腹膜透析管置管后出现引流液

呈明显的血性、血红蛋白降低或出现休克表现,提示腹膜内较大的血管被穿刺损伤,往往需要急诊腹腔镜检查并止血。如果出现尿量异常增加或尿糖异常阳性,往往提示膀胱被穿刺损伤。如果引流液中含有粪渣或气体,或水样腹泻液的葡萄糖浓度升高,可以提示肠管被损伤。当发生肠穿孔时,部分患者在拔除腹膜透析管后,可以自行缓解,但需要严密监视病情变化,并在腹腔内使用抗生素。如果发生腹腔内严重污染,需要外科进行肠道修补手术,此时需要将腹膜透析管暂时保留以便在术中可以借此发现肠管损伤的部位。肠管损伤后,腹膜透析治疗必须暂停一段时间,无论损伤的肠管是否得到修补。

2. 慢性腹膜透析管路的置入 慢性腹膜透析管的置入有三种方法:①手术切开置管;②经腹腔镜置管,包括使用微型套管针置管;③导丝引导下盲穿置管。直式或卷曲Tenckhoff腹膜透析管,无论是否有鹅颈结构,均可使用其中任何一种方法置入。但如果使用带有盘状或球状结构的腹膜透析管,如Toronto-Western管或Missouri管时则只能使用外科手术的方法。另外,Advantage管也可以使用任何方法置管。

(1)慢性腹膜透析管的置入方法及比较

1)手术置管,包括使用或不使用腹腔镜:优点在于手术过程直接可见。缺点是部分患者需要全身麻醉,可能导致术后肠梗阻的危险;切口较其他方法大,腹膜透析管周围的损伤较大,术后伤口愈合缓慢,且出血增加。另外,手术置管依赖手术室的配合。

2)导丝引导下盲穿置管:优点在于可以由肾脏内科医师进行,所需设备简单,费用降低。缺点在于如果操作不慎,可能将腹膜透析管置入肠管之间而不是游离的腹腔内,导致引流障碍。另外,穿刺针通常具有一定的锐度,因此约有1%的患者有导致肠穿孔或血管损伤。

3)微套管/腹腔镜(YTEC)技术:优点在于可以避免盲

穿置管所存在的危险,可以直视Tenckhoff腹膜透析管末端
在腹腔内的情况。由于使用直径较小的微套管和可扩展的
导管,可以使Tenckhoff管和涤纶套与腹壁之间紧密相接,从
而减少了腹膜透析液渗漏的可能。

（2）慢性腹膜透析管的手术置入:直视下手术切开式
置管的手术难度较低,对于肾脏内科医师而言,具备一定的
外科手术技巧后也可以自行完成手术。

1）术前准备:维持性腹膜透析管的置入在手术前应做
好充分的术前准备工作,其中包括以下常规性内容:向患者
及家属就腹膜透析置管术和维持性腹膜透析治疗进行充分
的告知,并获得知情同意,使其做好充分的心理准备。进行
必要的躯体准备,包括备皮、抗生素及麻醉药品的皮肤过敏
试验、血常规和凝血功能的检查、使用药物或灌肠解除肠道
积粪、手术前排空尿液和粪便。

患者在手术前常规使用抗生素预防感染,并在手术前1
小时内静脉输注,其中一代头孢菌素和万古霉素均可以作
为术前预防性抗生素使用。确认手术的切口和腹膜透析管
外口的位置。

对于特殊患者还应注意其他一些问题。对于合并心脏
疾患和(或)肺部疾患的患者应积极处理相应问题;低钾血
症患者需积极治疗低血钾,以避免手术中肠管过度胀气;糖
尿病合并尿潴留的患者在围术期应予以留置导尿处理;对
于大量腹水的患者,术前可行腹腔穿刺分次适量排出腹水;
多囊肾患者,如果部分囊泡巨大以致影响手术进程,可以考
虑将少数囊泡在超声引导下穿刺抽空囊液,并用固化剂封
闭以方便手术。

患者行腹膜透析置管术时,通常使用局部麻醉。局部
麻醉对患者的一般状况要求较低,且便于患者的术后康复。
在一些对痛觉比较敏感的患者,可以在除外禁忌证的前提
下,在手术前、中、后使用少量镇痛剂。在手术中应开放静
脉,但对输液量要有严格的控制。并建议使用心电血压监

测和(或)氧饱和度监测。

2)手术切开和外口的定位:切口的定位具有重要的意义,切口位置决定了腹膜透析管的位置,进而保障了腹膜透析管的正常功能并避免出现腹膜透析管移位、切口疝等合并症的出现。在通常情况下手术为下腹旁正中切口,即经腹直肌切口;以耻骨联合上缘为标志点,向上10~12cm,再向外侧2~3cm,即腹直肌的中点位置,该点为腹膜透析管进入腹腔的位置(图9-2-3)。置管后腹膜透析管远端位于膀胱直肠窝或子宫直肠窝最低点上1~2cm处。手术切口长度为2~5cm。另外还应根据患者腹部脂肪的厚度做适当调整,即肥胖患者的切口位置应适当下延长,反之消瘦患者应适当上延。另外,Swan-Neck腹膜透析管的腹内段的长度较直式Tenckhoff腹膜透析管长2cm,切开位置应适当提高。在选择切口位置时,切勿通过腹白线或过度接近腹白线。

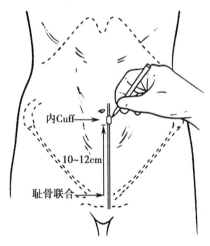

内Cuff

10~12cm

耻骨联合

图9-2-3 慢性腹膜透析置管时手术切开位置的选择

腹膜透析管外口的位置应在平卧和直立两种体位下确定,以保证患者在日常生活状态下外口均处于适当的位置。注意避免将外口置于裤带紧缩部位、皮肤皱褶内及肋骨边缘等位置,即避免外口长期受外界的刺激及由此导致的感染率增加。在腹膜透析管的置管中,重要的原则之一就是要将置入的腹膜透析管尽可能维持其原有的物理形状,人为地将腹膜透析管过度弯曲可以使之自身形成一定的张力,是导致透析管易位的重要因素。直式双涤纶套式Tenckhoff管外口定位的原则是:以腹膜透析管进入腹腔位置为标志点,外口应确定于该点的外上方,外涤纶套的外缘距表皮出口位置的距离为2cm(图9-1-6)。当外口完全愈合后,外口附近的皮肤将有一定收缩作用,最后外涤纶套的外缘距表皮出口处的距离为1~2cm。另外,这种皮肤收缩作用在过度肥胖或消瘦的患者更为明显,在定位时其出口位置时则应适当外移。也可以将腹膜透析管的皮下段设计成柔和的弧形,从向上的方向逐渐转向侧下方向;但需要注意,此时外涤纶套的外缘距表皮出口位置的距离应增加至4cm(图9-2-4)。由于Swan-Neck式Tenckhoff管所形成的皮下隧道成倒U形或鹅颈形,符合腹膜透析管的自然形状,实际操作时也可使用专用模板来定位隧道和外口的位置。与直式

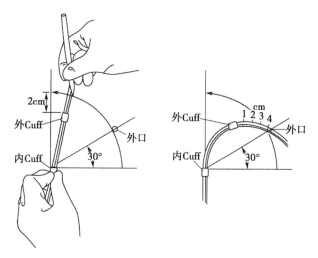

图9-2-4　慢性腹膜透析置管时外口位置的选择

腹膜透析管一样,对于过度肥胖和消瘦的患者应选择正常出口位置偏下部位。

3)手术步骤:用碘伏消毒手术野,消毒范围为上至剑突,下至股部中上1/3,左右至腋中线;按上述方法再次确定切口和外口位置;逐层局部麻醉;切开皮肤,注意切口的大小依患者腹壁脂肪的厚度而定,一般3~5cm,不宜过大。

切开或分离皮下组织,充分暴露腹直肌前鞘;纵向剪开腹直肌前鞘,注意切口不宜过大;钝性分离腹直肌,充分暴露腹直肌后鞘和(或)腹膜;切开腹直肌后鞘和腹膜,注意避免将腹膜过度撕裂;在腹膜切口周围行荷包缝合,注意选用小圆针,4号丝线,荷包缝合5~6针。

将腹膜透析管的两个涤纶套用生理盐水充分浸泡,并排出所有空气。

将专用导丝插入腹膜透析管内,在导丝的引导下将腹膜透析管通过切口置入腹腔内,首先沿腹壁向膀胱方向插入,当患者有排尿感觉后稍后退,再下压腹腔内脏器并向膀胱直肠窝或子宫直肠窝方向插入,多数情况下会出现明显落空感。当达到膀胱直肠窝或子宫直肠窝的最低点时部分患者有排便感,调整腹腔内腹膜透析管的长度使内涤纶套下缘于腹膜切口平齐;也有患者的落空感和(或)排便感不明显,在上述置管过程中如无明显阻力并达到预想目标亦可;在内涤纶套下缘收紧荷包缝合线并打结。

用注射器向腹膜透析管内注入生理盐水50~100ml,再令其自然引流,若引流液成线状则预示腹膜透析管的引流功能良好。

使用7号丝线间断缝合腹直肌前鞘,首先在腹直肌前鞘切口的最上端(即患者的头端)缝合一针,然后从最下端开始以0.5cm的针距向上逐一缝合,并使腹膜透析管自然向患者的头端一侧倾斜,最后一针在腹膜透析管的周围加强缝合,使全部内涤纶套固定在腹直肌前鞘和后鞘之间;将专用的隧道针与腹膜透析管连接,按事先设计的隧道形状,在切口与外口之间沿皮下组织内侧穿刺形成隧道和外口；冲洗伤口，缝合皮下组织和皮肤；纱布覆盖伤口。

腹膜透析管与专用的钛接头连接，再与延长导管连接，碘伏帽封闭导管出口，术毕。

4）手术中注意事项：从解剖学的角度，腹直肌后鞘仅存在于下腹的上1/3处，其组织结构相对腹膜而言韧度更高，在缝合腹膜荷包时应尽量将其与腹膜共同缝合。

手术切口应采用旁正中切口，确保内涤纶套置于腹直肌前鞘和腹直肌后鞘之间的腹直肌内。腹膜透析管在置入腹腔前，涤纶套需用生理盐水充分浸泡并排出其内的空气，以保障涤纶套与周围组织相连接。同时切勿将部分内涤纶套置于腹腔内，这样有造成局部腹腔内脏器与腹膜透析管之间粘连的可能。在缝合腹直肌前鞘时需要先在人体的头端缝合一针，以后自脚端向上逐一缝合，并在最后一针将腹膜透析管紧密封闭并固定于腹直肌内，这样可以有效避免腹膜透析管的移位。

在隧道成形过程中，应主要保持腹膜透析管原有的物理形状不被过度改变，例如使用鹅颈式腹膜透析管达到外口向下的目标，避免使用直式腹膜透析管而在皮下隧道内形成过大的曲度。

腹腔置管术需使用导丝和隧道针两种专用手术器械。导丝由不锈钢制成，其长度依腹膜透析管的长度有相应型号，使用时应保证导丝不超出腹膜透析管，以避免损伤腹腔内的脏器。在形成皮下隧道和外口时需使用隧道针，这样可以减轻因使用止血钳造成的局部损伤，同时形成的外口直径与腹膜透析管的外径吻合，保证术后外口的正常形成。注意避免使用手术刀和止血钳形成外口和隧道；在形成外口后，也切勿再次缝合外口，这样也可能导致外口的形成不良。

有些患者在准备行腹腔置管术时有较大量腹水，除在术前分次行腹腔穿刺排出腹水外，在手术中也应注意避免在切开腹膜后短时间内大量腹水排出,可以考虑在手术中先缝合腹膜荷包,再切开腹膜的方式减少腹部开放的时间。

尿毒症患者往往存在凝血机制异常,在手术过程中应当对所有明显的出血点进行结扎和电凝处理。由于腹直肌内出血的止血比较困难,因此需要在缝合腹直肌前鞘时,将出血部位的肌肉和前鞘一并缝合结扎止血。手术中隧道内出血的可能性也较大,需要在术中仔细观察是否有外口出血,必要时需要压迫止血或重新建立皮下隧道,术后也需要加强压迫止血。

(3)慢性腹膜透析管的腹腔镜置入:通过腹腔镜置入慢性腹膜透析管可以使用普通外科腹腔镜置管,也可以使用微套管,即YTEC技术置管。腹腔镜操作的方法并不统一,如有在腹壁上行2孔完成手术,或3孔完成手术,但基本原理一致。

以腹壁上行2孔完成手术为例。患者取头低平卧位,用芬太尼和咪达唑仑行基础麻醉,在切开处用0.5%利多卡因行局部浸润麻醉。于左侧腹直肌外缘,脐上3cm处做1cm横行切开。使用5mm的Trocar穿刺,进入腹腔。经该套管注入二氧化碳,建立气腹,维持腹内压在10~12mmHg。置入30°腹腔镜进行腹腔探查。于脐内侧下缘做1cm横行切开,腹腔镜引导下,用10mm的Trocar向斜下穿刺进入腹腔,取出穿刺锥心。将导丝置入Tenckhoff腹膜透析管内,经套管内置入腹腔,取出穿刺套管,在腹腔镜直视下将Tenckhoff腹膜透析管远端置入膀胱直肠窝或子宫直肠窝。取出腹膜透析管中的导丝。确定透析管上深部涤纶套的体表投影位置,于脐下2cm做一长5mm,深达真皮下层的横切口;用GraNee套线针经该切口穿刺,进入腹腔,引入2-0针织涤纶线。取出套线针,经切口另一端穿刺进入腹腔,绕过Tenckhoff透析管,抓住腹腔内的线头,将其带出体外。收紧固定线并体外打结,将透析管深部涤纶套固定在腹壁。退出第一穿刺点的套管,解除气腹,缝合筋膜层组织。于该穿刺孔皮下层向脐下缘穿刺孔方向钝性分离,建立一皮下隧道。将透析管经该隧道从第一穿刺孔引出;分别缝合2个穿刺孔各层组织,术毕。

（4）慢性腹膜透析管的盲插置入:目前有Tenckhoff套管针和Seldinger套管针两种技术可以用于慢性腹膜透析管的置管。盲插置管不能应用于存在腹腔内粘连的患者,也不适用于过度肥胖的患者。

以Tenckhoff套管针为例(图9-2-5)。套管针包括中央套管,两个可以拆开的侧翼套管和枕芯组成。

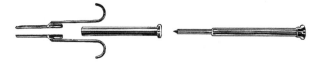

图9-2-5　Tenckhoff套管针示意图

置管位置的选择见图9-2-1。首先在腹腔内注入2000~3000ml的生理盐水或腹膜透析液。消毒置管部位,从皮肤至腹壁全层行局部浸润麻醉。在预先确定的穿刺部位切口皮肤1~2cm。用止血钳钝性分离筋膜组织。将Tenckhoff套管针组合,嘱患者绷紧腹壁,将穿刺针刺入腹腔内1~2cm,拔出针芯。将导丝插入腹膜透析管内,通过套管将腹膜透析管置入腹腔内并达到膀胱直肠窝或子宫直肠窝的位置,拔出导丝。固定腹膜透析管,拔除中心套管;将腹膜透析管的深部涤纶套推进至靠近腹膜位置;将两个侧翼套管向两侧分开,然后拔出。以切开为起点,在隧道针的引导下,将腹膜透析管沿皮下隧道至外口处穿出,术毕。

Seldinger套管针为塑料材质,其结构与Tenckhoff套管针相近,置管方法也相近。

（5）皮下埋藏式腹膜透析管的置入:慢性腹膜透析管可以在提前置入,即使用Moncrief-Popovich法。这种技术是在腹腔置管时将腹膜透析管的体外段"埋藏"在皮下组织内,这样周围的纤维组织可以在无菌环境下充分生长入腹膜透析管的涤纶套内,并使之更好愈合。常规置管后,在腹膜透析管内注入1000U肝素,并将透析管的末端封闭,将透析管的体外段置入皮下组织内,并缝合切口。腹膜透析管可以在皮下"埋藏"2~8周,或更长的时间。当需要开始腹膜透析治疗时,切口皮肤将透析管取出,并按常规方法形成外口。

Moncrief-Popovich法所使用的腹膜透析管与常规的鹅颈腹膜透析管相近,但皮下涤纶套长度较大,以满足可以与周围组织充分愈合的目标。在多数情况下,腹膜透析管功能良好,大网膜阻塞的情况较少。腹膜透析液中所包含的杂质成分在一定程度上具有致炎作用,同时在其他亚临床性感染的共同作用下,可以刺激腹膜并导致大网膜阻塞的发生,而Moncrief-Popovich技术完全避免了这种情况的发生。

(韩庆烽)

第三节 腹膜透析置管术后护理

1. 腹膜透析置管后的处理

(1)急性腹膜透析置管后的处理:急性腹膜透析管路置入腹腔后可以立即使用。例如每天进行4~8次的交换,每次透析液剂量从500ml开始,逐渐过渡至1000ml,最后为2000ml。

(2)慢性腹膜透析管路

1)处理原则:慢性腹膜透析管路置入后,在围术期内腹膜透析管的处理应遵循如下原则:

①根据实际情况,应在置管2~4周后方可将每次腹膜透析液的剂量调整至最大水平;②在手术当日及围术期内,应至少每周一次,最好每周三次在腹膜透析液内加入肝素,或使用1.5%腹膜透析液注入和引流一次,以避免纤维蛋白或血凝块阻塞腹膜透析管,减少大网膜粘连的可能;③如果在

置管后一周内开始腹膜透析治疗,则需要在每日一段时间内将腹膜透析液充分引流,也保证腹腔内呈干腹状态;④对患者的运动量进行必要的限制,以降低腹膜内压力,特别是当腹腔内腹膜透析液容量较高时;⑤应指导患者在围术期避免导致腹壁紧张的动作,如咳嗽等。其中,第①③④⑤目的是通过降低腹腔内压力以减少渗漏的可能,如腹腔内存在一定量的腹膜透析液,在站立或腹壁紧张时更易出现渗漏现象。如果在腹膜透析管置入后进行皮下埋藏,即使用Moncrief-Popovich技术,则不需要上述围术期的过程。

　　2)透析方式和方案:围术期内腹膜透析的方案取决于患者的临床状况。

　　需要急诊开始强化腹膜透析治疗的患者,如急性肾衰竭的患者。在这种情况下,腹膜透析治疗往往并不适合,可以考虑采用临时性血液透析治疗。但由于患者往往处于卧床状态,腹膜透析所导致的腹内压增高也可以有所限制,腹膜透析液渗漏的情况并不常见。在最开始的4个循环中,可以将腹膜透析液的量控制在500ml,以后4个循环增加至1000ml,其后患者可以耐受的前提下,逐渐将腹膜透析液的剂量提高至期望的水平。当患者临床状况缓解而并不需要继续采用急诊透析的方式,则应按下述原则安排透析方案。另外,如果引流的腹膜透析液呈淡血色,则需要在最开始的几个循环中,在腹膜透析液中加入肝素(500U/L)。

　　需要持续性腹膜透析治疗的患者。在置管后的第一个24小时,腹腔置管术后应立即将2L含500U/L的1.5%腹膜透析液注入腹腔,然后立即引流,或在腹膜透析管内注入100ml生理盐水,其中特别是当使用腹腔镜或导针技术进行置管时应如此。腹膜透析治疗在置管后2周后方可开始,也可提前,需要根据患者腹壁的解剖结构和术者经验而确定。应尽可能避免使用过高浓度腹膜透析液,会导致大量的超滤而增加腹压,同时每日应给予患者充足的暂停腹膜透析时间,以保障患者在腹腔内压较低的情况下促进伤口的愈合。例如,开始腹膜透析方案为在24小时内进行3次交换,时间分别为下午5时、晚间8时、夜间11时,次日晨起将腹膜透析液引流。每次交换的腹膜透析液剂量可以从小剂量开始,逐渐增加至治疗期望水平,同时患者可以耐受。也可以采用自动化腹膜透析治疗,通常为夜间间断式腹膜透析(NIPD)的模式,在夜间8个小时内进行3~5次交换,晨起将透析液引流并保持日间干腹状态。

对于不需要维持腹膜透析的患者。置管后第一个24小时,同上述过程。第二日至开始维持性腹膜透析前,至少每周一次用含500U/L肝素的生理盐水1L冲洗腹腔。

2. 腹膜透析管的护理　腹膜透析置管术后外口及切口的护理和其他外科手术切口相近。在术后的1~2周内,外口及切口需用敷料覆盖,如果敷料被血液或渗出物污染时应予更换,否则应避免不必要的更换。不能使用密闭的、不能透气的材料覆盖伤口,伤口局部也不能使用各种软膏。应教育患者尽可能避免腹膜透析管在外口部位发生移动,避免伤口预后延迟或合并感染。应在腹膜透析管近外口处,用蝶形胶布将腹膜透析管与皮肤固定。虽然数周后腹膜透析管外口部位可以不再覆盖敷料而直接暴露于空气中,但多数患者仍需要使用敷料,以减少外界的刺激作用。如果患者不再使用敷料,应每日更换内衣。

当外口充分愈合后,应开始常规外口护理。外口护理可以使用无菌水、抗菌肥皂以及多种消毒剂,后者包括0.001%碘伏和0.005%双氯苯双胍己烷(洗必泰),应注意消毒剂浓度不能过高,否则会产生毒性。在培训患者时,应强调患者洗手的正确方法。如果患者存在鼻腔内金黄色葡萄球菌,则可能与外口相同细菌的感染相关,有学者认为可以在鼻腔内使用莫匹罗星控制细菌,并预防腹膜透析管路的相应感染。培训时还应强调患者应定期观察外口及隧道是否有感染迹象。如果伤口和外口愈合良好,腹膜透析患者可以在术后数周后开始淋浴。在淋浴后应立即将外口部位擦干。通常不推荐患者游泳,如果泳池内的水细菌计数较高时,可以增加外口感染的机会。

(韩庆烽)

第四节 腹膜透析管拔除和重置

1. **急性腹膜透析管** 急性无涤纶套的腹膜透析管需要在使用3~4天内拔出。在腹腔内的液体引流后,拆除缝线,采用柔和的方式将腹膜透析管拔除。在可能情况下,自植入新的腹膜透析管前应保持腹腔休息数日。重新植入的腹膜透析管在位置上应与原置管位置至少旁开2~3cm,最好交替使用腹正中置管位置和侧腹置管位置。

2. **慢性腹膜透析管** 在某些特定的情况下,需要拔除腹膜透析管,如腹膜透析管相关性感染治疗无效、肾功能恢复正常或转入血液透析或肾移植等。如果腹膜透析管植入已经超过3个月,在拔出腹膜透析管时应在手术室内行手术切开,其中部分腹膜透析管需要将置于腹直肌内的深部涤纶套予以切除。

对于腹膜透析管的拔除,首先应确定手术属清洁手术或污染手术,对于污染手术应根据患者感染的性质和程度充分使用抗生素控制感染,非感染的患者在围术期内也应常规使用抗生素预防感染。

手术也通常使用局部麻醉。切口部位为原腹膜透析管隧道段的偏内侧部。切开皮肤,剥离皮下组织,确定腹膜透析管的隧道段。撕开腹膜透析管周围的鞘样纤维组织,游离腹膜透析管。用两把止血钳夹闭腹膜透析管,并在其中剪断腹膜透析管。提起内侧段腹膜透析管,用组织剪或手术刀,或电刀分离腹膜透析管及内涤纶套周围的组织,直至完全分离并拔除腹膜透析管。8字缝合拔管后腹膜部位所形成的空洞,完全封闭腹腔。同理,提起外侧段腹膜透析管,分离腹膜透析管周围组织及外涤纶套,直至完全分离并拔除腹膜透析管。如切口位置与外口位置距离过远,也可在外涤纶套表面另行一切口来剥离外涤纶套。原外口不必处理,以旷置为妥。在手术过程中应密切注意污染播散的可能性,如处理污染部位的器械不要在相对清洁部位使用。在完成上述手术步骤后,可以用0.5%的碘伏溶液反复冲洗伤口,再用生理盐水冲洗。如隧道局部形成脓肿,则应按外科处理原则予以清创,并可加用双氧水处理伤口。最后缝合切口,如为清洁切口可逐层缝合,如感染严重则可单层缝合,并在切口内加用引流条。注意在任何情况下,由于拔出腹膜透析管所导致的损失均需仔细缝合,以避免日后出现疝气或渗漏的情况。术后应密切注意伤口情况。

当腹膜透析患者的外口损伤或感染且药物治疗无效,或外涤纶套脱出等情况时,如果腹膜透析管周围的隧道并没有被病变波及,可以考虑皮下隧道再造术。切开皮肤及皮下组织,暴露腹膜透析管的皮下段,剪断腹膜透析管,拔出其远端部分,将一根新的腹膜透析管在相同的位置剪断,将其远端部分与患者存留的腹膜透析管用双向接头相连接,并形成新的外口。原有的外口感染在拔出原腹膜透析管后往往可以得到控制。

(韩庆烽)

第五节　腹膜透析管路相关
手术的质量控制

腹膜透析中心对腹膜透析管路的质量控制是腹膜透析中心管理的环节之一。应每年就患者腹膜透析管的相关问题进行统计和分析,包括腹膜透析管功能、合并症和相关感染等,同时也应包括腹膜透析管的技术生存率。腹膜透析中心所有相关人员,包括腹膜透析专业医生和护士,以及腹膜透析置管手术医生均应参与到腹膜透析管路质量控制的工作中。国际上对腹膜透析管功能状况有明确的技术标准,其中要求穿孔率小于1%,严重出血率小于1%,置管2周内外口感染发生率小于5%,置管2周内腹膜炎发生率小于5%,因腹膜透析管功能异常并需要矫正、重置管或退出的比率小于20%。

（韩庆锋）

▶ 第十章 腹膜透析液

第一节 腹膜透析液的主要成分 及生理作用

腹膜透析液(peritoneal dialysis fluids)是腹膜透析的重要组成部分。腹膜透析液的主要作用是：清除体内毒素，排出过多水分，补充体内所需要的物质，平衡体内外紊乱的物质。

1. 理想的腹膜透析液的要求 理想的腹膜透析液应该具备以下要求：

(1)能够具有持续、可预测性的溶质清除，而渗透剂很少被吸收。

(2)提供患者缺乏的电解质和营养物质。

(3)能纠正酸中毒，且不与透析液中的其他成分相互作用。

(4)无菌、无致热原。

(5)不含有毒的金属。

(6)对腹膜无害。

(7)符合人体的生理特点，具有良好的生物相容性。

(8)配方易于调整，允许加入适当的药物以适用不同患者病情的需要。

2. 腹膜透析液的主要成分 腹膜透析液由水、渗透剂、缓冲剂和电解质组成，有时还需要加入不同的成分。自从1959年被商用生产以来，腹膜透析液的成分没有明显变化。不同制造商生产的透析液规格有1.5L、2.0L、2.25L、2.5L、3.0L、5.0L和6.0L。早年，腹膜透析液被包装在玻璃瓶中，目前被包装在几个不同尺寸的折叠的塑料袋中。

（1）渗透剂：液体清除是腹膜透析的主要目的之一。应用高渗性渗透剂，通过改变透析液和血浆之间的渗透压梯度，从而达到清除水分的目的。20世纪40年代，葡萄糖开始被用作渗透剂。尽管有研究试用将其他渗透剂加入透析液中，但是未能显示出任何优势。

1）理想的渗透剂：理想的渗透剂应该具有如下特性：易于代谢，产生无毒性的降解产物；不易被吸收；对于腹膜无毒性、无损伤；价格便宜；低浓度时即有效的渗透剂；吸收后无代谢后果；如果被吸收，具有营养价值；易于生产；不应抑制腹膜的防御功能。

2）渗透剂的分类：按分子量大小，渗透剂可分为低分子渗透剂和高分子渗透剂。低分子渗透剂有葡萄糖（即含葡萄糖的透析液）、氨基酸、木糖醇、甘油，分子量90~200Da。其中以葡萄糖最为常用。高分子渗透剂有葡聚糖、多肽、明胶以及多聚阳离子，分子量从20 000~350 000Da。应用这些高分子渗透剂，需要高浓度以产生渗透梯度，而后者可能导致黏滞度过高，因此影响透析液灌入和流出，其中以葡聚糖为常用。目前，葡萄糖、氨基酸、葡聚糖腹透液已商业化，并在临床广泛应用。尽管含其他渗透剂的新型腹透液已进入临床使用，但是以葡萄糖为渗透剂的腹膜透析液仍然是目前最常用、最经济的透析液。在我国，当前仅有葡萄糖透析液，以葡聚糖、氨基酸等为渗透剂的腹膜透析液尚未进入国内市场。

甘油：是一种比葡萄糖还要小的渗透剂，由于甘油的分子量小（仅有92Da）、相对高的渗透压/单位质量相对高、pH值较葡萄糖透析液高，故被认为可以作为渗透剂，从而开始被用于糖尿病患者的腹膜治疗。然而，由于快速弥散入血，甘油透析液的超滤较葡萄糖透析液少。此外可能导致甘油蓄积，引起血浆渗透压过高以及高甘油三酯血症，因此还未进入临床使用。

多肽类：与2.5%葡萄糖腹透液相比，短链多肽类被吸收的情况低于葡萄糖,超滤能力与2.5%的葡萄糖腹透液相似。然而,需要长期的研究来评估多肽类对于腹透患者营养状态的影响。

右旋糖酐:自20世纪60年代开始,中性右旋糖酐被作为渗透剂,10%的右旋糖酐溶液超滤好,40%~60%的右旋糖酐溶液在存腹6小时后即会负超。由于右旋糖酐在体内蓄积能够导致单核-吞噬细胞系统被阻断,因此不适于作为腹透液的渗透剂。

木糖醇:木糖醇被尝试作为一种渗透剂应用于糖尿病患者。初步研究发现,使用木糖醇有助于减少糖尿病的代谢并发症以及血糖水平。然而,由于木糖醇具有几个潜在的严重的不良反应,包括乳酸酸中毒、高尿酸血症、致癌性以及肝功能受损,尚未被应用。

(2)缓冲剂:已有三种不同的缓冲剂用于控制腹膜透析患者的酸中毒,分别是醋酸盐、乳酸盐和碳酸氢盐。目前,以乳酸盐、碳酸氢盐为缓冲剂的透析均在临床应用。尽管发达国家已经开始应用碳酸氢盐或碳酸氢盐/乳酸盐混合的透析液,但是在我国仍以乳酸盐透析液为主。

1)醋酸盐:在慢性肾衰竭时,醋酸盐控制代谢性酸中毒的效果与乳酸盐一样好。但是,其主要缺点是经常引起灌液时腹痛,以及硬化性腹膜炎,而后者会导致超滤明显减少,因此目前已经不用。

2)乳酸盐:是常用的控制酸中毒的缓冲剂。有时与灌液时疼痛相关,偶尔乳酸盐过多被吸收可能导致脑病。但是,乳酸盐透析液仍然是较为安全的。商用的乳酸盐浓度有35mmol/L和40mmol/L。乳酸盐进入机体后需要在肝脏代谢为碳酸氢盐而发挥缓冲作用。因此不适合应用于肝功能障碍、乳酸酸中毒的患者。

3)碳酸氢盐:与其他缓冲剂相比,碳酸氢盐能在更为生理性的条件下,控制酸中毒,是一种生理性的理想缓冲剂。但是常用的缓冲剂是乳酸盐而非碳酸氢盐,是因为在储存期间,碳酸氢盐与钙可能形成沉淀(形成碳酸钙)。近年来,随着新的多室腹膜透析液系统开始应用,现在已经能够应用碳酸氢盐替代乳酸盐。但是新型透析液的费用较高。

4)丙酮酸盐是一种乳酸盐或碳酸氢盐的替代缓冲剂,尚未临床使用。

(3)电解质组成:商用透析液中的电解质包括钠、钙、镁以及氯离子。已有报道,某些矿物质,如焦磷酸铁或右旋糖酐铁也已被加入透析液中。此外,钾也能被加入到腹膜透析液中。在当前腹膜透析液中,钠、镁、钙以及氯离子的浓度均与血浆浓度相近。这些离子通过腹膜的清除是依赖弥散梯度,或多或少地依赖于对流。当血钠、血钙均处于正常浓度范围时,在4小时存腹后,每分升液体清除,大约有10mmol/L钠离子、0.1mmol/L钙离子被清除。

1)钠:腹膜透析液中的钠离子浓度一般在130~137mmol/L。由于腹膜透析清除液体主要靠对流来完成,因此从血浆中清除水分的量超过钠的清除量,因此可能导致高钠血症。因此,腹膜透析液中的钠离子浓度较低,有助于抵消高钠血症的发生。常用透析液钠浓度一般为132mmol/L。当患者存在明显的低钠血症时,可以通过向透析液中加入适当剂量的10%氯化钠来有效地纠正低钠血症。

2)钙:当前腹膜透析液的钙离子浓度通常为1.25~1.75mmol/L。由于终末期肾脏病(ESRD)患者在进入透析前,钙磷代谢紊乱主要表现为低钙血症、高磷血症、继发性甲状旁腺功能亢进,因此在20世纪70年代,腹透液中最常用的钙离子浓度是1.75mmol/L(即3.5mEq/L),远高于血钙水平,以纠正低钙血症。但是,在应用钙浓度1.75mmol/L透析液的患者中,由于同时应用含钙的磷结合剂和维生素D类似物,因此高钙血症很常见。研究显示,开始腹膜透析治疗3个月后,高钙血症、高磷血症即成为主要的钙磷代谢紊乱表现,71%的患者发生高钙血症。

当前我国商用腹膜透析液中钙离子的浓度只有两种——1.25mmol/L和1.75mmol/L。选择应用不同钙离子浓度透析液是纠正钙平衡的重要措施之一。2009年KDIGO在慢性肾脏病-矿物质和骨代谢紊乱（CKD-MBD）诊断、评价、预防和治疗的临床实践指南中建议：在慢性肾脏病5D期的，使用钙离子浓度为1.25~1.50mmol/L的透析液。传统的腹膜透析液（Ca^{2+}浓度1.75mmol/L）是一种非生理性的高钙透析液，适合于低血钙患者。长期使用高钙透析液将会导致机体的正钙平衡，加重钙负荷，从而导致iPTH减低，骨形成减少，促进低转运骨病的发生。钙浓度1.25mmol/L的透析液适用于高血钙或血钙在正常值高限的患者，或血钙虽然正常但需要应用含钙的磷结合剂或活性维生素D的患者。研究显示，在大多数患者中，低钙透析液（1.25mmol/L）较为安全。然而，在一些患者中可能发生低钙血症，尤其对于不遵医嘱服用含钙的磷结合剂患者。因此应用过程中应该加强对血钙、磷及iPTH指标的监测，注意调整治疗包括透析液钙离子浓度，以维持矿物质和骨代谢在目标值范围。

3）镁：在腹膜透析患者中，高镁血症很常见。当前腹透液中常用的镁浓度为0.25~0.75mmol/L。在大多数研究中，使用镁浓度为0.75mmol/L的腹透液会导致高镁血症。因为血镁水平持续升高可能会导致骨病，因此为使血镁水平最适化，镁浓度为0.25mmol/L的透析液更为常用。也有研究尝试应用不含镁的透析液，这样可以通过应用镁盐来作为磷结合剂。但是需要经常监测血清镁，因为低镁血症容易引起心律失常。

4）钾：高钾血症是终末期肾脏病患者最常见且危险的并发症，应用不含钾的透析液有利于将血钾维持在4mmol/L左右。因此为控制腹透患者的钾平衡，在商用透析液中通常不含钾。但是，针对发生低血钾的腹透患者，可以通过向透析液中加入钾来纠正。

5）其他添加剂：近年来发现，某些添加剂可能有助于保护腹膜，比如，N-乙酰氨基葡萄糖苷酶（NAG）、透明质酸（HA）、低分子肝素（LMWH）。临床研究显示，低分子肝素可以增加超滤，在每天早上的透析液中应用一次低分子肝素（4500U），3个月后超滤增加，原因可能是低分子肝素减少了在腹腔内灌入葡萄糖腹透液后常规发生的血管扩张。透明质酸改善超滤的益处仅在动物模型中显示。但是这些添加剂（NAG、HA或LMWH）或缓冲剂（丙酮酸盐）都还未能被推荐用于临床，尚需进一步证实。

这些不同成分配方的透析液使临床医生得以基于不同腹透患者电解质的情况及代谢特征，个体化地制定腹透处方。

（赵慧萍）

第二节 腹膜透析液的生物相容性

有关腹膜透析液生物相容性的研究显示，含葡萄糖乳酸盐的腹膜透析液是酸性pH值（pH5.5）、高葡萄糖降解产物（GDPs）的腹透液。它的生物相容性差，对腹膜的结构和功能损害较大。GDPs是葡萄糖透析液在加热灭菌或储存过程中生成的反应性的羰基复合物。GDPs在体外实验中对于许多细胞都具有毒性，在体内可能也是有毒性的。

最近，中性pH值、低葡萄糖降解产物或生物相容性的新型腹膜透析液已经被生产。新型透析液以碳酸氢盐、碳酸氢盐/乳酸盐的混合物作为缓冲剂，取代了乳酸盐，通过应用多室腹透液系统，有效减少了GDPs含量，而且避免了碳酸氢盐与钙的沉淀反应，具有中性pH值、低浓度的GDPs，是生物相容性较好的腹膜透析液，可以使患者耐受性和腹膜的结构和功能均有改善。当用于相同的总缓冲剂离子浓度时，应用碳酸氢盐或碳酸氢盐/乳酸混合物的透析液明显减少了灌液时疼痛，在纠正酸中毒方面与乳酸盐同样有效。前瞻性随机研究显示,这种透析液与透析引流液中的腹膜完整性标记物,尤其是肿瘤抗原-125(CA-125,用于测量腹膜间皮细胞数量)的升高相关联。还有研究显示,应用低GDPs腹透液的患者能更好地保护残余肾功能,减少了无尿的风险。然而,其对于腹膜功能的长期影响还不确定。

(赵慧萍)

第三节 几种常见的腹膜透析液

1. 乳酸盐葡萄糖透析液 是目前最为常用的葡萄糖透析液,具有不同容量、不同葡萄糖浓度、不同配方。可购买到的葡萄糖腹膜透析液的容量有: 1L、2L、2.5L、3L、5L、6L/袋。目前国内主要使用的是葡萄糖乳酸盐透析液(表10-3-1)。

葡萄糖是腹膜透析液最常用的渗透剂,分子量为180Da。目前有三种不同的一水葡萄糖(Glucose·H_2O)浓度的透析液: 1.5%、2.5%、4.25%,其对应的无水葡萄糖浓度分别为1.38%、2.27%、3.86%,这些透析液的渗透压分别是346、396、485mOsmol/L。为合理控制腹膜透析患者的容量状态,需要选择不同葡萄糖浓度的透析液,以达到干体重及控制血压。葡萄糖并非理想的渗透剂,因为它容易被吸收,导致超滤时间较短。葡萄糖的吸收还会导致几种代谢性并发症,例如高胰岛素血症、高血糖、高脂血症以及体重增加。而且,这些透析液中的高葡萄糖浓度、低pH值、葡萄糖降解产物(GPDs),由于部分或全部生物不相容性,通过抑制吞噬作用和杀菌活性,能够影响腹膜的宿主防御机制。

葡萄糖作为渗透剂的主要益处是价格便宜、安全、易于得到。而且,因为葡萄糖腹透液投放市场已久,广受肾病学家的接受。迄今为止,尚无其他渗透剂被证明优于含葡萄糖的腹透液。

表10-3-1 目前国内主要使用的葡萄糖
乳酸盐透析液的成分

	含水葡萄糖（C₆H₁₂O₆·H₂O，g/100ml）	渗透压（mOsmol/L）（理论值）	离子浓度（mmol/L）					pH
			钠	钙	镁	氯化物	乳酸盐	
1.5%葡萄糖腹膜透析液	1.5	346	132	1.75或1.25	0.25	96	40	5.2（4.5-6.5）
2.5%葡萄糖腹膜透析液	2.5	396	同上					
4.25%葡萄糖腹膜透析液	4.25	485	同上					

乳酸盐:是腹膜透析液中最常用的缓冲剂,纠正酸中毒效果好,安全性较好,有时会引起灌液时疼痛。由于乳酸盐需要在体内经肝脏代谢为碳酸氢盐而发挥缓冲作用,因此不适合用于肝功能障碍、乳酸酸中毒的患者。

2. 碳酸氢盐透析液　碳酸氢盐是一种生理性的理想缓冲剂。然而,它与含钙、含镁的透析液不相容,尤其在长时间储存后。为克服这个问题,采用双室透析液袋系统可以预防,即通过用两个独立的袋子,将碳酸氢盐和钙盐、镁盐分装在不同的袋子中,在向腹腔中灌液的时候再将它们混合。研究发现,在透析液中将不同浓度的碳酸氢盐与乳酸盐混合,可能是一种更理想的生理性溶液,不但可以避免纯碳酸氢盐缓冲液引起的腹膜固有细胞酸中毒,而且可避免毛细血管扩张引起的超滤量减少,从而增加超滤量。

3. 葡聚糖透析液(艾考糊精透析液, icodextrin)　葡聚糖是不同长度寡核苷酸/多糖链组成的葡萄糖聚合物,70%分子的分子量≤3000Da,平均分子量大约17000Da。最初,尝试过低分子量寡核苷酸/多糖类,分子量大约900Da,但是作用有限。葡聚糖透析液(Extraneal™)是腹膜透析中应用的主要的葡萄糖聚合物。

常用的葡聚糖透析液是7.5%浓度的溶液,与葡萄糖透析液具有基本相同的电解质成分。葡聚糖透析液的渗透压与1.36%的葡萄糖透析液不同(渗透压=350mOsmol/kg),与正常血浆渗透压范围相同,或稍低。与葡萄糖透析液相比,葡聚糖透析液中大分子的存在,明显改善了通过小孔的渗透效率,也减少了渗透梯度随时间的减少,这样使得在存腹8~12小时后,仍然可以持续超滤。因此,葡聚糖透析液适用于长时存腹,比如对于葡萄糖吸收迅速的患者(即高转运的患者),可应用葡聚糖透析液存腹过夜。尤其适用于糖尿病患者,以及需要增加超滤的患者。由于碳水化合物的负荷减少,葡聚糖透析液同时也具有了一些长期的代谢益处,如有利于糖尿病患者血糖控制、改善胰岛素抵抗、改善脂质代谢紊乱等。

麦芽糖、麦芽三糖以及其他的寡核苷酸/多糖类的血浆浓度显示,随着这些渗透剂增加,可能导致不良反应。有报道,皮肤反应的发生率相对高(大约15%)。另有报道,应用葡聚糖透析液,培养阴性腹膜炎的发生率9%~50%,分析原因可能与一些批次被细菌壁分解产物肽多糖污染有关。在生产商自愿召回了可疑污染的透析液之后,腹膜炎的发生减少。长期临床应用显示,未发现由于麦芽糖蓄积导致的明显不良反应。

4. 氨基酸透析液 营养越来越被认识到是透析患者转归的重要预测因子。营养不良在腹膜透析患者中很常见,与较高的死亡率和较高的住院率相关。然而几个因素与透析患者的低蛋白水平相关,腹透患者的透析液中容易丢失大量的蛋白质,估计每天蛋白质丢失多达15g,氨基酸丢失2~4g。因此应用氨基酸透析液,氨基酸被从腹透液中吸收,可能有助于蛋白合成,从而有可能改善腹膜透析患者的营养状态。

然而,氨基酸透析液的早期经验并不成功,研究患者中未见到或仅见到很少的营养益处。这种少见益处的原因可能是较早的氨基酸腹透液设计得不好。相比而言,后来的研究应用1.1%的氨基酸透析液发现,其与1.36%的葡萄糖透析液具有同样的渗透压,二者一样有效。1.1%的氨基酸透析液由必需氨基酸和非必需氨基酸联合组成(Nutrineal:Baxter Health Care)。这种透析液的pH值是6.7,渗透压365mOsmol/kg。多个研究显示,这种透析液能够改善透析患者的营养状态。常见副作用包括:可能加重酸中毒、升高血尿素氮。当处方氨基酸腹透液时,应该考虑到如下问题:氨基酸透析液被注明只应用于营养不良或糖尿病患者,和(或)复发性腹膜炎的患者;1.1%的氨基酸透析液大部分由透析患者所需要的必需氨基酸组成;要保证患者同时摄入足够的热量。

葡聚糖透析液及氨基酸透析液都可被用于减少患者腹膜的葡萄糖暴露以及总的葡萄糖负荷。然而,尚无资料显示,应用葡聚糖透析液或氨基酸透析液每天替代2袋葡萄糖透析液会带来明确的临床益处。

(赵慧萍)

第四节　腹膜透析液中其他成分的添加

在某些临床情况下,一些其他成分可以被添加至腹透液中。常用添加成分包括钾、肝素、胰岛素以及抗生素等。加药过程必须遵守无菌原则: 在将针插入进药端口之前,应该在端口擦拭碘伏,然后用70%乙醇棉签擦拭,或是将洗必泰放在进药端口处5分钟。

1. **钾**　商用腹膜透析液中通常不加钾,目前可购买到的透析液中的钾浓度为0~2mmol/L。临床上多用不含钾的透析液。由于高钾血症是终末期肾脏病患者最常见的危险并发症,因此应用不含钾的透析液有利于将血钾维持在正常水平4mmol/L左右。但是,由于食欲下降,钾摄入减少,或由于其他原因导致钾排出增加,10%~36%患者会发生低钾血症。对于这些患者,可通过向透析液中加入3~4mmol/L的钾予以纠正。同时,强烈推荐患者口服补钾。

2. **肝素**　肝素经常被加至透析液中,用于预防和治疗腹透液中纤维蛋白形成,尤其在腹膜炎期间,容易产生纤维蛋白,甚至可能阻塞腹透管。当在腹透液中见到纤维蛋白丝或凝块时,可以临时向透析液中加入肝素200~500U/L,以防止纤维蛋白凝块形成堵塞腹透管。但是一旦出现引流不畅甚至梗阻时,通常对肝素的反应性很差,这时有必要注入纤维蛋白溶解剂。由于肝素或纤维蛋白溶解剂都不会通过腹膜被吸收,因此不会产生全身抗凝。

3. **胰岛素**　当前由于含葡萄糖透析液是最常使用的

透析液,因此糖尿病腹透患者需要应用胰岛素来抵消腹腔的高葡萄糖负荷,以控制高血糖。糖尿病腹透患者的血糖控制可通过皮下注射胰岛素、腹透液中加入胰岛素或两种方法联合应用。已经发现,在糖尿病患者腹透时,腹透液中加入胰岛素与皮下注射胰岛素同样有效。由于长期通过腹透液中加入胰岛素来控制血糖使患者发生腹膜炎的风险增加,因此笔者并不推荐长期通过腹透液中加胰岛素来控制血糖。但是,当血糖控制不佳、应用自动腹膜透析机或某些特殊情况下,仍需将胰岛素加入腹透液中控制血糖。

通常腹腔内加入胰岛素,需要频繁地监测血糖(大约每6小时一次)。随着葡萄糖浓度增加,透析液中的胰岛素剂量也要增加,可参考下面的简单公式:1.5%葡萄糖透析液,加入胰岛素4~5U/L;2.5%透析液中加入胰岛素5~7U/L;4.25%透析液需要加入胰岛素7~10U/L。

4. 抗生素 多种抗生素常常被加到腹透液中治疗腹膜炎。2010年国际腹膜透析协会(ISPD)关于腹膜透析相关感染的建议中明确指出:治疗腹膜炎时,腹腔内应用抗生素优于同样剂量的静脉用药。因为经腹腔使用可在局部达到较高的药物浓度。腹腔给药的另一个好处是,患者经适当的培训后可自行在家进行,还避免了静脉穿刺。

(1)给药方法:经腹腔使用抗生素可以在每次交换时用(持续给药)或每天一次(间断给药)使用。间断用药与连续用药同样有效。间断给药时,装有抗生素的腹透液至少要存腹6小时,使抗生素被充分吸收进入全身循环中。指南中详细列举了CAPD和APD患者腹膜炎持续和间断给药的剂量。

(2)药物在透析液中的相容性:一旦确定腹膜炎,应同时应用分别针对革兰阳性菌和阴性菌的两种抗生素开始经验性治疗。常用万古霉素或一代头孢菌素覆盖革兰阳性菌,三代头孢或氨基糖苷类药物来覆盖革兰阴性菌。万古霉素、氨基糖苷类药和头孢菌素可混于一袋透析液中,而不会失去其生物活性。然而,由于药物的化学不相容性,氨基糖苷类药和青霉素不应加到同一袋透析液中。对于任何需要混用的抗生素,必须分别用不同的注射器来加。葡聚糖透析液和万古霉素、头孢唑林、氨苄西林、氯唑西林、头孢他啶、庆大霉素或两性霉素是相容的。

（3）药物加入透析液之后的稳定性:研究显示,一些抗生素加到含葡萄糖透析液中,其稳定的时间不同。将万古霉素(25mg/L)加到透析液中,在室温下储存28天是稳定的,较高的环境温度可减少其稳定的持续时间。庆大霉素(8mg/L)存放14天是稳定的,但是混合有肝素后稳定性持续时间减少。头孢唑林(500mg/L)在室温下至少可存放8天,冷藏可存放14天,加肝素没有不利影响。头孢他啶的稳定性稍差,浓度为125mg/L的头孢他啶在室温下4天是稳定的,而冷藏时7天是稳定的,浓度为200mg/L的头孢他啶冷藏可稳定10天。透析液中的头孢吡肟在冷藏条件下可稳定14天。关于不同的新型透析液中加入抗生素的稳定资料还有限。

(赵慧萍)

▶ 第十一章 腹膜透析处方的
制订和充分透析

第一节 腹膜透析方式

1. 分类方法

（1）根据是否依靠机器操作：所有需要依靠腹膜透析机进行操作的腹膜透析统称为自动化腹膜透析（automated peritoneal dialysis, APD），与APD相对应的则是手工操作的腹膜透析。根据需要，我们也可以将APD和手工腹膜透析相结合。

（2）根据治疗是否持续：腹膜透析可24小时持续进行，包括手工的持续不卧床腹膜透析（continuous ambulatory peritoneal dialysis, CAPD）和夜间依靠机器腹透而白天保持存腹状态的持续循环式腹膜透析（continuous cyclic peritoneal dialysis, CCPD）。

腹膜透析也可间断进行，称为间断腹膜透析（intermittent peritoneal dialysis, IPD），手工或机器操作均可。夜间依靠机器腹透而白天干腹称为夜间间断腹膜透析（nocturnal intermittent peritoneal dialysis, NIPD），反之之为白天间断腹膜透析（daytime intermittent peritoneal dialysis, DIPD）。

（3）其他特殊类型：APD中的潮式腹透（tidal peritoneal dialysis, TPD），持续流式腹透（continuous flow peritoneal dialysis, CFPD）。

2. 常见腹膜透析方式的特点

目前，我国最常用的腹透方式是手工操作的IPD和CAPD。APD因机器昂贵，其使用率在不同国家和地区存在很大差异(相关介绍详见第四节)。

手工IPD和CAPD操作无需患者卧床,也不固定场所,可在任何洁净避风的地方进行,这是优点。但因患者每日需换液操作数次,若不能遵从无菌原则,会增加感染风险,因此需加强培训和再培训。腹透操作和培训内容见另章节。

(1)手工IPD

1)特点:手工IPD根据患者病情及生活习惯,设定每日透析总量、换液次数、存腹时间和透析液葡萄糖浓度。与机器IPD相比,手工IPD虽不能对透析液进行自动加温、入液和引流,但灵活度高,便于实施,被广泛采纳。

由于这种方法非24小时持续治疗,透析液与腹膜接触时间较短,对中小分子物质、及水钠清除均有一定限度,故需掌握适应证。

2)适应证:①有残余肾功能,不需要24小时持续腹透治疗;采用IPD方案可达到透析充分性。②腹透置管术后,作为CAPD治疗的过渡方式。③因腹膜高转运而夜间存腹负超的患者,可行IPD,保持夜间干腹。④因患者自身情况,如疝气、胸腹瘘、心衰等,白天或夜间不能耐受持续存腹,或因经济原因不能接受持续透析者。

3)注意事项:①需要定期评估临床症状和透析充分性指标,调整透析处方。②个别患者放空腹透液有轻微不适,可少量透析液留腹。

(2)CAPD

1)特点:CAPD始于1975年,由Popovich和Moncref基于氮平衡的基础上提出来,是全世界最常使用的腹透方式。目前我国均采用Y型接口的双联(双袋)系统(Y set),这个系统包括透析液袋、空袋、管路和辅助设备(连接短管和预充满碘伏的碘伏帽),整个系统是无菌的,操作步骤非常简单,明显降低了腹膜炎发生率。

CAPD为24小时持续治疗,接近正常肾脏生理特点,每日对中小分子物质及水钠清除总量均优于IPD,是维持腹透患者,尤其是残余肾功能丢失者首选的治疗方式。

CAPD同样根据患者病情及生活习惯,设定每日透析总量、换液次数、存腹时间和透析液葡萄糖浓度。

2)适应证:除一些仅能采用IPD的病例外,CAPD几乎适用于所有维持腹透患者。

3)注意事项:①CAPD是一种灵活而符合人性的治疗方式,可个体化制订处方,每日腹透液灌入总量及每袋存腹时间可有较大差异。同样需要定期评估临床症状和透析充分性指标,调整透析处方。②个别患者接受CAPD有不适主诉,如腹胀、食欲不佳,反酸、夜眠差等,需具体分析,查明原因。一旦怀疑与透析液灌入量大有关,或腹透液长存腹时负超明显,需要改变腹透方式或调整处方。

（董　捷）

第二节　充分透析

1. 充分透析的概念

（1）什么是充分透析:绝对"充分透析"在理论上并不存在,现有的血透或腹透技术均不能达到正常或接近正常肾脏功能完成的生理功能。相对"充分透析",是指在满足患者基本营养需求的前提下,机体内环境适应一定毒素水平而达到的"相对稳态"。临床上,达到相对稳态、透析充分性好的患者可表现为,但不仅限于以下方面:

1)无尿毒症临床症状(恶心、呕吐、乏力、食欲差、皮肤瘙痒、失眠等)。但要注意,有时临床症状并不一定和尿毒症相关,还要仔细查找病因;此外,尿毒症症状轻重和个体敏感性有关,不一定和病情严重程度成正比。

2)食欲和营养状态良好,体力如常。

3)容量负荷、贫血、高血压控制佳。

4）无代谢性酸中毒和钙磷代谢失衡。

5）心血管病等慢性并发症减少或消失。

6）生活质量好,能通过维持透析达到长期生存。

（2）饮食管理与充分透析:饮食管理是达到充分透析的重要前提。如果将机体看作一个氮代谢池,患者摄入的饮食蛋白质即摄入总氮,而丢失氮可通过尿液、透析液、粪便、皮肤和呼吸等途径。当透析患者摄入总氮和丢失氮达到动态平衡,就是处在氮平衡状态,则血尿素氮水平稳定,营养状态维持良好。反之,如果我们不能监控患者的饮食量和结构,机体可能累积过多代谢废物、出现透析不充分,或摄入不足、相对过度透析。

腹透患者饮食摄入推荐详见第十八章第二节。当每日饮食蛋白质摄入0.8~1.2g/kg理想体重时,约需要每周Kt/V1.7~2.0,机体可达到氮平衡状态。

（3）长期生存与充分透析:虽然充分透析的益处能够体现在诸多方面,但其最终应能延缓患者死亡,达到长期生存。这意味着,对任何一个反映透析充分性的指标,均应在长期随访中验证其对生存率的预测价值。既往的大量观察性队列研究也正是着眼于此,某一项透析充分性指标,譬如每周尿素清除指数（Kt/V）或校正的肌酐清除率（Ccr）,如果低于某一数值时患者死亡率上升,高于这一数值死亡率下降,那么这个数值就被认为是充分透析的目标值。

（4）充分透析和充分透析目标值:尽管充分透析时机体有上述各方面表现,但“相对稳态”本身难以被评估。因而,学者们试图用溶质的绝对清除量,即每周Kt/V和校正Ccr来代表这种稳态。这一概念的转换显然并不适当,却具实用性。前提是,当饮食摄入控制于一定范围时,溶质绝对清除量间接反映稳态。

2. 充分透析目标值

（1）溶质清除:小分子溶质清除的绝对值常常用来反

映透析充分性,尽管这种评估方法并不理想,但较为实用,仍然被广泛采用。尿素和肌酐就是代表性的小分子溶质,每周尿素清除指数(Kt/V)和校正肌酐清除率(Ccr)是最常用的透析充分性指标。其目标值的界定来源于观察性队列研究和少数随机前瞻对照研究。

1)每周尿素清除指数(Kt/V)和校正肌酐清除率(Ccr)的测定:①方法及影响因素详见第七章第三节。②频度:根据国际腹膜透析学会相关指南,应在腹透开始后第一个月检测首次透析充分性,此后至少每4个月应检测一次。腹透开始一个月内可能存在腹膜转运状态不稳定,不宜检测;有腹膜炎者需在腹膜炎治愈4周后进行。

2)KT/V和Ccr目标值的界定:依据现有研究结果得出目标值:2001年,美国肾脏病基金会(NKF)发布了关于改善肾脏病和透析生存质量的临床指南,对CAPD和APD患者,每周Kt/V≥2.0,校正Ccr≥60L/1.73m² (高转运及高平均转运)及50L/1.73m²(低转运及低平均转运)。这个目标值的提出基于1996年著名的美加联合试验(CANUSA)。该研究调查了680例患者,发现Kt/V每增加0.1,死亡危险度下降6%;校正Ccr每增加5L/1.73m²,死亡危险度下降7%。然而,来自于观察性研究的结论并不令人信服。

2002年发表的ADEMEX研究是在美国和墨西哥的24家中心进行的一项较为严格的随机对照研究。这项研究共纳入965例,随访至少2年。研究结果出乎意料,当干预组增加透析剂量把Kt/V提升到2.0以上时,其1年和2年生存率并不优于使用常规4袋透析,Kt/V维持在1.8,校正Ccr在55L/1.73m²左右的对照组。同期,2003年发表了中国香港的另一项随机对照研究。这项研究入选了32例CAPD患者,根据不同的Kt/V目标值,将患者随机分为三组,Kt/V分别在1.5~1.7,1.7~2.0,>2.0,结果发现三组患者的生存率、营养状况和住院率均差异无统计学意义;仅在kt/V<1.7的患者,因被医生临床判断为透析不充分或容量负荷而退出研究的

比例较多。

以上两项随机对照研究提供的A级证据成为后来制定一系列指南,包括2006年国际腹膜透析学会(ISPD)关于溶质和水分清除指南、2006年欧洲最佳实践指南、2011年加拿大腹透充分性指南的重要依据,即推荐腹透患者的Kt/V至少应达到1.7,不论残余肾功能水平。

关于目标值的说明:目前提出的目标值还有很多不足之处,值得进一步探讨。需要注意:①Kt/V包括腹膜和残余肾功能两部分。基于残余肾功能在大分子物质清除,内分泌功能维持,液体清除和血压控制方面的优势,肾脏的功能并不能由透析完全代替。因此,残余肾Kt/V所占比例是否对目标值有影响,还需要探讨。②目前Kt/V目标值仅仅指小分子溶质清除的最低目标,而非靶目标值,关于V的计算方法探讨还不足。因此,针对个体Kt/V是否达标需要结合蛋白质摄入量和体表面积来判断。③目前Kt/V目标并没有考虑到患者体格差异(V不同)和不同国家和地区透析人群本身生存率的不同,Kt/V目标值可能因人因地而不同。④对于Ccr的目标值尚无特殊规定。这是由于有残余肾功能的患者Ccr往往大于尿素清除率,而在无残余肾功能的患者Ccr高低又有赖于腹膜转运类型和体表面积,不易判断。⑤目前Kt/V目标值未区分CAPD和APD两种情况,也未给出不同腹膜转运类型患者的目标值。⑥透析充分性所代表的机体"相对稳态"是一个综合概念,Kt/V很难代表全局。实际工作中,Kt/V不能作为评判透析充分性的唯一指标,需要结合患者的营养状态、容量平衡、酸碱平衡、矿物质代谢平衡、纠正贫血和血脂异常、合并症状态等来综合评价。

3)如何达到KT/V和Ccr目标值:①腹透处方的调整:不同个体具有不同腹膜表面积和腹膜转运功能,需要设定不同的透析处方;同一个体随着透析时间延长,腹膜转运功能也会发生变化,应不断调整透析处方。当腹膜溶质转运面积系数和血流速度一定时,决定小分子溶质清除量的因素,也即调整透析处方的参数为透析次数、透析液量、透析时间及透析方式。②残余肾功能的保护:残余肾功能对小分子溶质清除有重要的贡献,残肾GFR1ml/min约等于每周肌酐清除率10L。持续进展的残余肾功能丧失不能为持续增加的透析剂量所补偿。CANUSA研究的再次分析也显示,患者的生存在很大程度上取决于残余肾功能而不是单纯腹膜的清除。

保护残余肾功能的措施包括:避免过多使用高糖透析液,超滤过多导致低血压,避免肾毒性药物(如氨基糖苷类抗生素、非甾体类抗炎药)的应用,谨慎使用造影剂,使用ACEI类药物控制血压和肾小球囊内压,预防腹膜透析相关的腹膜炎。

(2)液体清除

1)液体清除和容量负荷的关系:显然,充分透析的目的是维持机体的容量平衡,液体清除的绝对值并不能反映容量平衡。但正如小分子溶质清除量被作为充分透析的指标一样,一些学者也将液体清除量作为充分透析评价指标。这种概念转换并不恰当,但又有一定临床实用性。因为,对于大多数的腹透患者而言,有一定量的水分清除更容易达到容量平衡。同时,如果我们假设在大多数情况下,患者水分清除和他们的水分摄入是相关的话,一定量的水分清除还代表一定量的营养素摄入和较好的营养状况。这可能是液体清除量能预测患者预后的原因。以下分别讨论将液体清除量和容量控制作为透析充分性目标。

2)液体清除量的探讨:不同研究得出不一致的结果,并无统一结论。2001年土耳其的Ates等通过一项回顾性队列研究发现,时间平均水分清除>2035ml时腹透患者的生存率最高,2003年欧洲的EAPOS研究指出,在没有残余肾功能的腹透患者中,超滤量>750ml者生存率好于超滤量<750ml者。2007年Wiggins等又将研究人群根据基线和时间平均的总水清除量分为三等分,居中的业组(基线总水清除量为1315~1900ml/24小时,时间平均的总水清除量1451~1919ml/24小时)技术生存最佳。2011年中国上海的研究则得出,无尿患者超滤量<1L预示更低的生存率和技术生存率。

3)将容量控制作为透析充分性目标:临床研究提示,容量负荷是透析患者心血管事件,总体死亡和心血管死亡的独立的预测因子。对ADEMEX的再次分析显示,不论Kt/V高组还是低组,容量负荷的标记物,脑利钠肽前体均是独立的预测因子。

在临床实践中,达到容量平衡的患者其总水清除量实际在较宽范围内波动。因此,对容量状况监测的重要性远大于对水清除量的绝对值的追求。2006年ISPD指南,不再界定水清除的目标值,而只强调了容量平衡。目前有学者正在研究,在长程腹透治疗中利用生物电阻抗监测并调整容量状态,是否可以改善其容量负荷以及长期生存。相信这项研究的结果会给我们带来新的启示。

(董　捷)

第三节　透析处方的制订及调整

腹透和血透治疗原理存在根本不同,决定了腹透处方的制订有其独特性。一是腹透对溶质清除和水分清除密切相关,而血透时两者可以分离,因此制订腹透处方时常常先考虑一方面,再兼顾另一方面。二是腹透的透析膜是人体内固有的腹膜,每个个体的腹膜面积、血流量和腹膜转运特性都相对固定,而血透可选择不同面积的透析器、调节血流速和透析液流速,这决定了腹透处方的可调参数不同于血透。

1. 初始透析处方的制订　基本原则是,制订初始处方前,需要明确患者的体表面积和残余肾功能,选择经验透析方案,4周后根据腹膜平衡试验(peritonealequilibration test,PET)和透析充分性检测结果,给予调整。由于中国人体表面积低于西方人,初始透析处方的剂量也应不同,根据北大一院的经验(表11-3-1),按此制订的初始方案可使90%的患者首次透析充分性评估达标。

2. 透析处方的调整

(1)可调参数

1)单次透析液量:随着透析液量增大,尿素、葡萄糖和肌酐这三种溶质的MTAC均明显增加,尤以尿素明显,透析液量在1~2L时,MTAC上升明显;2~3L时,仅增加10%左右,所以大部分患者常规选择2L透析交换量可达到最高的MTAC值。注意,体格小的患者,单次透析液量的增加可能有消化道症状加重和腹疝的风险。

2)透析液总剂量:随着透析液量的增加,与腹膜接触面积加大,小分子溶质的清除率增加,两者呈线性关系。同时,增加透析液容量时,维持透析液和血液之间的葡萄糖浓度梯度,可增加透析时的净超滤量。不利的是,透析液总量增加时葡萄糖吸收量也随之增加,增加高血糖、高血脂和腹膜硬化的风险。

3)透析液浓度:透析液浓度增加主要带来超滤量的增加,同时经水对流的溶质清除也相应增加。但同时,葡萄糖吸收量增加可增加高血糖、高血脂、腹膜硬化等风险。合理限制水盐摄入可避免过多使用高糖透析液。葡聚糖透析液可和4.25%葡萄糖透析液达到相同超滤,但不增加糖负荷。

4)存腹时间:缩短存腹时间可能增加超滤,但以牺牲溶质清除量为代价,尤其是存腹时间<2小时。同时增加透析次数和透析总剂量可能弥补其不足。

5)透析方式:不同的透析方式对溶质和水分的清除均有不同的效果,大部分CAPD患者可达到透析充分。对于部分CAPD透析不充分者,可采用APD或CCPD。

也可参照腹膜平衡试验结果,结合透析充分性评价结果,选择不同的透析方式。若高平均转运可作标准CAPD或CCPD,低平均转运和低转运作大剂量的CAPD,少数患者是高转运类型,可选择手工或机器IPD方式。

当任何一种腹透方式均不能达到满意的溶质或水清除效果时,可考虑联合血透或转为血透治疗。联合透析详见本章第五节。

（2）处方调整方法

1）确定溶质和水分清除的优先顺序:正如前言所说,腹膜的溶质和水分清除密切相关,可能互相影响。在不增加透析液糖浓度和总透析量的情况下,增加溶质清除需要延长存腹时间,导致水分清除减少;增加水分清除需要缩短存腹时间,又可能使得溶质清除减少。

对于大多数择期腹透置管、病情较稳定的患者,兼顾腹膜对溶质和水的清除并不难,但对急性合并症的患者,我们需要确定优先顺序,制订初始方案。例如,急性心功能不全的患者,急需通过超滤减轻容量负荷,我们可能采用APD或IPD方案,短时频繁交换,待病情平稳后再逐渐延长存腹时间,兼顾到更好的溶质清除。

增加溶质或水清除的方法见表11-3-1。其中,欲增加水清除,需要明确患者腹膜对水清除不足的原因,可用Modified-PET,Mini-PET等检测小孔水清除和经水通道水清除能力,标准腹膜渗透分析（SPA）和腹透能力试验（PDC）检测液体重吸收能力（详见第七章第三节）。然后,针对性采取表中所列的措施。

2）剂量递增法和剂量最大法:处方调整方法可分为“剂量渐增法”与“剂量最大法”。

“剂量渐增法”是指依据残肾功能的下降不断增加透析剂量,达到透析的充分性。要求严密地监测残余肾功能。患者开始透析时,可能每天只需要1~2周期的透析液交换。其优点是在开始透析的费用及耗费时间较少,透析相关的并发症,如高血糖症、肥胖症、高脂血症、腹膜炎等发生率降低。北京大学第一医院采取的"剂量渐增"法,不但指溶质清除的递增,还兼顾到水分清除的递增。在残余肾功能尚存时,尽量不超滤或减少超滤,当残肾逐渐下降时,增加超滤量,以维持正常容量平衡为度。北大一院腹透中心研究表明,实施这种方法的患者死亡率较低。

"剂量最大法"基本不考虑残肾功能对充分性的影响,在开始透析时,患者溶质清除率可能相当高,即使残余肾功能完全丧失,该剂量也可达到透析充分性的要求。其优点是避免频繁检测残肾功能及调整透析处方。

目前并没有证据表明何种方式更合理,临床上也可采用折中的方案。

3)兼顾患者的生活和工作时间表:腹透治疗的优点是灵活、方便、人性化。个体化腹透处方应在不严重影响溶质和水清除的前提下,充分体现这一优点。例如,对日间工作或学习的患者,可选择夜间APD或CCPD方案,也可选择夜间手工IPD方案;偶有长途旅行导致操作不方便时,可选择出行前或到达目的地后增加透析次数,而旅行期间根据时间长短选择透析液存腹或放空。

4)腹透处方的调整频度:腹透处方应根据饮食蛋白质摄入,残余肾功能和合并症情况,结合容量状态和定期透析充分性检测结果随时调整。

因腹透为家居治疗,我们希望通过充分教育和培训增加患者的自我管理水平,能简单地自行调整腹透处方,尽量避免因溶质或水清除导致的不良后果。

表11-3-1 增加腹透溶质和水清除的方法

目的	机制	调整方法
增加小分子溶质清除	增加浓度梯度	增加单次剂量或透析总量 增加总透析时间
增加中大分子溶质清除	增加交换时间	增加单次剂量或透析总量 延长存腹时间 增加总透析时间
增加水分清除	若小孔清除不足	增加透析液浓度 增加单次剂量或透析总量 缩短存腹时间
	若水通道清除不足	将非葡萄糖透析液作为渗透剂
	若淋巴回吸收量增多	缩短存腹时间 降低腹内压

（董　捷）

第四节　自动化腹膜透析机的应用

自动化腹膜透析（APD）泛指所有利用腹膜透析机进行腹透操作的各种腹膜透析形式。相较CAPD而言，APD在降低腹透操作污染、调整腹透交换时间和透析量、提高生活质量方面具有潜在优势，因而在发达国家得到较广泛的应用。最新数据显示，发达国家APD比例达42.4%，明显高于发展中国家的15.8%。目前我国使用APD的患者很少，主要因为机器价格昂贵。随着我国经济水平的增长，腹透患者对正常社会角色和生活自由度的需求增高，APD的使用率可能呈上升趋势。

1. 分类

1）间歇性腹膜透析（IPD）：又分为夜间间歇性腹膜透析（NIPD）和日间间歇性腹膜透析（DIPD）。经典的NIPD方案,常常连续进行4~6个循环,每个循环存腹2~3小时,总治疗时间8~12小时,需要灌入腹透液8~12L,干腹约12小时或更长。这种高灌入量便于在夜间较短的治疗时间内,达到满意的溶质清除。同时为达到清除水分的目标值,APD时高渗透析液的使用常多于CAPD。

和CAPD相比,虽然IPD可达到满意的水分清除,但对小分子和中分子溶质的清除分别减少20%和50%。适用于腹膜高转运或腹腔内压力增大致并发症的患者。

2）持续循环式腹膜透析（CCPD）：与CAPD相反,CCPD短期交换在夜间自动进行,而在白天进行留腹透析。自动透析机每晚做3~5次循环,每次2~3小时,在最后一次循环时,透析机程序可设定末袋透析液留腹。

通过增加夜间交换次数、每次交换灌入量和白天存腹量,CCPD可满足较高的透析总量需求,从而弥补了IPD的不足,甚至可达到比CAPD更好的溶质和水分清除量。适用于依靠CAPD溶质清除不能达标的腹膜低转运者。

3）潮式腹膜透析（TPD）：TPD综合了间歇及持续腹透的特点,即通过腹腔保存一定的透析液残余量而产生不间断的溶质清除,第一次灌入患者腹腔内的透析液容量称为总灌入量,超滤的准确预测对确保腹腔内的残存量是很重要的。如果超滤量估计过高,残存量会逐渐减少以至消失,相反,残存量会逐渐增高,导致患者腹部不舒服。

低流量的溶质清除,NIPD比TPD好,在高流量时,当溶质清除达到平台期,前者因进出液体花费较多时间而使清除下降。TPD的适应证同NIPD,CAPD与TPD结合适合无尿患者或腹膜低转运患者。

4）IPD或TPD和手工腹透结合：夜间或日间用腹透机行IPD,其余时间行手工腹透交换,达到全天持续透析或间断透析,尽可能满足最大的溶质和水分清除,也是临床常用的方式。

2. 适用人群

(1)需要坚持学习和工作的腹透患者,尤其儿童、年轻人。

(2)因动作不协调或视力障碍、不能自行手工腹透者,尤其是需要他人照料的老年人。

(3)常规CAPD不能满足溶质和水分清除,APD特别适用于腹膜高转运者。

(4)腹腔容积小或耐受压力有限,如多囊肾、腹疝无法修补、严重胃食管反流或胃轻瘫。

3. APD和CAPD的比较 比较APD和CAPD在短期效果、长期生存率及生活质量方面的不同,是腹透领域热议话题之一。以下分别阐述。

(1)透析充分性:从理论上讲,除CCPD外,APD的各种方式在小分子溶质清除上可能因流量大,好于CAPD,但中大分子溶质清除实际差于CAPD。

既往临床研究中APD和CAPD治疗对于尿素和肌酐清除率的比较并无定论。我们需要在透析液灌入量和存腹时间水平相当的前提下,考虑到患者在体表面积、腹膜转运类型、残余肾功能等方面的匹配程度,进行溶质清除率的比较。

(2)水钠清除和容量状态:虽然APD交换次数多,存腹时间短,高渗透析液使用更多,APD水分清除却并不一定优于CAPD。Carmona通过一项为期1年的前瞻性队列研究证明,APD治疗组水分清除量实际持续低于CAPD组,血压控制更差。这可能与夜间卧位和机器设定的排液时间短不利于腹腔内透出液的充分排出,非高转运者短存腹不能达到最大超滤,以及白天存腹时间过长造成的负超抵消等有关。

关于钠清除,目前比较公认,APD由于存腹时间相对短,水分清除较快,造成钠沉降,钠清除量小于CAPD。

　　APD在容量控制上是否具有优势存有争议,ADEMEX研究再次分析显示,APD者细胞外液和总体水比值高于CAPD,提示APD者有更高的容量负荷,容量负荷的标记物脑利钠肽前体是死亡的独立预测因素,透析方式却不是。这提示,与选择某一种透析方式比较,更好地进行容量管理可能是更重要的。

　　(3)残余肾功能的保护:尽管有人推测APD治疗使用较多高渗透析液,血流动力学相对不稳定可能导致残余肾功能丢失更快,来自美国、加拿大和荷兰的三个多中心队列研究却并未发现APD和CAPD残余肾功能下降速率的不同,而低血压、脱水状态和心血管病是残余肾功能下降的危险因素,使用ACEI是残余肾功能下降的保护因素。

　　(4)导管相关的感染:不少研究比较了APD和CAPD患者并发导管相关感染的差异,迄今为止有3项随机对照研究,其中最受关注的一项研究比较了Y set的CAPD和PAC-X(Baxter Healthcare)系统的APD治疗各41例,APD组腹膜炎的发生率低于CAPD组,而外口感染的发生率没有区别。Rabindranath等对此三项随机对照研究的荟萃分析结果也显示,APD患者腹膜炎发生率更低(RR 0.54,95%CI 0.35~0.83)。

　　(5)生存率:关于生存率的比较,现有的几项大规模回顾性研究得出了并不一致的结论,APD治疗的技术生存率好于、差于或与CAPD相当。这些回顾性研究结论不相同,可能与APD的具体实施方式不同,纳入分析的校正变量不同及观察时间不等有关。最早进行,也是最受关注的一项RCT研究比较了接受Y set的CAPD和PAC-X(Baxter Healthcare)系统的APD治疗各41例,两组患者生存率和技术生存率没有差别。

　　(6)生活质量:对于患者来说,维持较好的情绪和生活质量常常是他们选择APD,特别是NIPD的首要原因。一项横断面研究提示，APD患者的焦虑、抑郁程度更低，生活质量调查中精神健康一项得分更高。另一项为期6个月的前瞻随机对照研究显示，APD患者有更多的时间投入到工作、家庭和社会活动中。最近一项自身对照研究再次证实，APD患者更具活力，社会功能和精神健康评分均高于CAPD患者。此外，对于需要依赖他人透析操作的患者，采用APD治疗也可以帮助他们的照顾者或家人保持正常的社会角色和社会活动。

总之，根据目前研究结果，APD在预防腹膜炎的发生和提高患者的生活质量方面优于CAPD（A级证据），而在水钠清除和容量控制、透析充分性和残余肾功能保护方面并无定论（B级证据），在患者生存率和技术生存率方面无差异（A级证据）。基于这些结果，目前欲对慢性维持透析患者进行APD或CAPD的合理化选择，尚缺乏有力的循证医学证据。

（董　捷）

第五节　联合透析

1. 概述　联合透析（combined HD and PD），又称双模式透析（bimodal dialysis）、共用透析或补充透析。1995年始于日本，自1998年首次病例报道后，陆续有个例或病例总结报道。联合透析目前仍多见于日本，据2005年统计，日本有10.5%的腹透患者行联合透析。

联合透析的产生理论根源为解决腹透患者的溶质和水分清除不足，尤其当残余肾功能丢失后，此时联合血透可增加溶质和水分清除，同时为保留腹透在控制贫血、高血压、高血磷和中分子清除等方面的优势，继续保留规律腹透而不完全转为血透治疗。这样也可避免完全转血透面临的相关并发症、生活方式转变和治疗费用增加。研究表明，联合透析确实有效增加溶质和水分清除，利于血压控制，降低左室重量指数,对改善患者生活质量有益。

联合透析的具体做法在不同国家有所不同,日本和北美更多用于溶质和水分清除不足的人群,经典做法是每周5天腹透,1~2天血透,0或1天休息,如此循环往复;而英国一些病例则在腹透开始即采取这种方式,血透每周2次,腹透每天4L,同时进行。

2. 适用人群

（1）单纯用一种透析方式不能达到满意疗效,或为减少透析相关并发症。

1）单纯腹透不能达到满意的小分子和中分子溶质清除,尤其当体表面积较大或残余肾功能丢失后。监测Kt/V和血β_2微球蛋白有助于掌握开始联合透析的时机。

2）单纯腹透不能维持较好的容量平衡,导致患者高度水肿或心衰。

3）单纯血透无法耐受因血流动力学不稳定带来的并发症等。

（2）腹腔容积小,或不能耐受腹腔压力增加带来的相关并发症,无法增加透析剂量而导致透析不充分,但又因其他优点而不愿放弃腹透治疗。

（3）腹膜超滤衰竭、腹膜炎后,或疑诊硬化包裹性腹膜炎时,为减少高浓度透析液或存腹时间,利于腹膜休息以恢复腹膜功能。

（4）长期维持腹透或血透导致严重心理压力,联合透析可被视作某一种透析的"假期"。

3. 注意事项

（1）联合透析,可能面临两种通路并发症和透析相关并发症,应告知患者,充分知情的前提下选择。

（2）采取联合透析时,需首先评价患者完全转为血透的可能性,考虑是否有必要将联合透析作为转血透前的过渡治疗。尤其是当联合透析是为了减少高浓度腹透液时,应估计到继续使用透析液是否会加重腹膜硬化。

（3）血透和腹透Kt/V无法简单叠加起来，导致联合透析时的透析充分性难以评价。Casino等提出相当的肾脏尿素清除（EKR），将血透剂量转换成每周Kt/V和腹透Kt/V相加。目前尚无确定方法。

（董　捷）

▶▶ 第十二章　腹膜透析的容量问题

腹透患者常存在不同程度的容量负荷,而且随着透析龄的延长,残肾功能和腹膜功能逐渐下降,容量负荷也越来越显著,而容量负荷增加是腹透患者预后不良的最重要影响因素之一。因此准确评估患者的容量状态,采用适当的方法减轻患者容量负荷以及保护患者残肾功能和腹膜功能是临床医护人员面临的重要问题。

第一节　容量评估方法

评估腹透患者容量状态的前提是充分理解什么是干体重。有的学者把细胞外液容量接近正常人时的体重认为是干体重,也有人认为不用降压药血压维持正常的体重是干体重,但对于腹透患者来说,由于体液重新分布以及心脏功能的影响,这两种干体重的定义都不适合,用来指导治疗可能会出现偏差。国际腹膜透析协会在2000年提出在腹透患者中摒弃干体重的概念,而代之以目标体重或理想体重,即处于容量适中状态的体重。容量适中状态的体重是一个动态的概念。水负荷增加到一定程度超过上限,患者会出现水肿,而降低到一定程度低于下限会出现低血压。在出现水肿与低血压之间的中间状态就是容量适中状态的体重范围。对每个个体而言,容量适中状态的体重范围并不一致,可能会随着营养状态、自主神经功能、肾素-血管紧张素-醛固酮系统活性、心功能状态等发生动态演变。

肾内科医生需要使用一些临床手段,尽可能准确地评价容量状态。最简单常用的指标包括水肿、体重、血压。这些数据不用额外的特殊检查,而且易于理解。但水肿是水钠潴留到一定程度后才会出现,一般水钠潴留达到一定程度才会出现显性水肿,不是一个敏感的指标。而且水肿难以完全量化,不利于患者病情随访。体重虽然是非常容易获得的指标,但我们不能靠体重本身评价容量状态,仅能用来间接估计容量的变化情况,而且从长期随访的角度来看,用体重评估容量负荷会受到瘦体重和体脂变化的影响,处于营养消耗状态的患者即使存在水负荷也会由于瘦体重下降而表现为体重保持不变甚至体重下降。血压可以用来反映容量状态,但高血压除了受容量影响外,还会受到肾素-血管紧张素-醛固酮系统和交感神经活性、降压药物以及心功能的影响。既往研究已经发现容量负荷和血压之间存在错综复杂的关系,单纯通过血压来评价容量负荷可能导致我们出现临床误判。

另外还有一些辅助检查手段可以使用。例如可以通过计算X线胸片的心胸比来评估容量状态,但目前缺乏正常参考值。虽然有些研究已经证实可以利用心胸比来预测患者的住院率和死亡率,但利用胸片作为容量状态的随访工具还有待深入研究。生物电阻抗是另一个很有用的工具,相关的研究较多,可以很好地反映患者水负荷状态,但也有局限性,患者水负荷越重,合并症越多,生物电阻抗检测对水负荷的低估越明显,而且生物电阻抗的原理决定了该方法只能区分细胞内外液,而难以区分血管内和血管外液,另外,目前生物电阻抗检测仪机型不同、内置公式不同,缺乏标准化。

目前关于生物学标记物,如脑钠肽(BNP)和心房脑钠肽(ANP)在透析患者中的应用的研究很多,为我们评估患者容量负荷提供了一个简单准确的工具,但BNP和ANP同样也作为心室肥厚的标记物,心房疾病(如左房扩大或心房颤动)或肺动脉高压时也可升高,在一定程度上会影响对于患者的容量判断,而且由于ESRD患者肾脏清除减少,目前缺乏ESRD患者的BNP和ANP的正常参考值。放射性核素稀释分析法及体内总钾测定是人体含水量检测的金标准,但实施较复杂,而且受到设备和价格的制约,不能在临床作为一种常规的管理工具。

总体来看,目前我们还很难做到通过简单而准确的手段评估患者的容量状态,因为腹透患者的容量状态受到很多因素影响,目前可能需要综合多种手段来评估。如果患者出现以下表现,需要高度警惕容量负荷增加:体表水肿加重或新出现的体腔积液(排除淋巴管堵塞和血清蛋白下降);体重在短期内突然增加(>0.25kg/d);新发高血压或原有降压药不足以控制血压;出现一些非特异症状如乏力、恶心、憋气等。

(许 戎 董 捷)

第二节 容 量 控 制

容量控制作为一种综合性治疗策略,一方面是控制患者的水盐摄入,另一方面需要根据患者的具体情况适当增加水及电解质的排出。在容量控制过程中,需特别注意对于残肾功能和腹膜功能的保护。

1. 控制水盐摄入

(1)控制水盐摄入的重要性:腹透技术发展的早期,由于腹透可对水电解质起到持续超滤的作用,因此认为无需对患者进行水盐控制。但随着研究的深入,发现在尿毒症毒素、含糖透析液、炎症等因素的影响之下,患者腹膜超滤功能会逐渐降低,甚至出现超滤衰竭。此外流行病学研究也发现,随着透析龄的延长,腹透患者的残肾功能也会逐渐降低,多数患者进入透析后2~3年残肾功能丧失。因此,腹透患者总水排出量总体上呈逐渐降低的趋势,保持容量平衡必然需要对患者进行水盐控制。

(2)如何加强水盐控制:每个腹透患者从进入透析开始就被不断灌输水盐控制的相关知识,随访过程中耗费医护人员时间最多的也是对于水盐控制的不断强化。尽管如此,患者的水盐控制问题仍然是临床实践中最常遇到的问题之一。

1)盐摄入的国际指南推荐值:盐的摄入会刺激大脑产生口渴感增加水分的摄入,而且盐摄入增多会导致血管内外容量扩张,引起容量负荷增加。有学者发现每多摄入1g盐平均伴随着150ml水的摄入。因此控制水盐摄入最根本的是限制盐的摄入。既往研究证实,对于一部分透析患者,单纯控制盐的摄入就可以达到不使用降压药物而保证血压达标。目前关于透析患者盐摄入的限制值与普通人群略有差异,美国肾脏病与透析患者生存质量指南建议透析患者盐摄入不超过5g,而2007年欧洲最佳实践指南建议血透患者每日盐摄入不超过5~6g。理论上来说,尿毒症患者肾脏排钠能力下降,而腹透对钠的清除量有限,此类患者理应给予更严格的限制。但临床医生应该注意到,对于盐摄入较少的患者,需要注意他们可能会伴有营养素摄入的减少。来自北京大学第一医院腹透中心的研究发现盐摄入较少的一组患者各项营养指标均最差,而能量摄入和营养素摄入也最低,预后也最差。因此,在限制盐摄入的同时需特别关注盐摄入较少的患者的营养状况和合并症等情况。

2)控制盐摄入的措施和方法:控制盐摄入不仅是控制食盐的摄入,还应控制其他含钠物质的摄入,包括碳酸氢钠、静注生理盐水及其他一些含钠的调味剂、营养添加剂和保健品等。以下措施有助于患者控制盐的摄入:①尽量少购买加工食品,特别是腌制食品、酱菜和含盐的小吃,这些加工食品中往往含有较多的钠盐;②少煎炒而多烧烤,将盐撒在食物的表面食用,烹饪菜肴时最好晚点放盐,因过早加入时盐分会在烹饪时渗入到食物中,食用起来感觉没有咸度;③用其他调味品代替盐分,如烹饪菜肴时滴几滴醋,这样做出来的菜不会觉得食之无味,而加入的醋还可以促进消化,提高食欲;④逐渐训练味觉,每隔固定时间减盐一次,然后逐步增加减盐次数,坚持一段时间后,口味就会变淡;⑤食用含盐较高的食物时,最好用清水冲洗后再食用,这样会减少钠的摄入;⑥尽量使用控盐工具,准备一个盛2g盐的小勺,避免每日盐分超标;⑦不要在餐桌上摆放盐瓶。

3)控制盐摄入的依从性:有学者发现腹透患者味觉感受器受毒素影响对盐的感知阈值增加,而且高糖透析液以及腹透对钠清除较少,导致口渴更明显,因此该人群水盐控制的依从性往往较差。尽管如此,患者对水盐控制的依从性仍可通过强化教育获得改善。来自马来西亚的研究发现给予强化水盐教育对于依从性差的患者仍然能够有效,而且教育结束后2个月效果仍然持续。另外在水盐教育基础上加强密切随访可以更有效地保持患者的容量平衡。来自北京大学第一医院腹透中心的研究发现,原本在透析患者人群中存在显著的季节性血压波动,给予积极的口头宣教加密切随访后,患者的水盐控制可以得到明显的改善,血压的季节性波动消失。

遗憾的是,目前我们对于患者依从性评估工具有限。直接询问患者家属及患者本人,会流于主观,不能做对比和随访,有些学者试图使用一些量化指标来评估依从性,例如通过测量钠排出量来推测盐摄入量,但已有研究发现钠清除与钠摄入相关性并不强,特别需要指出的是,透析液钠排出依赖于对流,并受到钠筛的影响。北京大学第一医院腹透中心的研究及国外迄今已有的其他研究通过评估钠摄入和钠排出(包括透析液和尿液)均发现记录的钠摄入量低于测量的钠排出量。甚至有研究发现腹透的钠摄入量与钠排出量的变化值之间无相关关系。未来还需探讨评价限盐依从性的更佳的工具。

4)控制水摄入:控制腹透患者水摄入的基本原则是量出为入。患者的水排出量不仅包括尿量和超滤量,还包括汗液、粪便、经皮肤和呼吸道丢失的不显性失水。汗液和不显性失水随环境温度和湿度不同而有所变化,患者活动量、并发症(如发热、喘息)等因素也对其有影响。水的摄入途径不仅仅是液态水,还应注意将流食、半流食及固体食物中的含水量计算在内。为患者初步制订水摄入处方后,还应根据患者依从性及容量状态的变化,对其进行相应调整。

2. **增加水盐排出** 增加水盐排出的前提是对其进行准确测算。腹透超滤量的称量与计算常因某些原因而误判。一方面,腹透液实际容量一般超过标称容量,另一方面,换液操作前冲洗管路会消耗一定量的透析液,在计算超滤量时需考虑到上述因素(详见第七章第三节)。

对于容量控制不佳的患者应该积极采取措施增加水盐排出。例如对于有一定残肾功能的患者可以处方利尿剂以增加水钠的排出,另外对于透析模式和透析液也可以做出适当的调整,例如采用高糖透析液,缩短存腹时间,增加交换次数;腹膜小分子溶质转运速度较快的患者还可以使用自动腹膜透析(APD),使用新型腹透液如艾考糊精或低钠透析液,或采用递增型腹透模式。详见后述。

总之,控制水盐平衡应该从控制摄入和增加排出双管齐下,在充分理解所采取的治疗手段的优势与不足的前提下根据患者的具体特点联合采取多种手段。

3. **保护残余肾功能**

(1)残余肾功能的重要性:腹透患者的容量负荷随着透析龄的延长逐渐增加,其最重要的原因是透析患者的残肾功能会不可避免地发生逐年下降,至透析2~3年时残余尿量会降至200ml以下。残肾功能的下降必然导致水钠清除减少,与此同时伴随一系列病理生理的改变,包括毒素清除减少、钙磷代谢紊乱的加重和贫血的加重,随之带来的临床问题是患者心肌肥厚、动脉粥样硬化、瓣膜钙化、营养不良等,而这些问题又会加重患者的容量负荷,从而导致患者死亡率增加,生活质量下降。在这些因素共同作用下导致患者心脑血管疾病患病率增加,而心脑血管疾病恰恰是透析患者最常见的死亡原因。另外,来自北京大学第一医院肾内科的研究也证实腹透患者容量负荷增加与营养不良、炎症及动脉粥样硬化（MIA综合征）的关系非常密切，而很多流行病学研究也已经证实了MIA综合征对于腹透患者的长期预后具有不良影响。

（2）如何保护残余肾功能：残余肾功能的丢失受很多因素的影响，保护残余肾功能主要从控制这些危险因素着手。常见的危险因素包括以下方面：

原发病：导致终末期肾脏病的原发病及致病机制各不相同。如自身免疫性疾病中自身抗体的免疫介导作用，大量蛋白尿对肾小管的毒性作用等。若原发病得不到控制，即使进入透析，肾功能仍然会不断恶化。

高血压：高血压导致肾内小动脉管壁增厚，管腔狭窄，残余肾单位缺血，相邻肾单位高灌注、高压力，加速肾小球硬化速度。积极控制血压可能有助于改善上述病理进程，延缓腹透患者肾功能的下降速度。降压药物首选血管紧张素转换酶抑制剂或血管紧张素受体阻滞剂，有证据表明这两类降压药物对于腹透患者的残肾功能具有额外的保护作用。

高脂血症：腹膜透析患者常存在不同程度的脂质代谢紊乱，脂质及其代谢产物导致的氧化应激、纤维化、内皮功能障碍等可以加速肾小球硬化和肾功能恶化。有学者发现他汀类降脂药物可以通过降脂以及降脂外的抗炎等作用减慢腹膜透析患者残肾功能下降速度。

高蛋白饮食：蛋白质摄入过多可促进蛋白分解，导致酸中毒加重及毒素水平升高，还可诱导炎性介质释放，导致残余肾组织进一步损伤。目前KDOQI指南推荐腹透患者蛋白摄入量为1.2g/（kg·d），但要避免过高蛋白摄入带来的负面影响，包括相对透析不充分，残肾功能下降过快，高磷血症等。

透析液和透析模式：临床上常通过使用高渗透析液以排出更多水分来减轻患者的容量负荷，但可能导致残肾功能下降。因此,一方面可以通过前文所述方法积极控制水盐摄入,从而最大限度上减少对于超滤的依赖,另一方面可以结合患者腹膜特点选取合适的透析模式(如递增型腹膜透析,对于小分子溶质转运速度较快的患者使用自动腹膜透析增加透析频率)或选择新型的腹透液(如艾考糊精或低钠腹透液等),在保证充分的水盐排出的同时使其对残肾功能的影响降到最低。

腹膜炎:腹膜炎发生时产生的炎症因子可以加重残余肾小球的硬化。积极预防并治疗腹膜炎有助于避免或减少炎症因子的产生。值得注意的是,治疗腹膜炎时使用的一些抗生素(如万古霉素、氨基糖苷类药物)也有肾损伤作用,对于有残余肾功能的患者应谨慎选择。

肾毒性药物及造影剂:非甾体类抗炎药、氨基糖苷类药物及某些中药对于肾功能具有不良影响,若必须使用则需严密观察患者的肾功能。腹膜透析患者做造影检查前需慎重评估其必要性,并选择对肾脏影响小的造影剂(如等渗非离子型造影剂),采取适当增加水化及增加透析剂量清除造影剂等保护措施。

4. 超滤失败及腹膜功能保护

(1)超滤失败的定义及分类:超滤是腹透清除水分的主要机制,腹膜失去超滤功能为超滤失败,也称为超滤衰竭(ultrafiltration failure, UFF),其发生率随腹透时间延长而增多。

根据腹膜功能改变的特点,UFF可分为四型:

Ⅰ型UFF,70%~80%的UFF由此型引起,为腹膜通透性增高所致,特点是腹腔葡萄糖吸收增快,因而有效渗透压梯度的维持时间短,超滤效能降低。同时,腹膜通透性增高往往伴有腹腔液体的重吸收增高,从而进一步降低超滤。引起腹膜通透性增高的病理机制目前仍不清楚,可能与下列因素有关:①腹膜组织水通透性增高,可能与长期透析后腹膜组织中透明质酸的含量显著降低有关;②新生血管增生,导致腹膜组织中毛细血管的交换面积增加;③慢性腹腔炎症;④可能与腹膜上葡萄糖载体表达异常以及腹膜组织糖基化有关。

Ⅱ型UFF,发生率<1%,由腹膜通透性降低所致,可见于腹膜硬化患者。表现为透析超滤量和溶质清除率均下降,患者表现为液体负荷过重和尿毒症症状严重,以及发热、消瘦、腹痛、便秘等表现,往往不可逆转,是导致腹透失败的原因之一。

Ⅲ型UFF,由腹腔淋巴回流增高所致。这种UFF很少见,常与Ⅰ型UFF同时存在。原因不明,可能与腹内压增高有关,此诊断通常为排除性诊断。

Ⅳ型UFF,由腹膜水通道蛋白数量和(或)结构的异常所致。与Ⅰ型UFF的区别在于此型UFF患者腹腔葡萄糖的吸收并不增加。原因不明,可能与糖基化终末产物形成,损害水通道蛋白功能有关,而水通道蛋白的组织表达并无异常。钠筛检查有助于诊断Ⅳ型UFF。

小分子溶质转运速度较快是Ⅰ型UFF的主要原因,而瑞典学者根据发病机制将小分子溶质转运速度较快的患者分为早期固有型(early inherent)和迟发获得型(late acquired)。早期固有型患者是指在开始腹透之初即表现为腹膜快转运,此类患者又分为两型,1型是由于全身或腹膜局部炎症引起血管或内皮细胞功能障碍所致,常存在较多合并症,预后常较差,2型与腹膜表面积较大有关,腹透液中CA125水平一般较高,预后好于1型患者。迟发获得型(3型)患者是指在透析过程中逐渐出现,主要是由于持续暴露于非生理性腹透液或腹膜炎导致的腹膜结构变化所致,通常预后也好于1型患者。

(2)超滤失败的诊断及鉴别诊断:当临床上发现患者存在超滤功能减退不能保持干体重时,在诊断UFF前,须先排除由于患者因素、医生因素或机械因素导致的超滤量不足。

1）患者因素：如水盐控制不佳，导致超滤量不能保证出入量平衡；或未遵从医生的腹透处方，导致未能获得预期的超滤量。

2）医生因素：如透析处方制订不合理，从而不能达到合适的超滤量。

3）机械问题：如透析管移位、腹膜外渗漏等，导致假性超滤衰竭。

排除上述情况后，应进一步行腹膜平衡试验检测评估腹膜超滤特性，对UFF作出明确诊断。既往关于UFF的诊断标准是每日需要3袋或3袋以上的4.25%的高浓度葡萄糖透析液以达到目标干体重。也有学者建议使用2.5%的葡萄糖透析液4小时超滤量少于100ml可诊断UFF，但该诊断标准可能高估了UFF的发生率。目前国际上通用的UFF诊断标准是：使用4.25%的高糖透析液4小时超滤量少于400ml。

（3）腹膜功能保护

1）减少腹膜的糖暴露量：糖暴露量与腹膜损伤之间存在明确的相关性，通过以下措施可以尽可能减少腹膜的糖暴露水平：加强水盐教育；体力容许的情况下增加活动促进水分从体表蒸发；给予个体化的腹透处方；采用递增型腹膜透析模式；积极纠正高血糖从而减轻口渴感；尿量减少的患者可应用利尿药物。

2）控制腹膜炎对腹膜的损害：严格腹透无菌操作，减少腹膜炎的发生；腹膜炎发生后，给予及时有效的治疗；简化腹腔抗生素的给药方式，提高患者用药的依从性；应用生物相容性好的腹透液可减轻腹膜炎引起的长期炎症反应；对积极治疗反应不佳的患者，及时拔管。

3）及时调整腹透处方：对于腹膜高转运而超滤失败的患者，可采用生物相容性好的透析液，如多聚葡萄糖腹透液（icodextrin），既能维持有效的超滤，又可最大限度减少对腹膜的刺激；或采用APD增加超滤；各种处理措施效果不佳的患者，可考虑联合使用血液透析和腹膜透析或果断转换为血液透析治疗。

4）腹膜休息: Rodrigues等报道,11例1型超滤衰竭的患者停止腹透数周后,有8例患者恢复腹膜的超滤效能。动物研究发现,停止腹透4周可使腹膜厚度明显下降,间皮细胞数量明显恢复,腹膜对糖的通透性明显下降。所以对于腹膜功能下降的患者可以考虑停止腹透数周以期腹膜获得一定程度的修复。

5）使用新型腹透液:传统腹透液偏酸性,以乳酸盐作为缓冲液,含较多的糖代谢产物(GDPs),生物相容性较差。腹膜长期暴露在非生物相容性的腹透液中,会对腹膜的结构和功能产生多种不良影响,造成超滤衰竭。新型腹透液pH值偏中性,碳酸氢盐为缓冲液,是低GDPs或非葡萄糖的透析液。目前国外已开发出的新型腹透液包括非葡萄糖腹透液(icodextrin腹透液、氨基酸腹透液),pH值偏中性的碳酸氢盐腹透液或碳酸氢盐/乳酸盐腹透液。

6）药物:体外实验证明RASI可以抑制血管紧张素Ⅱ刺激产生的血管内皮生长因子,起到延缓腹膜增生硬化、保护腹膜功能的作用。Kolesnyk等学者对66例腹透患者进行了为期24~51个月的观察性研究,结果显示,相对于未使用RASI的对照组,治疗组的小分子物质溶质转运面积系数的增长比较缓慢[(−1.8 ± 4.9)ml/min比(0.8 ± 4.9)ml/min,$P=0.037$],间接支持了RASI能抑制腹膜纤维化。另外,Jonas等报道腹腔加用肝素,能降低腹膜通透性,增加超滤;卵磷脂胆碱加入腹膜透析液中可起到降低淋巴回流,降低反超滤的作用;透明质酸加入腹腔后可降低炎症因子水平,对腹膜损伤起到保护作用。

5. 其他容量控制方法

（1）递增透析:递增式腹膜透析方式是根据患者的症状、体征、尿量和残余肾功能的改变而相应调整透析剂量,使超滤量、尿量和患者的入量达到平衡。即起始剂量较低,随着残肾功能逐渐下降而逐渐增加剂量,使患者总水清除量保持稳定。生物电阻抗技术检测发现与传统透析模式相比,采用递增型超滤患者的容量负荷更低,预后更佳。国外研究发现递增型腹透模式也可成功用于治疗难治性心衰。

递增式腹膜透析方式需要严密监测患者的残余肾功能,以便及时调整透析剂量。北京大学第一医院腹透中心对患者进行了进一步分析,虽然都是采取递增型超滤,但有的患者总出量能够保持基本稳定,而有的患者总出量逐渐下降,对比来看,总出量保持稳定的患者死亡风险更低。所以在临床工作中,应该根据患者的残肾功能状态及时调整透析方案,尽量保证患者的容量平衡。此外,要充分做好对患者的健康教育,严格要求患者的水盐控制,这是递增式腹膜透析成功的关键。在适应过程中,部分依从性差的患者也可能出现容量负荷增加,甚至心功能不全等并发症,这就要求医务人员投入更多的精力进行耐心、细致的健康教育和及时正确的调整透析方案。

(2)自动化腹膜透析:根据国际腹膜透析学会的指南和欧洲最佳实践指南的建议,对于腹膜高转运不能达到满意超滤者可采用APD。APD是一项近年来飞速发展的腹透技术,分为间歇性腹膜透析(IPD)、持续性循环式腹膜透析(CCPD)、夜间间歇性腹膜透析(NIPD)、潮式腹膜透析(TPD)。APD的使用需要与充分的液体交换时间结合以获得满意的溶质清除率。对于残余肾功能缺乏的患者,液体交换时间需要延长。APD的模拟程序设定应建立在标准的腹膜功能平衡试验的结果上,以建立最理想的透析模式。

值得注意的是,使用APD时需充分理解此透析模式的不足之处,包括:①夜间卧位和机器设定的排液时间短,不利于腹腔内透析液的充分排出;②非高转运类型的患者存腹时间短,不能达到最大超滤;③白天存腹时间过长造成的负超部分抵消了夜间超滤量。故APD的总灌入量和高渗透析液虽多于CAPD,但钠清除量较少,钠沉降更明显,可能导致其水清除低于CAPD,对血压的控制也更差。同时如果在透析早期不注意超滤量的控制的话，APD对残余肾功能的影响显著高于CAPD，因此对APD患者更应加强腹膜透析的门诊管理。

（3）新型腹透液：传统腹透液以葡萄糖作为渗透剂，其渗透梯度保持受到腹膜小分子转运特性的影响。目前国外已开发出的新型腹透液如icodextrin腹透液，以大分子的艾考糊精作为渗透剂，不易被腹膜吸收，能有效维持胶体渗透压，在腹透患者中能较好地改善患者的容量状态、改善技术生存率。在中国腹膜透析患者中已证实icodextrin能显著增加夜间长程留腹超滤量，在高转运、高平均转运的患者中尤为显著。

此外，传统腹透液钠浓度（130~132mmol/L）接近于血钠浓度，不利于钠的清除。低钠透析液在国外已开发成功并获得商用。与常规透析液相比，低钠透析液中钠含量较低（一般为98~118mmol/L）。这些低钠透析液可以在相对短时间内纠正患者的水、钠潴留，故比较适用于容量控制不佳的腹透患者。

容量控制是决定患者预后的重要指标，而如何准确评估容量状态以及如何达到和保持容量平衡是目前我们所面临的巨大挑战。对于临床医生来说，了解目前容量评估的方法及其局限性非常重要，还要充分理解达到容量平衡可采用的手段及其限制因素。

（许　戎　董　捷）

▶▶ 第十三章 腹膜透析的合并症

第一节 腹膜透析导管相关的合并症

腹膜透析导管相关合并症是妨碍腹膜透析治疗正常进行的重要原因,所涉及的种类也较多。在临床上,通常有三种情况,分别为腹膜透析管周围渗漏、腹膜透析管移位或大网膜包裹所导致的引流障碍、外口及腹膜透析管相关的感染。对于双涤纶套的Tenckhoff腹膜透析管,在置管后的第一年内,三种合并症的发病率分别为7%、17%和14%。

1. 感染性导管相关并发症

(1)外口及隧道感染:腹膜透析患者外口感染和隧道感染通常为腹膜透析管相关性感染。外口感染在临床上表现为外口处脓性分泌物的形成。外口红肿不一定意味着感染的发生,可能是感染的早期征象,或皮肤反应及置管后或损伤后表现。隧道感染表现为局部红肿、水肿、皮下张力增高,也有表现不典型者。隧道感染常伴有外口感染。

一旦发生相关感染,应及时行分泌物的革兰染色和病原体培养检查。B超检查往往对诊断隧道感染具有较强的特异性。

导致外口及隧道感染的最为严重和常见的病原体是金黄色葡萄球菌和铜绿假单胞菌,其他如类白喉杆菌、厌氧菌、非发酵菌、链球菌、非结核分枝杆菌、军团菌、酵母菌和真菌。

由于金黄色葡萄球菌和铜绿假单胞菌导致的外口感染往往导致腹膜炎的发生,因而需要强化处理。从经验治疗上,首先需要使用针对金黄色葡萄球菌的抗菌药物,如既往有铜绿假单胞菌感染史,也应给予相应治疗。在抗菌药物

的使用上,除耐甲氧西林的金黄色葡萄球菌外,一般采用口
服抗菌药物的方法。对革兰阳性菌可口服抗青霉素酶或
广谱青霉素,如阿莫西林等,或口服第一代头孢菌素,如头
孢氨苄等。对革兰阴性菌可以用喹诺酮类或头孢三代抗菌
药物,疗程不少于2周。金黄色葡萄球菌感染,需加用利福
平口服,且治疗时间需要3周。对于耐甲氧西林的金黄色葡
萄球菌,需要使用万古霉素静脉注射或腹膜透析液内使用。
对于铜绿假单胞菌感染,首选口服喹诺酮类抗菌药物,其他
可以考虑经静脉或腹膜透析液使用氨基糖苷类抗生素、头
孢他啶、头孢吡肟、哌拉西林、亚胺培南-西司他丁钠、美洛
培南。铜绿假单胞菌感染也需要两种抗菌药物联合使用,
且治疗时间需要3周。疗程结束1~2周后再进行病原体培养,
以防止感染复发(表13-1-1)。

表13-1-1　腹膜透析患者外口和隧道感染时
口服抗生素使用方案

抗生素	使用方法
阿莫西林(羟氨苄青霉素)	250~500mg每日2次
头孢氨苄	500mg每日2次或每日3次
环丙沙星	250mg每日2次
克拉仙霉素	500mg负荷剂量,之后250mg每日2次或每日1次
双氯西林	500mg每日4次
红霉素	500mg每日4次
氟氯西林/氯唑西林	500mg每日4次
氟康唑	200mg每日1次共2天,之后100mg每日1次
氟胞嘧啶	0.5~1g/d滴定至有反应且维持血药浓度为25~50mg/ml

抗生素	使用方法
异烟肼	200~300mg每日1次
利奈唑胺	400~600mg每日2次
甲硝唑	400mg每日3次
莫西沙星	400mg每日1次
氧氟沙星	400mg首日,之后200mg每日1次
吡嗪酰胺	25~35mg/kg每周3次
利福平	450mg每日1次,体重<50kg; 600mg每日1次,体重>50kg
甲氧苄啶/磺胺甲噁唑	80/400mg每日1次

在使用抗生素的同时应加强外口护理,每日2~3次。外口局部可以使用抗生素霜剂,如莫匹罗星霜和庆大霉素霜等。

严重的腹膜透析管相关性感染,如金黄色葡萄球菌和铜绿假单胞菌感染往往会造成腹膜炎的发生,所以在抗菌药物合理治疗3周以上仍无效时,应在同时使用抗生素的前提下,考虑拔出腹膜透析管,且可以同期行新的腹膜透析管置入。

（2）腹膜透析相关性腹膜炎

1）腹膜炎的临床表现和诊断:腹膜透析相关性腹膜炎的临床表现为患者的腹痛、发热、腹胀、恶心、呕吐,腹膜透析液浑浊和腹膜透析超滤异常减少。腹痛是一种常见的临床症状,诊断腹膜炎所导致的腹痛应除外便秘、肾绞痛、胆绞痛、消化性溃疡、胰腺炎、急性肠穿孔等情况。极少患者表现为腹痛伴腹膜透析液清亮。腹痛的程度可以反映病原体的种类,链球菌、革兰阴性杆菌和铜绿假单胞菌等在多数情况下腹痛剧烈,而凝固酶阴性葡萄球菌感染时腹痛较轻或无腹痛的情况。

病史采集上,还应注意有无近期操作技术不当和管路污染等情况,应了解近期外口感染和最后一次腹膜炎的情况,近期内镜检查和妇科检查的情况,以及腹泻和便秘的情况。

体格检查时,腹膜炎时表现为腹部肌紧张,并往往伴有反跳痛。如出现局限部位的腹痛和肌紧张,应除外外科疾病的可能,如阑尾炎等。体格检查时应注意外口和隧道的检查。

当腹膜透析患者发现腹膜透析液浑浊时应考虑腹膜炎的发生,当出现其他任何一种表现时应怀疑腹膜炎的可能。临床上一旦考虑或怀疑腹膜炎的发生,应及时引流腹膜透析液,检查腹膜透析液性质,行细胞计数检查,同时行病原体的革兰染色检查和病原体培养。

当腹膜透析液白细胞计数>100/ml,其中多形核细胞>50%时可以考虑腹膜炎的诊断。若多形核粒细胞比例>50%,而白细胞计数未超过100/ml时也可以诊断腹膜炎。另外,腹膜透析液存腹时间至少2小时以上。若诊断不清或症状明显而透出液清亮时,可将腹膜透析液腹腔内保留至少2小时后引流再送检。对于行自动化腹膜透析的患者,可以依多形核粒细胞比例来诊断腹膜炎;对于NIPD的患者,可将1000ml腹膜透析液注入腹腔并存留至少1~2小时后引流并送检。另外,除感染性腹膜炎外,腹膜透析液浑浊还应与以下情况相鉴别,如化学性腹膜炎、嗜酸性粒细胞增多症、血性腹膜透析液、恶性肿瘤、乳糜性腹水。另外取自干腹的腹膜透析液也可以表现为浑浊,但并不代表感染性腹膜炎的发生。

革兰染色在腹膜炎中往往为阴性结果,但革兰染色对真菌感染的诊断意义较高。

在腹膜透析相关性腹膜炎中,病原体培养和抗生素敏感试验具有极其重要的作用,可以对抗生素的选择提供指导,同时也可以发现导致腹膜炎的可能原因。当怀疑腹膜炎时,应从第一袋浑浊的腹膜透析液中留取标本,且送检时间不应超过6个小时。腹膜透析液培养应使用血培养瓶,将5~20ml的腹膜透析液加入培养瓶中进行培养;如使用较大剂量的腹膜透析液,如50ml的腹膜透析液可以提高培养的阳性率。通常将50ml的腹膜透析液经3000g离心15分钟,将沉淀物用3~5ml生理盐水悬浮,再接种于血培养瓶中。培养方式应包括需氧培养、微氧培养和厌氧培养三种方式。对曾使用抗生素的患者标本,可以采用抗生素清除技术后再行培养。

在技术条件较好的医院,约75%情况下可以在送检后第3天得到病原体培养的结果。如果3~5天培养仍为阴性,且临床高度怀疑感染时,可以继续培养3至4天,以发现生长较慢的细菌。此时还应考虑使用特殊的培养技术以发现一些少见致病菌,如病毒、支原体、分枝杆菌、军团菌等。由于培养的阳性率大幅度较低,所以需要使用抗生素清除技术。

从腹膜透析中心质量管理的角度应加强腹膜透析相关性腹膜炎的病原学检查的质量控制,要求病原体培养的阴性率不应高于20%,其中具有一定规模的腹膜透析中心不应高于5%。

如果患者同时有外口分泌物出现,应与腹膜透析液同期进行病原体的培养。除凝固酶阴性葡萄球菌外,如外口分泌物和腹膜透析液培养出同一致病菌,则考虑腹膜炎发源于腹膜透析管路的感染。

影像学检查在腹膜透析相关性腹膜炎的诊断中有一定的作用。B超、腹部X线平片和CT等仅可在怀疑肠源性感染时进行。

对于腹膜透析患者,出现腹膜炎的临床表现,腹膜透析液白细胞计数达到上述标准,病原体检查阳性,三种情况之中存在任意两种即诊断腹膜炎。

腹膜透析相关腹膜炎的及时和正确处理对腹膜炎的治疗效果和患者预后均有重要的意义。首先应在培训和再培训过程中强化患者关于腹膜炎的意识，特别是腹膜炎的自我诊断、标本留取方法和及时就诊意识。为保证腹膜透析患者在发生腹膜炎的6小时之内送检腹膜透析液标本并开始治疗，应向患者提供24小时的电话支持。

2）腹膜炎的初始治疗：在腹膜炎的初始治疗时，由于没有病原学检查结果的支持，通常根据经验选择抗生素，即根据腹膜透析患者和腹膜透析中心既往腹膜炎致病菌的药物敏感试验结果选择抗生素，并应使用可以覆盖革兰阳性菌和革兰阴性菌的抗生素。针对革兰阳性菌，可以选择第一代头孢菌素或万古霉素。其中万古霉素可以在患者曾有耐甲氧西林金黄色葡萄球菌感染史，临床症状明显，或有对青霉素和头孢菌素过敏者时使用，如果腹膜透析中心耐甲氧西林比率升高，也可以考虑使用万古霉素作为初始治疗药物。针对革兰阴性菌，可以选择氨基糖苷类抗生素或第三代头孢菌素。第三代头孢菌素中，常使用头孢他啶，但头孢他啶易被β内酰胺酶分解并导致作用降低。另外也可以使用头孢吡肟治疗革兰氏阴性菌导致的感染。如果患者对头孢菌素过敏，可以使用噻肟单酰胺菌素，即氨曲南替代。

临床上为了避免延误治疗，一旦发现透出液浑浊就应立即开始抗生素治疗，并不需要等待细胞计数的结果。

在抗生素使用中，通常采用经腹腔内给药的方式，其疗效高于静脉给药。可以在每袋腹膜透析液中加入抗生素，即持续用药；或仅每日一次在腹膜透析液中加入抗生素，即间断用药。由于后者更易操作，故多被采用。抗生素在腹腔内的保留时间至少应在6小时以上。对于存在残余肾脏功能的患者，即残余肾脏GFR>5ml/(min·1.73m^2)者，在使用经肾脏代谢的抗生素时，其剂量需要相应增加25%。对于腹膜高转运患者，抗生素的剂量需要相应调整，并注意药物的副作用。

另外,万古霉素、氨基糖苷类抗生素和头孢他啶可以在1L以上的腹膜透析液内配伍,但必须使用不同的注射器加入两种药物。

3)腹膜炎的后续治疗:对于腹膜透析相关性腹膜炎患者,一旦得到病原体培养和药物敏感试验结果后,可以根据结果开始使用窄谱抗生素治疗。

通常情况下,经过48小时的初始治疗后,绝大多数腹膜透析相关性腹膜炎患者的病情可以好转。在得到病原体培养结果之前,可以继续初始治疗方案;在得到病原体培养结果之后,可以据此修改抗生素方案,治疗疗程为2~3周。如果病原体培养结果为阴性,也可以维持初始治疗方案,治疗疗程为2周。

表13-1-2 腹膜透析相关腹膜炎抗生素的使用方案

抗生素	间断用药	持续用药(mg/L)
氨基糖苷类		
丁胺卡那	2mg/kg	LD25,MD12
庆大霉素奈替米星妥布霉素	0.6mg/kg	LD8,MD4
头孢菌素类		
头孢唑林头孢噻吩头孢拉定	15mg/kg	LD500,MD125
头孢吡肟	1000mg	LD500,MD125
头孢他啶	1000~1500mg	LD500,MD125
头孢唑肟	1000mg	LD250,MD125
青霉素类		
阿莫西林	ND	LD250-500,MD50
氨苄西林/苯唑西林/乙氧萘青霉素	ND	MD125

续表

抗生素	间断用药	持续用药（mg/L）
苯咪唑青霉素	ND	LD500，MD250
青霉素	ND	LD50 000u，MD25000u
喹诺酮类		
环丙沙星	ND	LD50，MD25
其他		
氨曲南	ND	LD1000，MD250
达托霉素	ND	LD100，MD20
利奈唑胺	口服200~300mg每日一次	
替考拉宁	15mg/kg	LD400，MD20
万古霉素	15~30mg/kg每5~7天一次	LD1000，MD25
抗真菌类		
二性霉素B	NA	1.5
氟康唑	200mg IP每24~48小时一次	
复合类		
氨苄西林/舒巴坦	2g每12小时一次	LD1000，MD100
亚胺培南/西拉司丁	1g每日两次	LD250，MD50
奎奴普丁/达福普汀	25mg/L隔袋1次联合每日两次500mg静脉用药	
甲氧苄啶/磺胺甲噁唑	口服960mg每日两次	

注：*间断治疗为每日使用剂量；持续用药为每次交换的剂量（mg/L），LD为首次剂量，MD为维持剂量。如果患者存在残余肾功能（尿量大于100ml/d），剂量增加25%

如果使用初始治疗方案持续72小时后仍未得到病原体培养的结果,应对临床状况进行评估,如果腹膜炎已经控制,可继续使用初始治疗方案,治疗疗程为14天。如果腹膜炎没有控制,需要根据临床实际情况更改治疗方案,如使用万古霉素和碳青霉烯类抗生素。如果在腹膜炎发生的第5天之内腹膜炎得到控制,可以维持现有抗生素方案,如果患者不能耐受或考虑到抗生素的其他副作用,如肠道菌群失调等,在保证腹膜炎被控制的前提下使用其他可能有效的抗生素,总的治疗疗程为3周。如果期间能够再次得到细菌培养结果,可以此修改抗生素方案,总的治疗疗程为3周。如果在腹膜炎发生的第5天腹膜炎仍未控制,即出现难治性腹膜炎,应考虑拔出腹膜透析管,此时继续全身使用抗生素,治疗疗程为3周。

腹膜透析相关性腹膜炎的抗生素使用时间至少为2周,对于严重感染则需要3周的时间。凝固酶阴性葡萄球菌和培养阴性腹膜炎,透出液清亮后继续使用抗生素7天,抗生素总疗程不超过14天并通常使用14天。初始治疗反应较慢的感染,往往需要3周疗程,特别是金黄色葡萄球菌、革兰阴性菌、肠球菌感染。

难治性腹膜炎定义为经适当的抗生素治疗5天腹膜透析液不能清亮的状况。当发生难治性腹膜炎时,应拔出腹膜透析管。腹膜炎治疗的初衷应当是给予适当的治疗以保护腹膜,而不是保护腹膜透析管。延长难治性腹膜炎的治疗可能导致住院时间的延长,腹膜功能的损伤,增加真菌性腹膜炎的机会,在部分患者可能导致死亡。拔出腹膜透析管则可以减少死亡率和发病率,保护腹膜及保证继续腹膜透析的可能。腹膜炎导致的死亡发生率较低,但革兰阴性菌和真菌性腹膜炎的死亡率较高。

腹膜炎可以反复发作,其中包括所谓再发性腹膜炎(recurrent),即腹膜炎治愈后4周后由不同的致病菌导致的腹膜炎;复发性腹膜炎(relapsing),即腹膜炎治愈后4周内由相同的致病菌或未能确定的致病菌导致的腹膜炎;重现性腹膜炎(repeat),腹膜炎治愈后4周后由相同的致病菌导致的腹膜炎。复发、再发或重现性腹膜炎的治疗方案不同,临床预后也不尽相同,特别是再发性腹膜炎的预后不良,一旦发生则强烈建议适时拔出腹膜透析管。如果在连续的腹膜炎过程中是相同的病原体感染,则考虑所谓生物膜的形成,即病原体植入腹膜透析管中的纤维蛋白沉积物中,在抗生素治疗后可以再行导致腹膜炎的发作,常见的致病菌有表皮葡萄球菌和大肠杆菌。此时强烈建议在透出液清亮后更换腹膜透析管;如抗菌药物治疗有效且治疗疗程充足,也可以考虑同期的再置管。

临床上可以见到在腹膜炎已经得到控制后短时间内再次发作的情况,此时应高度重视真菌的可能性。

难治性腹膜炎、反复发作的腹膜炎、真菌性腹膜炎、结核性腹膜炎和多种肠道菌感染的腹膜炎需要拔除腹膜透析管。另外,腹膜透析管相关性腹膜炎,即由相同的致病菌或相同部位的外口或隧道感染导致的腹膜炎,也应考虑拔出腹膜透析管。

拔除腹膜透析管后重置腹膜透析管的时间尚未明了,最短时间为2~3周,真菌性腹膜炎可能需要更长时间。严重的腹膜炎后,部分患者可能因腹膜粘连或腹膜功能衰竭而无法恢复腹膜透析治疗。

4)不同病原体导致的腹膜炎的临床特征

A.凝固酶阴性葡萄球菌感染腹膜炎。凝固酶阴性葡萄球菌,包括表皮葡萄球菌,通常为接触污染所致,通常为较轻类型的腹膜炎,对抗生素治疗的疗效较好。但可能因产生生物膜而导致复发,需要重置腹膜透析管。

B.链球菌和肠球菌感染腹膜炎。链球菌性腹膜炎通常对抗生素治疗的疗效良好,而肠球菌感染通常为较重类型的感染。肠球菌感染通常需要腹腔内使用氨苄西林治疗。对于万古霉素耐药肠球菌(VRE),如氨苄西林敏感,仍可继续使用；否则需要使用利奈唑胺，或奎奴普丁/达福普汀。如果治疗有效，链球菌感染需治疗14天，而肠球菌感染需要治疗21天。

C. 金黄色葡萄球菌感染腹膜炎。金黄色葡萄球菌可能导致严重的腹膜炎。虽然可能由接触污染所致，但通常由腹膜透析管感染所致。金黄色葡萄球菌感染同时合并外口或隧道感染，在不拔除腹膜透析管的情况下，往往抗生素治疗无效。如果为耐甲氧西林金黄色葡萄球菌需要使用万古霉素，同时每天使用利福平600mg口服5~7天。辅助使用利福平可以预防金黄色葡萄球菌感染的复发和重现，但需要注意同时服用其他药物时存在的酶介导的药物间相互作用。

D. 棒状杆菌属感染腹膜炎。棒状杆菌属感染少见，但可以导致腹膜炎和外口感染。多数患者可经抗生素治疗而治愈。

E. 铜绿假单胞菌感染腹膜炎。铜绿假单胞菌可能导致严重的腹膜炎。通常铜绿假单胞菌与腹膜透析管路感染相关，且这些病例往往需要拔出腹膜透析管，手术后也应持续使用抗生素2周以上。如果不合并腹膜透析管路感染，则需要同时使用两种敏感的抗生素治疗，如口服喹诺酮类药物和经腹膜透析液使用头孢菌素，如头孢他啶或头孢吡肟，也可以使用妥布霉素或哌拉西林，并至少需要治疗21天。如果治疗5天无效则应拔除腹膜透析管，术后也仍需使用抗生素治疗至少14天。

F. 其他单一革兰阴性菌感染腹膜炎。单一革兰阴性菌感染，常见有大肠杆菌、克雷伯杆菌和嗜麦芽窄食单胞菌。这些细菌可能与接触污染，外口感染，便秘、憩室炎或结肠炎所导致的跨黏膜转移相关，而嗜麦芽窄食单胞菌是一种严重的院内感染细菌，存在普遍的耐药性。对于嗜麦芽窄食单胞菌需要同时使用两种敏感的抗生素治疗，如口服甲氧苄啶/磺胺甲噁唑，腹腔内使用替卡西林/克拉维酸，和口服米诺环素,治疗需要持续21~28天。其他单一革兰阴性菌,可以使用头孢菌素,如头孢他啶或头孢吡肟,治疗需要持续14~21天。

G. 多重病原体感染腹膜炎。对于多重革兰阳性菌感染,往往是接触污染或腹膜透析管相关感染。前者可以使用敏感抗生素治疗至少21天;后者治疗无效时应拔出腹膜透析管。如出现多种革兰阴性菌、革兰阳性菌与革兰阴性菌混合感染,特别是包括厌氧菌,需要考虑外科疾病的可能,死亡率较高。可以考虑使用甲硝唑合并氨苄西林、头孢他啶或氨基糖苷类抗生素。如果可以证实存在腹腔内疾病或脓肿形成,需要拔除腹膜透析管,术后继续抗生素治疗14天。

H. 真菌感染腹膜炎。真菌性腹膜炎是严重的合并症,如近期曾因腹膜炎而使用抗生素治疗时,更应高度怀疑。一旦经镜检或培养确认为真菌感染,需要及时拔除腹膜透析管,同时根据药物敏感试验结果选择使用抗真菌药物治疗,治疗疗程根据治疗效果而定。

I. 分枝杆菌感染腹膜炎。分枝杆菌导致腹膜炎的情况少见,但诊断困难。当通过较长时间的常规抗生素治疗效果不佳、临床症状持续不缓解、普通细菌培养阴性而反复发作时应考虑分枝杆菌感染腹膜炎的可能。分枝杆菌需要使用特异的培养技术。另外,需要发现肺结核或其他肺外结核的可能性。分枝杆菌感染需要多种药物治疗,通常包括异烟肼和利福平,治疗12至18个月、吡嗪酰胺或喹诺酮类抗生素等治疗3个月。多数情况下,发生分枝杆菌感染腹膜炎时应拔除腹膜透析管。

2. 非感染性导管相关并发症

(1) 引流障碍:当腹膜透析的引流量明显少于腹膜透析液的注入量,且除外腹膜透析管周围水肿时,应当考虑腹膜透析液引流困难的发生。腹膜透析液引流障碍多发生在腹膜透析置管后,以及腹膜炎开始阶段或其后阶段,但也可以发生在腹膜透析治疗中的任何时刻。引流障碍往往伴随引流状态不稳定,腹膜透析液中纤维蛋白增多。

引流障碍的处理往往是多方面的,特别是当存在腹膜炎时,处理方式会有更大的变化。

1)检查是否存在管路打折。腹膜透析管在体外段出现打折往往与术后腹带束缚不当相关。在皮下隧道段打折则可能是在置管时两个涤纶套的距离过短,或在形成隧道的过程中腹膜透析管出现扭曲。腹膜透析管打折往往在术后即可发现,即腹膜透析液注入和引流均出现障碍。阻塞的程度可以轻重不一,可与患者体外相关,按压皮下隧道往往可以是腹膜透析液流速增加。处理方法包括重置腹膜透析管,调整腹膜透析管在皮下段的方向和位置,矫正腹膜透析管的扭曲。

2)治疗便秘。肠动力降低所导致的便秘是导致引流障碍的常见原因。理论上讲,对所有出现引流障碍的患者,均应首先考虑使用缓泻剂,如果需要也可以考虑使用灌肠剂。当肠动力正常后可以再次尝试引流,通常50%的患者在解除便秘后,管路引流恢复正常。

3)使用肝素。当腹膜透析管被纤维蛋白阻塞,或引流液中存在血凝块时,可以考虑在腹膜透析液中加入肝素(250~500U/L)。肝素具有明确的预防作用,但应经出现引流梗阻后,在腹膜透析管内加入肝素往往并不能解除腹膜透析管内的阻塞。

4)使用溶栓剂。如果肝素治疗无效,应考虑使用溶栓剂。在临床上,可以选择使用尿激酶、链激酶和组织型纤溶酶原激活剂。

尿激酶:将75000U尿激酶溶解在40ml生理盐水中,全部注入腹膜透析管内,封闭腹膜透析管并等待2个小时,再次引流。如果引流仍不畅,可以考虑重复上述操作一次。也有作者认为仅需将5000U尿激酶溶解在40ml的生理盐水中即可。

链激酶：由于链激酶可能造成变态反应，所有首先应行过敏实验。用25G的注射器刺破表皮，将100单位/ml的链激酶溶液滴入，如果在15分钟内没有出现红斑或水疱，将0.1ml的溶液注射至皮下，再次观察是否出现红斑或水疱。如果皮试阴性，将750000U链激酶用30~100ml生理盐水溶解，全部注入腹膜透析管内，封闭腹膜透析管并等待2个小时，再次引流。如果引流仍不畅，可以考虑重复上述操作一次。

组织型纤溶酶原激活剂：有文献报道，使用0.1mg/ml或1mg/ml的组织型纤溶酶原激活剂可以解除腹膜透析管阻塞。

（2）腹膜透析管移位和大网膜包裹：目前生产的腹膜透析管均具有可以被X线检查所发现的带状标记物。在特殊情况下，将腹膜透析管内注入造影剂（渗透压应在300mOsm/kg以下）也可以发现腹膜透析管的位置。通过X线检查可以发现在1个月内，Tenckhoff腹膜透析管末端位置的变化应不大于4cm。当出现腹膜透析管被大网膜包裹时，无论腹膜透析管的位置是否正确，均应考虑通过人为地调整腹膜透析管的位置，将腹膜透析管周围的大网膜游离以解除腹膜透析管的梗阻。

1）腹膜透析管复位有三种方法：盲法复位、腹腔镜技术复位和手术复位。

腹膜透析管的盲法复位。对于绝大多数类型的腹膜透析管可以采用这种方法复位，其中对直式腹膜透析管则更易于操作。这种方法可以利用X线透视技术，但并非必须使用。首先，在腹腔内注入足量的腹膜透析液。由于腹腔内操作可能导致明显的疼痛，故可以考虑术前使用镇痛药物。将具有一定韧度的无菌金属丝适当弯曲，使之可以通过腹膜透析管进入腹腔内，其长度应短于腹膜透析管至少4cm。以皮肤为支点，将金属丝插入腹膜透析管内并柔和地旋转，逐渐将腹膜透析管的末端转移至腹腔内的理想位置。然后使用肝素盐水或腹膜透析液,观察注入和引流的状态,确定腹膜透析管的位置是否正确。虽然这种技术可以将腹膜透析管更换位置,但很难解除大网膜包裹。另外,仅有约30%的患者在术后腹膜透析管引流可以恢复正常。

腹腔镜下腹膜透析管复位技术。通过腹膜透析管将600ml左右二氧化碳注入腹腔内,然后予以封闭。使用Y-TEC微套管针在腹膜透析管旁5~10cm处穿刺腹壁。应当注意,穿刺部位应当是可以植入新的腹膜透析管的位置,以备原腹膜透析管复位失败时所用。拔出微套管,插入腹腔镜,通过腹腔镜观察腹膜透析管和大网膜包裹的状况。用具有一定韧度且适度弯曲弯的无菌金属导丝,如Foley透析管导丝插入腹膜透析管内,在腹腔镜监视下,通过移动导丝将黏附于腹膜透析管上的大网膜组织予以分离。如果未成功,则可以进一步考虑将腹腔镜置于腹膜透析管与粘连的大网膜之间,通过旋转腹腔镜的方式,协助将大网膜组织从腹膜透析管上分离。之后需要再次确定腹膜透析管的位置是否正常,以及大网膜包裹是否完全解除。通过腹腔镜可以解除约50%的问题,特别是直式腹膜透析管的成功率更高。如果失败,则可以考虑通过腹腔镜植入新的腹膜透析管,并将原有的腹膜透析管拔出。

手术腹膜透析管复位技术。通过手术将附着于腹膜透析管的大网膜组织予以剥离,即在局部麻醉下,在深部涤纶套位置或旁开位置切开3~5cm的切口,检查腹膜透析管,并将其上附着的大网膜剥离。切除局部的大网膜组织可以减少再包裹的可能。这一过程如果在腹腔镜下操作也是可行的。有统计表明,在术后的1个月内,仅有约5%的患者可以通过手术方式解决腹膜透析液引流障碍。

2)腹膜透析管的更换。如果各种恢复腹膜透析管引流的方法均失败,也需要通过手术拔出原腹膜透析管并植入新的腹膜透析管。

3)治疗腹膜炎。急性腹膜炎有时可以导致引流障碍的发生,即刺激大网膜组织使其附着与腹膜透析管上。另外腹膜炎也可以通过腹腔内粘连等多种方式导致腹膜透析管的阻塞。在发生腹膜炎时应尽快解除腹膜透析管的阻塞以利于通过腹腔内加入抗生素。

在腹膜透析液内加入首次负荷剂量的抗生素时,如果在引流的腹膜透析液内发现纤维蛋白,需要在每袋腹膜透析液内加入1000U的肝素。如果已经出现腹膜透析液引流障碍,可以考虑在腹腔内使用链激酶、尿激酶或组织型纤溶酶原激活剂。如果在24小时内,两次使用溶栓治疗后,腹膜透析液引流依然不畅,则需要考虑植入急性腹膜透析管,或植入一个新的慢性腹膜透析管。在置管时可以考虑使用腹腔镜,或利用腹腔镜调整腹膜透析管的位置。腹膜透析管路通畅后,然后继续在腹腔内使用抗生素治疗腹膜炎,同时在每袋腹膜透析液内均需加入500U/L的肝素。如果原腹膜透析管的隧道段没有合并感染,该腹膜透析管可以暂不拔出。2~3天后,如果腹膜炎症状缓解,腹膜透析液转清,则需要拔出急性腹膜透析管。如果此时原有腹膜透析管的功能恢复正常,则继续治疗腹膜炎即可。如果原有腹膜透析管仍不能正常使用,其位置需要调整,可以采用透视下盲法复位或腹腔镜下复位,但成功率均较低。如果腹膜透析管复位失败,且腹膜透析液转清或接近正常,可以考虑同时拔出原腹膜透析管并植入新的腹膜透析管。

(3)渗漏:在腹膜透析患者中,当腹膜透析液灌入腹腔后可以导致腹腔内压力(IAP)的升高。有两种因素决定了患者腹腔内压力水平,分别为透析液的容量和患者的体位。在透析液容量一定的情况下,卧位时腹腔内压力较低,坐位时较高。另外,咳嗽、弯腰和有力排便等动作均可以使腹腔内压力短时快速升高。腹腔内压力的升高可以导致腹膜透析患者出现多种机械性合并症的发生,特别是渗漏和疝气。

1)腹壁和腹膜透析管周围渗液:腹膜透析管周围渗漏往往发生在腹腔置管后的第一周内,但往往是当患者开始进行腹膜透析后才发现问题。除了出现外口皮肤处的明显渗液外，渗液还可能表现为局部皮肤肿胀、全身水肿、体重增加和引流量不足等，此时部分患者可能并未有不适主诉。当患者没有经过过渡期即开始常规腹膜透析时或过渡期维持时间较短时，这种情况发生率会明显升高。超声检查可以发现深部涤纶套和皮下组织的异常，从而协助诊断。渗漏往往与涤纶套晚期感染或早期感染相关联；如果局部组织出现红肿现象，应立即行腹膜透析液的常规检查和病原体的检查。超声检查可以探及涤纶套和隧道处的液体的出现，并往往代表感染的发生。

腹壁和腹膜透析管周围渗漏的发生率尚不清楚，一般而言低于疝气的发生率。其危险因素与导致疝气发生的因素相一致，但手术技术问题可能与腹膜透析管周围的渗漏有更密切的关系。

腹壁渗漏在临床上诊断可能比较困难。当腹膜透析液排除量低于灌入量时，可能被误治为超滤衰竭。当腹膜透析液积聚在腹膜组织内时可能导致体重增加。腹壁渗漏的诊断包括腹膜透析液引流量的减少、体重的增加和腹部的膨隆，但没有全身水肿。当患者直立时，可以发现腹部不对称，腹壁局部可能表现为"凹陷"状态，特别是皮带束缚的部位和腹膜透析管的部位等。

腹膜透析管周围渗漏通常表现为外口敷料的湿润。加强CT扫描可以辅助诊断。需要注意的是，在检查前，患者应直立至少2个小时以上以便造影剂可以渗透至腹壁内。

腹膜透析管周围渗漏往往是腹膜透析置管术的合并症。外口局部缝合不能解决问题，虽然外口渗漏减少，但反而会导致腹膜透析液向周围组织内渗透。患者需要将腹膜透析液充分引流并暂停腹膜透析至少24~48小时。腹膜透析暂停的时间越长，渗漏被修补的机会越大。如果病情需要，患者应接受血液透析治疗。绝大多数情况下，腹膜透析液渗漏可以自行缓解。如果渗漏持续存在，则应当考虑拔出腹膜透析管并在对侧重新置管。

与腹膜透析管周围渗漏不同,腹壁渗漏可以发生在腹膜透析治疗的早期或晚期。使用持续性循环式腹膜透析(CCPD)治疗,通过平卧位减少腹腔内压力可以使这一情况部分缓解。如果渗漏是缘于腹壁结构完整性的破坏,那么患者需要转入夜间间断式腹膜透析(NIPD)治疗或血液透析治疗。有时腹壁异常可以通过暂时夜间间断式腹膜透析(NIPD)治疗后得以解决,甚至可以恢复当持续性不卧床式腹膜透析(CAPD)的状态。在部分情形下则需要手术处理。

阴道渗漏也可能发生,包括腹膜透析液经过输卵管而产生渗漏,此时需要行输卵管的结扎术来解决问题。也有患者因由于局部筋膜的缺陷而导致渗漏的发生,此时需要更换至NIPD或血液透析治疗。

2)胸腔积液:腹膜透析相关的胸腔积液是指由于腹膜内压力的升高,腹膜透析液由腹腔渗漏至胸腔的情形。该病的发生率并不清楚,可能是由于部分患者的胸腔渗漏现象较轻而足以导致临床症状的出现,而导致发生率降低。

腹膜透析相关胸腔积液的发生机制为膈肌存在缺陷。这种缺陷可以是先天的,患者在开始腹膜透析时即表现出胸腔积液的发生;也可以是后天的,包括腹腔内压力的升高和膈肌的损伤所致,即属于腹膜透析的晚期合并症之一。

腹膜透析相关的胸腔积液无一例外地发生在右侧胸腔,可能是左侧膈肌为心脏和心包所包绕。临床上可以表现为从无症状,直至严重的气短。当使用高渗的腹膜透析液后症状可以较重,与腹腔内压力升高相关。

胸腔穿刺及胸腔积液引流可以协助诊断,并缓解症状。胸腔积液的葡萄糖水平极度升高具有强烈的诊断意义,但并不是所有患者均存在胸腔积液、葡萄糖水平的异常变化。另外,胸腔积液呈典型的漏出液表现,其中白细胞数不定。

放射性核素检查是诊断的重要手段,将锝标记的清蛋白胶体(5mCi)加入腹膜透析液中并注入患者的腹腔内,分

别在0、10、20和30分钟进行后前位进行探测,以及在30分钟
进行前后位探测。患者在注入示踪剂时应保持非卧床状态,
以提高腹膜内压力,并保证示踪剂进入腹腔。如果伽马摄
像不能在短时间内探及示踪剂进入胸腔时,需要延长探测
时间至2~3个小时。

如果患者出现呼吸系统症状,腹膜透析治疗应立即予
以暂停,并行胸腔穿刺和胸腔积液引流以缓解症状。腹膜
透析相关胸腔积液的最终治疗,包括修补膈肌的异常通道,
或者封闭胸腔(胸膜固定术)。在个别情况下,腹膜透析液
本身可以作为胸腔内的一种刺激物而发挥胸膜固定的作
用,此时需要暂停腹膜透析治疗1~2周。其后可以试行恢复
腹膜透析治疗,但需要较低的透析液剂量并保持平卧位以
降低腹腔内压力,以避免胸腔积液复发。胸膜固定术包括
使用滑石粉、四环素、自体同源血液和抑肽酶纤维蛋白胶固
定胸膜;而胸膜修补术包括对异常通道的缝合,以及通过修
补材料对局部进行强化。

3)生殖器水肿:在腹膜透析患者中,腹膜透析液可以
通过两种通路进入外阴部和生殖器内,即通过睾丸鞘膜突
进入阴囊,导致阴囊积液和阴囊周围组织的水肿,以及通过
腹壁的薄弱部位进入外阴部位,且可能与置管手术过程所
导致的局部损伤相关,腹膜透析液沿前腹壁渗漏而导致包
皮和阴囊的水肿。

除水肿外,患者往往因局部疼痛或不适而就诊。放射
性核素检查可以帮助诊断,将3~5mCi的锝标记的清蛋白加
入腹膜透析液中并注入腹腔内,使用闪烁扫描法可以发现
是否存在渗漏及可能的原因。CT腹膜造影术也可以鉴别何
种原因导致的阴部水肿,即前腹壁异常或经睾丸鞘膜突。

诊断后应暂停腹膜透析治疗,卧床休息,并抬高阴囊可
能缓解症状。如果病情需要,可以考虑暂时使用自动化腹
膜透析治疗,通过减少腹膜透析液的注入量,以及在透析
时采取卧位,可以减轻生殖器水肿的进一步加重。对于尿

量较少或残余肾功能较差的患者,需要暂时改用血液透析治疗。

由睾丸鞘膜积液所导致的渗漏可以通过手术解决。如果外阴部水肿是通过前腹壁渗漏而导致时,更换腹膜透析管可能会有所帮助;另外需要一段时间的血液透析治疗的过渡,以保证伤口的充分愈合。采用持续性循环式腹膜透析(CCPD)的方式,通过平卧位降低腹腔内的压力,可以减少渗漏复发的可能。

(4)疝气:腹膜透析患者疝气的发生率尚不明了,由于疝气可以没有症状,因而可以被漏诊。曾有学者认为,在腹膜透析的过程中,疝气的发生率可以高达10%~20%。

导致疝气发生的主要危险因素为腹膜透析液容量过大和腹部肌肉功能失调而导致腹壁张力增加。包括坐位、等长运动、强力闭呼动作(Valsalva动作,包括咳嗽、劈柴动作等);以及近期的腹部手术、腹膜透析管周围渗漏或血肿、肥胖、衰弱、产后,以及先天解剖异常等,均与腹膜透析患者疝气的发生相关。

在腹膜透析患者中可能出现不同类型的疝气,包括腹壁疝、腹膜透析管周围疝,脐疝,腹股沟疝(直疝和斜疝)、股疝、半月线疝、肠壁嵌顿疝、大网膜疝、膀胱膨出、肠疝等。其中,斜疝最为常见,且多为男性。

在腹膜透析患者中,疝气的临床表现程度不一,部分患者可能并不突出,而当患者站立或存在其他导致腹腔内压力升高的情形时,疝气才表现明显。

腹膜透析管周围疝需要与局部血肿和脓肿相鉴别,其中超声检查可以协助鉴别诊断,即疝气为实性物质,而其他情况多为液体物质。临床表现为阴囊肿胀的患者,应鉴别斜疝、睾丸鞘膜积液和睾丸疾病。CT检查可以协助诊断疝气,其中包括使用造影剂进行加强(如碘海醇)。在将造影剂加入腹膜透析液后,应让患者充分活动2个小时,使造影剂充分进入疝囊内,然后再进行CT检查。CT检查可以鉴别阴囊水肿的可能原因,如鞘膜腔积液与前腹壁水肿。磁共振检查也可以用于腹壁或阴部的渗液的诊断,特别是当患者对造影剂不能耐受时。

另外,对所有合并疝气的患者应充分告知嵌顿和绞窄的相关知识,即一旦疝气不能回纳,特别是出现疝内容物增大、变硬和疼痛时应及时就诊以免耽误病情。对于任何一个腹膜透析患者,当发生腹膜炎时应除外是否有疝气嵌顿的可能。

如果患者疝气较小,则发生嵌顿和绞窄的危险性增加,此时需要行疝气修复的手术;较大的疝气也可以手术治疗。另外,膀胱膨出和直肠膨出也需要手术治疗,子宫脱垂可以使用子宫托治疗,必要时需要行子宫切除术根治。

行疝气修补手术后,应尽可能保持腹膜内压力处于较低的水平,以保证切口的愈合。如果患者残余肾功能较好,可以考虑暂停腹膜透析治疗一周,在其后的一周内也需使用较低剂量的腹膜透析液,如1L的剂量。如果残余肾功能已经较低,仍需要暂停腹膜透析治疗1~2周,在其后一周内也需使用较低剂量的腹膜透析液。此时,应严密监测患者是否出现尿毒症症状和高钾血症。可以使用持续性循环式腹膜透析(CCPD)治疗,患者可以采用平卧位进行透析治疗以降低腹腔内压力。如果残余肾功能已经丧失,在手术后应开始较低剂量腹膜透析治疗,也可以采用血液透析进行过渡,直到手术切口充分愈合,多需要2~3周的时间。

对于反复发作疝气内容物膨出的患者,应避免增加腹腔内压力的动作(如砍柴样动作)。如果是手工操作的腹膜透析治疗,应减少腹膜透析液注入量并增加腹膜透析交换次数,如每日5次交换,注入量控制在1.5L;如果采用持续性循环式腹膜透析治疗,且腹膜透析液注入量控制在1L或略多的水平,并尽量减少日前透析时间;或将患者转入血液透析。如果患者的病情不允许手术或患者拒绝手术,可以考虑使用治疗疝气专用的腹带或疝带。

（5）腹膜透析管涤纶套腐蚀：正常情况下，腹膜透析管的两个涤纶套与周围组织形成紧密的连接，而皮下涤纶套腐蚀是指这种连接被破坏。导致涤纶套腐蚀的主要原因是外口部位的感染，和置管时其位置过于接近皮肤表面。当深部涤纶套与周围的腹壁肌肉组织分离时，也可以导致皮下涤纶套发生腐蚀。此时整个腹膜透析管可以被向外挤出，从而导致皮下涤纶套脱出到皮肤表面。

腹膜透析管涤纶套腐蚀的主要治疗方法为削除皮下涤纶套，且当涤纶套周围发生炎症反应时及时进行。皮下涤纶套削除需要在局部麻醉下进行，在涤纶套周围用手术刀将其周围皮下组织分离。然后用消毒的单面安全剃刀，配合止血钳进行涤纶套削除。如果皮下隧道已经发生感染，则腹膜透析管必须完全拔出。术后双涤纶套的腹膜透析管就成为单涤纶套管，由于腹膜透析管的隧道已经完全开放，应高度注意隧道炎和腹膜炎的发生。

（6）腹膜透析液注入和引流时的疼痛：部分腹膜透析患者，在注入和引流腹膜透析液时会出现下腹部疼痛。腹膜透析液引流时所导致的疼痛，主要原因是引流所产生的负压或激惹了周围的组织。而注入时所导致的疼痛，通常是腹膜透析液的pH值较低或温度较高所致，且当腹膜透析液的葡萄糖浓度较高时疼痛更为明显。另外腹膜透析注入时对周围组织的压力所致，如直肠、阴道或精索等可以导致腹痛的发生。偶见于大网膜包裹于腹膜透析管的情况。

如果疼痛与腹膜透析液pH降低相关，可以考虑更换碳酸氢盐腹膜透析液，这种透析液的pH值为正常水平；也可以将碳酸氢钠加入腹膜透析液内以增加其pH值。通常剂量的重碳酸盐（4~5mmol/L）可能并不足以将腹膜透析液中的酸性完全中性化，但至少可以使之不至于过度碱性。如果注入时的疼痛源自腹膜透析管的位置不当，则需要重新予以调整。

因腹膜透析液引流而导致疼痛的情况则较为多见，特别是在引流的末段,以及刚刚植入腹膜透析管后的开始几日内。此时,往往观察数日后症状可以解除,或在解决便秘后症状消失。如果症状持续存在,在部分患者中需要在引流后段中适时予以终止,即避免腹膜透析液的完全引流。对于使用腹膜透析机的患者,则可以考虑使用潮式腹膜透析的方式予以解决。对于顽固存在引流疼痛的患者,则需要调整腹膜透析管的位置,但也有不能完全解决的病例。

(7)腰背痛:当腹腔内存留一定的腹膜透析液时,人体的重心可以发生前移,可以导致脊柱前突,增加了腰椎间盘和椎旁肌肉的紧张度。对于既往腰椎疾病的患者,腹膜透析液导致脊椎的变化可以加重坐骨神经痛和腰椎后关节紊乱症。对于部分患者存在前腹壁肌肉松弛,则可以加重这一问题。

当腰背痛的症状急性发作时应卧床休息和镇痛治疗。部分患者在减少腹膜透析注入量和增加腹膜透析交换次数后症状可以减轻。如有可能,应考虑使用持续性循环式腹膜透析(CCPD)的治疗方式,并减少日间透析液的注入量,保证在绝大多数时间内在平卧下进行治疗,以减少脊椎前突对腰椎间盘的压力。如有可能,患者应适度进行腹部和腰背部的锻炼。

(8)呼吸系统合并症:在腹膜透析患者中除胸腔积液之外,从理论上讲,腹膜透析还可能导致呼吸的生理变化。通常情况下腹膜透析对肺功能并无明显的影响,仅仅有轻微的功能残气量的减少。在CAPD治疗的初期可能出现血氧饱和度的轻微和短暂下降,而腹膜透析治疗并不加重阻塞性气道疾病患者呼吸系统的临床症状。

(韩庆烽)

第二节 非导管相关并发症

1. 蛋白质丢失 腹膜透析治疗过程中有明显的经腹膜的蛋白质丢失存在。通常每升腹膜透析液可以有0.5g蛋白质的丢失,但也可能多达每日10~20g。经腹膜透析液蛋白质丢失的蛋白质成分主要是清蛋白,另外免疫球蛋白G(IgG)也可以多达15%以上。这种蛋白质的丢失是导致腹膜透析患者血浆清蛋白水平明显低于血液透析患者的主要原因。除蛋白质丢失外,每日还有2~3g氨基酸的丢失。

在高转运和高平均转运患者中,蛋白质丢失比较明显。急性腹膜炎症可以导致更为明显的蛋白质丢失,血浆清蛋白水平在腹膜炎的过程中可以出现显著而快速的下降。如果腹膜炎没有治愈,可以导致蛋白质的持续丢失和低清蛋白血症的进行性加重,并导致蛋白质营养不良的发生。严重的经腹膜透析液蛋白质的丢失,可以导致腹膜透析暂停或终止。另外,由于腹膜透析患者残余肾功能的减退相对较慢,而对于在开始透析时表现为肾病综合征的患者,也就意味着会有持续性经尿液的蛋白质丢失。

对于腹膜透析患者,应测定腹膜透析液和尿液的蛋白质丢失水平,并由此给予适当的饮食调整。

2. 葡萄糖的吸收　在相当部分的腹膜透析液中,葡萄糖作为缓冲剂构成透析液的主要成分之一。虽然出现了氨基酸腹膜透析液和葡聚糖腹膜透析作为替代品,但葡萄糖腹膜透析液依然被广泛使用。葡萄糖作为缓冲剂具有其一定的优势,包括价格低廉、结构稳定、对腹膜的毒性相对较低;缺点是容易经过腹膜而被人体所吸收。通过标准的腹膜平衡试验可以确定葡萄糖的吸收量,且随着腹膜溶质转运功能的不同而存在较大的差异。通常在每次持续性不卧床式腹膜透析(CAPD)的交换过程中,有60%~80%的腹膜透析液中的葡萄糖被人体所吸收。在自动化腹膜透析(APD)治疗中,由于每次交换的时间较短,因而每次交换所导致的葡萄糖吸收量相对较少,但每日总的吸收量仍处于较高水平。根据腹膜透析液中葡萄糖浓度的不同和腹膜透析交换的时间不同,腹膜透析患者每日葡萄糖的吸收量在100~150g,相当于摄入500~800kcal的能量。通常在腹膜透析患者中,如70kg的患者推荐每日能量摄入为2500kcal(每日35kcal/kg),而经腹膜透析液所吸收的热量则占20%~30%。对于无法通过正常饮食而达到能量摄入标准的患者,经腹膜透析液可以提供一定的能量补充。这种额外的能量摄入也可以导致腹膜透析患者在开始透析的前一年内体重增加5%~10%。对于开始腹膜透析时已经超重的患者,腹膜透析治疗可以导致肥胖程度的进一步加重。

葡萄糖经腹膜透析液的吸收对患者具有一定的危害。大量葡萄糖吸收可以导致胰岛素分泌的增加,同时由于在慢性肾功能不全者中胰岛素抵抗的现象普遍存在,两者作用相加可以进一步导致血浆胰岛素水平持续升高,而高胰岛素血症是动脉粥样硬化发生的独立危险因素。目前有研究已经证实,在腹膜透析患者中,葡萄糖的吸收至少与高糖血症的发生部分相关。对于既往没有临床糖尿病表现或糖耐量异常的患者,在腹膜透析后可以因经腹膜透析液葡萄糖负荷的出现而出现高糖血症,甚至需要使用口服降糖药物或胰岛素治疗。对于既往通过口服降糖药物就可以将血糖良好控制的患者,在开始腹膜透析后往往可能需要增加降糖药物的剂量,甚至需要改用胰岛素来控制血糖的升高。

为了减少经腹膜透析液葡萄糖的吸收,应指导腹膜透析患者加强对水和盐的控制,以避免使用过大的高渗腹膜透析液来维持体液平衡。如果情况允许,可以考虑使用非葡萄糖为缓冲剂的腹膜透析液,如葡聚糖腹膜透析液和氨基酸腹膜透析液,以避免过多的葡萄糖摄入。现有的资料也显示,使用葡聚糖腹膜透析液可以改善患者的脂质代谢谱及脂肪细胞的功能。

3. 脂质代谢异常

(1)腹膜透析患者脂代谢异常的特征和原因:腹膜透析患者存在多重方面的脂代谢异常,包括总胆固醇(TC)水平升高、低密度脂蛋白胆固醇(LDL)水平升高、甘油三酯

（TG）水平升高、高密度脂蛋白胆固醇（HDL）水平降低、载脂蛋白B（ApoB）水平升高、载脂蛋白A₁（ApoA₁）水平升高和脂蛋白（a）[Lp（a）]水平升高。腹膜透析患者的脂质代谢异常与血液透析患者存在较大的差异,在腹膜透析患者中LDL和ApoB的水平明显升高,而在血液透析患者中基本正常,另外腹膜透析患者TG和ApoB水平升高更为显著(表13-2-1)。在腹膜透析患者和血液透析患者中均存在氧化型低密度脂蛋白（oxLDL）水平的升高,而后者是动脉粥样硬化形成的关键启动因素。

表13-2-1　腹膜透析与血液透析患者脂质代谢异常

脂质代谢指标	腹膜透析	血液透析
总胆固醇	升高	正常
低密度脂蛋白胆固醇	升高	正常
高密度脂蛋白胆固醇	降低	降低
甘油三酯	严重升高	升高
载脂蛋白A₁	降低	降低
载脂蛋白B	严重升高	正常
脂蛋白（a）	严重升高	严重升高

　　腹膜透析患者的脂质和脂蛋白在化学结构上存在一定异质性。低密度脂蛋白胆固醇（LDL）的分子结构更为缩小而紧密,说明其中载脂蛋白B（ApoB）的成分增加,同时低密度脂蛋白胆固醇的水平中度增加。这种小而密的低密度脂蛋白更易于通过内皮细胞,且更易于被氧化,因而更易导致动脉粥样硬化的发生。在腹膜透析患者中,低密度脂蛋白胆固醇（LDL）颗粒明显增加的原因尚不明了,其中经腹膜透析液丢失蛋白质而导致低清蛋白血症可能与之相关。

　　在腹膜透析患者中,高甘油三酯血症的出现与极低密度脂蛋白的过度产生,可能与脂蛋白脂肪酶的缺乏相关。

而含葡萄糖腹膜透析液的使用,以及多种药物的使用,如β受体阻滞剂等均可能与之相关。在腹膜透析患者中,甘油三酯的水平通常为2.5~4.5mmol/L,但超过6.0mmol/L的情况并不常见。

（2）腹膜透析患者脂质代谢异常的治疗

1）低密度脂蛋白胆固醇（LDL）水平和载脂蛋白B（ApoB）水平升高的治疗。在非尿毒症患者中,有强烈的证据显示,通过降低LDL水平的治疗可以显著改善冠状动脉疾病患者的预后,降低心血管事件的发生率和死亡率;即使胆固醇水平在"正常范围"的冠状动脉疾病患者也可以通过降低LDL水平的治疗中而获益。在腹膜透析患者中,他汀类药物同样可以有效降低LDL和ApoB的水平,但是否可以由此改善患者预后尚缺乏更多的研究证明。尽管如此,现有的临床工作指南,包括美国肾脏病基金会的K/DOQI指南、国际腹膜透析协会和加拿大腹膜透析协会的指南均认为,无论腹膜透析患者是否已经患有冠状动脉疾病或存在冠状动脉疾病的危险因素,均应针对LDL水平的升高而采用治疗措施。这些指南认为,在腹膜透析患者脂质代谢紊乱的处理上,在原则上应与非尿毒症的冠状动脉疾病患者相同,其重要原因是在腹膜透析患者中,致死性和非致死性冠状动脉疾病的发生率异乎寻常地增高。

羟甲基戊二酸辅酶A还原酶抑制剂,即他汀类药物在降低LDL的治疗作用最为有效;作为一线药物,在肾脏疾病患者中使用通常认为是安全的,但也有导致横纹肌溶解和肌酶升高的报道。依泽替米的主要机制是抑制经肠道的胆固醇吸收,在绝大多数患者中可以将LDL水平降低20%以上,而且在肾衰竭的患者中使用也比较安全。依泽替米可以与他汀类药物联合使用以达到治疗的靶目标,或当患者不能耐受他汀类药物时也可单独使用。另外,磷结合剂司维拉姆也可以显著地降低LDL水平。

2）甘油三酯升高的治疗。虽然通常认为,甘油三酯水平升高也是导致冠状动脉疾病发病的独立危险因素,但其强度较低;但在腹膜透析患者中,高甘油三酯血症表现突出,而且往往与其他的脂质和脂蛋白异常相关,如LDL和ApoB水平升高,因此也需要积极处理。目前尚未证据证明治疗高甘油三酯血症可以改善透析患者的预后,但多数学者认为在这些患者中应将甘油三酯的水平控制在4mmol/L水平之下。另外,在腹膜透析患者中,甘油三酯的异常升高往往胰腺炎的发病危险明显升高。

常用的腹膜透析液导致患者存在较高的葡萄糖负荷,并可以导致甘油三酯水平的升高;尽管葡聚糖腹膜透析液或氨基酸腹膜透析可以避免这一问题,但在绝大多数患者中,葡萄糖腹膜透析液的使用仍不可避免。因此,在严重的高甘油三酯患者中,需要加强其水电解质的控制以避免高渗腹膜透析液的使用。在非尿毒症患者中的研究表明,饮酒也可以导致甘油三酯水平的升高。

他汀类药物可以降低甘油三酯的水平,但需要较大的剂量。贝特类药物,如苯扎贝特、非诺贝特和奇诺贝特也可以有效地降低甘油三酯的水平。由于这些药物均通过肾脏代谢,故其剂量应下降25%以上。主要的副作用是肌肉毒性,所以应注意观察肌酶的变化。也有报道使用贝特类药物后可以导致残余肾功能的损害。另外需要特别注意,并不推荐将贝特类药物和他汀类药物联合使用。

3)HDL胆固醇降低的治疗。贝特类药物具有升高HDL胆固醇的作用,但在终末期肾病患者中,HDL的升高是否可以降低心血管事件的发病率和死亡率尚不能确定。

4)Lp(a)升高的治疗。目前在腹膜透析患者中,并没有治疗Lp(a)升高的有效药物。在部分患者中,Lp(a)升高可以与炎症反应的发生相关。

4. 腹膜硬化及包裹硬化性腹膜炎　在腹膜透析治疗中,可以发生腹膜硬化和硬化包裹性腹膜炎,但两种在概念上存在明显不同。单纯性腹膜硬化是长期腹膜透析后出现间皮细胞丢失,间皮下纤维化,毛细血管增生,可以并不表现出明显的临床异常;而包裹硬化性腹膜炎则为大量纤维蛋白沉积包裹肠腔,并可导致肠梗阻的发生。

(1)包裹硬化性腹膜炎的临床表现和诊断:包裹硬化性腹膜炎发病主要与长期腹膜透析的合并症相关,至少在腹膜透析治疗1年后发生。多数患者有反复腹膜炎病史,特别是金黄色葡萄球菌、真菌等感染病史,以及大剂量使用抗生素后,如万古霉素、妥布霉素、二性霉素B等。另外,也与使用生物相容性较差的腹膜透析液相关,以及长期大量使用高渗腹膜透析液,或接触消毒液(碘伏)相关。该病发病率各家报道不一,如日本报道为2.5%,并随腹膜透析的时间而增加。

包裹硬化性腹膜炎在临床上表现为反复发作的完全或非完全的肠梗阻症状,包括腹痛、恶心、呕吐、腹胀、食欲减退及体重下降等,部分患者可以出现发热和血性腹水等,患者可以由其严重的蛋白质丢失所导致的营养不良。从病理形态学上,典型表现为肠管被纤维包裹呈“蚕茧”状。

实验室检查可以发现炎症标记物水平升高,如C-反应蛋白、低清蛋白血症。腹膜透析液中可见巨核细胞,间皮细胞增多。另外,CA125水平明显降低可能与本病相关。

腹膜功能检查对诊断该病具有一定的意义,腹膜平衡试验提示,在疾病的早期出现超滤量减少,葡萄糖暴露量增加,D/Pcr水平明显升高,以后则表现为腹膜功能减退。

影像学典型改变包括腹膜增厚和钙化,伴肠粘连和肠扩张。腹部X线平片提示,小肠肠管扩张、肠腔内气液平、腹膜钙化。超声波提示,肠管扩张,表面粗糙并呈条索状,腹腔内回声增强,回声显示肠壁呈三明治样改变。CT及MRI检查提示,节段肠管内径改变,肠管粘连、扩张,局限性肠腔内气液平出现,肠壁和腹膜增厚,肠系膜脂肪密度增加,腹腔内包裹性积液,腹膜钙化。

该病诊断需要根据临床表现、腹膜功能、影像学检查和病理学检查综合判断。通常发生于长程腹膜透析患者中,透析5年以内的患者极少发生;可继发于重症腹膜炎后,但也可见于未发生过腹膜炎者;多见于残余肾功能消失的患者;多见于超滤功能较差的患者;部分患者在停止腹膜透析后数月发病。本病需与肿瘤,包括肿瘤腹膜转移、结核等疾病进行鉴别,可以通过影像学、微生物学/细胞学、或腹腔镜下腹膜活检组织学检查等协助诊断。

（2）包裹硬化性腹膜炎的治疗和预后:目前,现有的包裹硬化性腹膜炎药物治疗和手术治疗的疗效尚不确定。

对于发生肠梗阻患者,需留置胃管及胃肠减压,注意维持水、电解质平衡。营养支持治疗对该病患者具有重要的意义,积极的营养支持应早期开始,包括使用经胃肠道营养和胃肠为营养支持。有报道使用糖皮质激素,如泼尼松40mg,可以降低患者死亡率,但不适用于已经发生明显纤维化的患者。免疫抑制剂的应用效果尚不能确定。他莫昔芬是一种治疗腹膜纤维化的药物,有报道使用4周以上可以降低患者的死亡率。

目前认为手术治疗中,肠粘连松解术可以改善患者预后。但对于已出现明显钙化的患者,手术难度明显增加。需要紧急手术的患者,包括合并肠缺血、感染或出血,死亡率明显升高。

本病预后较差,死亡率随腹膜透析的时间延长而增加。有报道,透龄在8年以上者死亡率为8.3%,10年以上为28.6%,15年以上为61.5%。

（3）包裹硬化性腹膜炎的预防:国际腹膜透析协会指出,在腹膜透析患者中包裹硬化性腹膜炎的发生率较低,现有筛查方法不足以预测该病的发生。对于D/Pcr水平逐渐升高及超滤量逐渐降低的患者,腹膜透析的技术失败率增高,适时终止腹膜透析治疗可能有益,但需综合患者的年龄和合并症情况而定。也应注意部分患者在停止腹膜透析后才出现包裹硬化性腹膜炎的临床表现。使用生物相容性较高的新型腹膜透析液以减少对腹膜的损伤。有文献认为,抑制RAS系统可能延缓腹膜纤维化的进程。定期腹腔冲洗可以清除腹腔内的炎症因子和促纤维化因子而起到预防作用。

5. 电解质紊乱

(1)低钾血症和高钾血症:标准的腹膜透析液中不含钾离子。在腹膜透析过程中,钾离子通过弥散和对流的方式予以清除,经过4~6个小时腹膜透析交换后,透析液中的钾离子浓度与血浆中钾离子的浓度可以接近。另外,在肾衰竭的患者中,经胃肠道钾离子的排泄水平增加。通常情况下,只有当不能耐受腹膜透析治疗或摄入过度的含钾食物,腹膜透析患者很少发生高钾血症。

在腹膜透析患者中,有10%~30%的患者可能发生低钾血症。这一情况的发生往往与膳食摄入不良相关,此时应指导患者调整饮食结构以增加含钾食物的摄入。如果患者的血钾水平持续<3.0mmol/L,则需要考虑口服钾的补充剂,或者在腹膜透析液内加入氯化钾。当在腹膜透析液中加入氯化钾时,通常剂量为2~4mmol/L。

(2)低钠血症和高钠血症:腹膜透析液的钠离子浓度通常为132mmol/L。绝大多数腹膜透析患者可以维持正常的血钠水平。如果患者摄入过多的水分可以导致稀释性低钠血症。对于出现严重的高糖血症的患者,人体内水分可以转移至细胞外液而导致高渗性低钠血症。通常,如果血糖升高5.6mmol/L,血钠降低1.3mmol/L。在使用葡聚糖腹膜透析液时,也可以导致轻度的高渗性低钠血症。

当使用高渗腹膜透析而产生快速超滤时,可以通过腹膜的钠筛作用而导致高钠血症的发生,由于有更多的水分子从血液中转移至腹腔内,而钠离子的清除相关迟缓,因而血钠的水平相应升高。随着透析的进程,超滤逐渐减少,同时钠离子也从血清中弥散至透析液中,此时高钠血症得以纠正。对于自动化腹膜透析(APD)的患者,由于每次透析的时间较短,因而导致超滤较多,钠离子的弥散时间较短,此时可以表现出明显的高钠血症的发生。另外,在低转运患者中,由于超滤较多,钠离子的弥散较少,钠筛作用持续时间较长,也会导致明显的高钠血症。

（3）低钙血症和高钙血症:腹膜透析液中钙离子的浓度为1.25mmol/L或1.75mmol/L。除非患者出现极高的超滤状态,使用含钙1.75mmol/L的腹膜透析液通常可以维持患者处于正钙平衡的状态,并可能由此导致患者出现低转运骨病。使用含钙1.25mmol/L的腹膜透析液使,患者处于轻度的负钙平衡状态,但是当考虑到在食用含钙较高的食物或含钙的磷结合剂的情况下,实际上患者则应当处于中性平衡或正钙平衡状态。由于腹膜透析患者中普遍存在血管钙化的问题,对于绝大多数腹膜透析患者应当选择使用含钙1.25mmol/L的腹膜透析液。但对于通过食物和药物摄入钙离子不足的患者,仍然需要以使用含钙1.75mmol/L的腹膜透析液为主。

由于普遍使用含钙的磷结合剂和维生素D制剂,低钙血症在腹膜透析患者中并不常见。当出现低钙血症时,需要通过使用钙离子补充剂和维生素D,以及使用含钙离子浓度为1.75mmol/L的腹膜透析液,可以有效地提高血钙水平。除非患者出现严重的负超滤,当使用高钙腹膜透析液时,均可以使腹膜透析患者出现正钙平衡。

当使用大剂量含钙磷结合剂时,在腹膜透析患者中可能出现高钙血症,此时应予以停止使用并改用非含钙磷结合剂,同时也应停止使用维生素D补充剂。

（4）低镁血症和高镁血症:在非透析患者中,镁离子缺乏是动脉粥样硬化和心血管事件发生的危险因素。考虑到镁离子通常可以通过肾脏排泄,因此在腹膜透析液中含有一定浓度的镁离子,因而导致腹膜透析患者往往并不出现镁的缺乏,而是镁的过剩。

镁离子可以对抗钙离子所导致的血管钙化。有研究表明在腹膜透析患者中,血镁水平与血管钙化水平呈负相关关系。另外,腹膜透析液中的高镁状态可以抑制甲状旁腺功能,并导致无动力性骨病的发生。

(5)酸碱代谢紊乱:在腹膜透析患者中,充分透析可以保障血清碳酸氢根的水平维持在正常范围内。当患者出现血碳酸氢根水平下降时,首先应当考虑增加腹膜透析的剂量,或口服碳酸氢钠等药物。

(韩庆烽)

▶▶ 第十四章　特殊情况下的腹膜透析问题

第一节　老年人的腹膜透析

1. 老年的定义　关于老年(elderly)的定义,WHO及西方一些发达国家规定为>65岁。在我国,《中华人民共和国老年人权益保障法》第2条规定: 60周岁以上,即为老年人。在国外文献中,关于老年的界定不尽相同,多采用界值为大于65~75岁。而年龄≥85岁,则被称为老老年(oldest-old)。

2. 老年腹膜透析患者的流行病学资料　近年来,根据来自各国的肾脏病数据库的资料显示,老年终末期肾脏病(ESRD)患者的发病率和患病率不断增加,其中75岁以上老年ESRD患者的数量也在增加。接受腹膜透析的老年患者也在与日俱增。在美国,20~55岁的ESRD患者中12%选择腹膜透析,而75岁以上的ESRD患者中4%选择腹膜透析。在法国,超过50%的腹膜透析患者>70岁;在中国香港,80%透析患者选择腹膜透析,平均年龄62岁;在英国,17%老年患者选择腹膜透析;而在加拿大,12%老年患者选择PD。在腹膜透析患者中,老年患者作为一个日渐庞大的群体,越来越受到重视。

3. 老年人选择腹膜透析的优点　老年人在生理和心理方面都出现衰老的特征,而这些将会影响ESRD患者的管理。在生理方面,出现生理功能受损、认知功能障碍、营养状况下降、由于关节炎出现疼痛导致活动受限等、视觉问题以及听力下降、耳聋。在心理方面,由于出现社会隔离感、需要社会支持、丧偶、经济问题等出现不同程度的心理问题。

由于腹膜透析具有简便易学,对血流动力学、内环境影响小,能够更好地保护残余肾功能,无需反复多次往返于医院与家庭之间等优点,因此越来越多的老年人选择腹膜透析(表14-1-1)。

表14-1-1　老年人选择腹膜透析的优点

方面	优点
透析过程	患者自行操作或家属/护理者操作,居家操作,适应患者生活
交通	仅在常规随访时或紧急情况下来医院
旅行、度假	在预先联系后,腹透液可送往世界大部分地区
透析通路	并无年龄相关的腹透管并发症
感染	无年龄相关的感染增加
心血管并发症	对于心功能差、严重缺血性心脏病或脑血管病的患者更为安全
心理学	对于生活方式影响较小,家庭治疗保持患者的独立性 经常依赖社会支持,尤其在无法自我操作者
消化道出血	因为腹透无需抗凝,消化道出血的风险较低
生存情况	与血液透析相比,腹膜透析患者的生存情况相似、技术生存较差,主要与腹膜炎或失超滤有关,需要转至血液透析

4. 老年腹膜透析患者的临床转归　已有来自世界各国的研究分析了老年腹膜透析患者的临床转归。来自澳大利亚新西兰的研究显示,老年患者无腹膜炎的生存时间与非老年患者无差异;但心血管、外周血管疾病、脑血管疾病、糖

尿病的比例明显高于非老年。老年患者的生存情况较非老年患者差,但是老年患者的技术生存优于非老年患者。来自中国香港、加拿大的研究也显示,与非老年组对比,老年腹膜透析患者的患者生存、技术生存率以及未患腹膜炎时间差异均无见统计学意义。

关于老年PD患者与HD患者的转归对比,英国研究显示,两组患者在合并症、患者生存、住院率、生活质量方面均差异无统计学意义。在透析1~2年时,老年PD患者的死亡风险高于HD患者。原因可能与PD是心衰患者的优选治疗方式、心血管死亡风险增加及感染相关的死亡增加,造成的选择偏倚相关。

5. 老年腹膜透析患者的特点　老年腹膜透析患者的特点包括:

(1)合并症多: 大多数老年慢性肾衰竭患者均有多系统疾病,尤其是心脑血管疾病、糖尿病和慢性肺部疾病等。由于长期高血压、糖尿病、动脉粥样硬化、心脏瓣膜钙化、血管钙化等,大多数老年人存在不同程度的心功能不全,水电解质失衡的发生率也较高,精神神经症状亦较为突出如失眠、性格改变、焦虑抑郁等。无论选择何种透析方式,多种合并症的存在都会影响患者的生存情况。

(2)腹膜透析的自我操作受限: 社会因素或医疗因素是自我操作腹膜透析自我操作的障碍,导致腹膜透析应用受限。老年ESRD患者出现多种合并症,焦虑、抑郁、痴呆、视力减退,生理活动、心理活动均减少,可能会影响腹膜透析的自我操作。影响老年人腹膜透析的特殊原因包括: 双手灵活性下降、慢性关节炎、不活动、自己不能换液操作、缺乏社会支持等。

(3)需要他人帮助透析的老年患者增多: 针对无法自我操作的老年腹膜透析患者,产生了一种特殊的腹膜透析方式,即他人辅助的腹透(AssistedPD)。AssistedPD这种家庭护理形式使得更多的老年患者能进行家庭腹透。而其中一些患者可以先开始Assisted PD，一旦掌握后，开始自我操作的PD。

Assisted PD具有多种方式：①家人或朋友接受培训后作为帮助者；②自动腹膜透析（APD）时，每日护士随访两次，上午、下午分别断开、连接，一个护士可以每天照顾一个以上的患者。③APD或CAPD，有一个家庭护理人员；④有受过训练的护理者或护士的生活中心，如敬老院。来自国外和我国的研究结果均显示，与自己操作腹透的患者相比，他人辅助腹透的患者生存和技术生存、未患腹膜炎时间差异均无统计学意义。

（4）腹膜透析容易发生的并发症：①疝：有报道，老年腹膜透析患者疝的发生率与年轻患者相似。但是由于老年人腹壁肌肉强度低、肌肉层薄弱，因此，疝的发生率可能稍高。②便秘：绝大多数老年人存在便秘。与老年患者活动减少、药物的副作用、饮食改变、伴随其他疾病如糖尿病、结肠憩室病等有关。便秘容易导致导管功能不良，甚至腹膜炎。③低钾血症：由于腹透液不含钾，若老年患者进食情况差、呕吐、腹泻时，极易发生低钾血症。低钾血症可能导致心律失常、肠梗阻，甚至腹膜炎。④营养不良：老年患者由于孤独抑郁、经济状况不佳、味觉、嗅觉减退、活动减少、服用各种药物、牙齿脱落等因素，进食状况较年轻患者差，消化吸收功能亦减退。而腹透后，每天又有大量蛋白质从腹透液中丢失。因此，容易发生营养不良。⑤生活质量：对于老年人来说，生存质量更为重要。生活质量受个性和家庭、社会环境的多方面影响。有报道，与年轻的透析患者相比，老年腹膜透析患者能感到更好的生活质量；与老年血液透析患者相比，老年腹膜透析患者的生活质量相似。⑥住院率：高于非老年患者，住院天数较长。⑦腹膜炎：多有报道，老年患者和年轻患者之间腹膜炎的发生率未见差异。

6. 加强老年腹膜透析患者相应的治疗与管理　针对

腹膜透析患者,我们需要对其进行全面管理,包括贫血、营养、透析充分性、钙磷代谢紊乱、通路相关并发症、感染并发症以及其他并发症等。针对老年腹膜透析患者,我们应该在此基础上,结合老年患者的特点,加强相应的治疗与管理,详见表14-1-2。老年腹膜透析患者的成功管理,需要患者本人、家庭支持、社会支持、医护人员的多方面配合,共同努力。

表14-1-2　加强老年腹膜透析患者相应的治疗与管理

老年腹膜透析患者的特点	加强相应的治疗与管理
合并心血管疾病患者多	加强水盐控制、监测血压、体重
易于发生营养不良	加强饮食指导及治疗
合并糖尿病者多	监测血糖、容量控制、糖尿病合并症(糖尿病足、便秘)
易于发生低钾血症	加强监测、及时予以补钾治疗
多需要他人帮助操作	定期、及时的培训、再培训
易产生心理问题(孤独、抑郁)	需要更多的家庭、社会支持;加强沟通、关注

(赵慧萍)

第二节　糖尿病患者的腹膜透析

近年来,糖尿病在世界范围内是终末期肾脏病(ESRD)的常见原因。在美国和其他许多国家,糖尿病已经成为ESRD的首位病因,需要进行肾替代治疗。

1. 糖尿病患者透析方式的选择　糖尿病患者与非糖尿病患者一样,透析方式的选择部分依赖于下列因素:合并症情况;居家位置;患者的独立性;耐受容量变化的能力;糖尿病自主神经病变的患者在血透中经常更易于发生低血压；腹膜透析的液体清除更为和缓，因此不易发生低血压，除非患者容量不足；血管系统和（或）腹部的状态：老年2型糖尿病患者更易于有严重的外周血管疾病，限制了患者血管通路的建立和维持；感染的风险及既往感染史。

对于那些双手灵巧度很好、视觉没有问题的糖尿病患者，建议选择腹膜透析作为透析方式。糖尿病患者容易合并心脏血流动力学不稳定、严重的血管疾病和（或）晚期的糖尿病神经病变等，尤其是老年腹膜透析患者，也可以选择应用腹膜透析治疗。

2. 腹膜透析对于糖尿病患者可能的优点与缺点 （表14-2-1）。

表14-2-1　腹膜透析对于糖尿病患者可能的优点和缺点

优点	缺点
（1）持续进行的居家治疗方式	（1）容易出现容量负荷过重
（2）血压控制得更好	（2）由于葡萄糖吸收加重代谢异常
（3）很少发生低血压	（3）高胰岛素血症
（4）很少发生心律失常	（4）向心性肥胖
（5）能够更好地保护残余肾功能	（5）血脂异常
（6）无需建立血管通路	（6）腹膜透析导致蛋白质丢失
（7）避免内瘘穿刺带来的疼痛	（7）腹膜感染
（8）无需全身抗凝	（8）腹膜呈高转运状态
（9）很少发生进展性视网膜病变	
（10）很少发生血源性疾病（如乙肝、丙肝等）	

续表

优点	缺点
（11）在早期饮食更为自由（尽管需要限制水盐摄入）	
（12）生活方式方面的益处、更为方便自由	
（13）控制贫血时需要较少的促红细胞生成素即可	

3. 糖尿病腹膜透析患者的生存情况 糖尿病透析患者与非糖尿病即慢性肾小球疾病、高血压或其他原因引起的ESRD透析患者相比，死亡率与住院率均高于后者。主要原因与许多糖尿病ESRD患者在透析之前即已经存在严重的心血管并发症有关。而心血管疾病是这一人群最常见的死亡原因，占50%以上。除此之外，一旦透析开始，晚期糖基化终产物（AGEs）沉积在组织中可能也加重了糖尿病透析患者心血管疾病的死亡率。容量负荷过重也是糖尿病患者透析患者的主要死亡原因，而许多糖尿病腹膜透析患者更难于控制容量平衡。

最初报道指出腹膜透析与更好的生存益处相关。近期在大多数研究中，在校正了合并症因素之后，在糖尿病患者中，未能发现血透和腹透之间有生存差异。仅有少数糖尿病腹膜透析患者随访超过5年，关于糖尿病腹透患者长期预后的研究甚少。老年是预测糖尿病腹透患者生存的一个重要因素。尽管55岁以下的糖尿病与非糖尿病腹膜透析患者生存未见显著差异，但是55岁以上的糖尿病CAPD患者与非糖尿病患者相比，生存情况明显减少。影响老年糖尿病腹透患者预后的重要因素包括：透析开始时的合并症、腹膜炎、超滤衰竭、晚期糖基化终产物、透析充分性、腹膜通透性以及残余肾功能的情况等。

4. 糖尿病腹膜透析患者的临床特点

1）合并症多：糖尿病ESRD患者是一个特殊的人群，在透析开始时即已存在多种合并症，比如：外周血管病、脑血管疾病、心血管疾病、低蛋白血症、甲状旁腺功能亢进等，表现为高血压、缺血性心脏病、左心室肥厚、心律失常、直立性低血压、闭塞性动脉硬化、糖尿病视网膜病变、高血糖、血脂异常等，这些都可能增加糖尿病腹透患者的死亡率。

2）营养不良：糖尿病腹透患者较非糖尿病患者更易出现蛋白质能量营养不良（PEW），这是腹透技术衰竭的常见原因，导致患者死亡率增加。糖尿病患者在透析不充分时容易出现厌食、代谢性酸中毒、胃轻瘫、高血糖、腹腔灌入透析液后产生的饱腹感以及残肾丧失，都会导致营养不良。透析液中的葡萄糖吸收也会抑制患者的食欲。

3）腹膜炎以及超滤衰竭在糖尿病腹膜透析患者中更为常见。

5. 糖尿病腹膜透析患者的血糖控制

研究发现，在血糖控制与生存情况之间未见显著相关性，但是严格控制血糖后，低血糖的风险增加。与最好预后相关的糖化血红蛋白目标值尚不明确。美国糖尿病联合会推荐，糖尿病PD患者空腹血糖应控制<7.77mmol/L以下，餐后两小时血糖应控制在11.1mmol/L以下，糖化血红蛋白应<7%。

在ESRD患者中，格列吡嗪是可选择的口服降糖药。由于二甲双胍在ESRD患者中可能增加致命性乳酸酸中毒的发生风险，因此不应用于ESRD患者。在密切监测血糖的情况下，胰岛素可以通过皮下注射或加入腹透液中两种途径来应用。腹透液中加入胰岛素可能有如下优点：使胰岛素可以持续注入；无需注射胰岛素；由于外源性胰岛素被腹膜缓慢吸收进入门静脉，接近胰岛素的生理性释放，可能提供了一种更为生理性的吸收途径。然而，这种方法可能的缺点：在将胰岛素注射入透析液的过程中，增加腹膜炎的风险；由于胰岛素经自废引流液中丢失，需要的胰岛素总量增加;还有腹膜纤维化和肝被膜下脂肪变性的风险。因此,部分学者不再使用腹腔内应用胰岛素的方法。在北京大学人民医院的维持性腹膜透析患者中,糖尿病患者人数较多,超过40%,当前普遍应用皮下胰岛素和(或)口服降糖药来控制血糖,可以将患者的血糖控制在稳定水平。仅当患者住院应用腹膜透析机治疗时,临时向APD透析液中加入中和量的胰岛素,同时辅以皮下注射胰岛素控制血糖。两种给药途径中哪种更好,今后需要通过前瞻性、随机对照的临床试验来明确。

6. 改善糖尿病腹膜透析患者预后的策略　糖尿病患者选择腹膜透析治疗虽然有缺点,但是这些缺点可以通过充分的护理、选择低葡萄糖透析液、加强容量控制以及其他保护性措施来加以克服(表14-2-2)。

表14-2-2　改善糖尿病腹膜透析患者预后的策略

策略	具体方法
①及早到肾内科就诊	至少在透析开始前3个月,最好在GFR≤30ml/min时
②保护残余肾功能	避免应用造影剂、非甾体类抗炎药(包括环氧化酶-2抑制剂)、氨基糖苷类,避免出现容量不足
③控制心血管疾病的危险因素	饮食指导、增加运动以避免肥胖;应用ACEI/ARB、β受体阻滞剂、他汀类以及阿司匹林等药物控制血压、血脂异常、血糖异常、预防血栓形成
④患者教育及多功能团队的支持	集体讨论以及个别辅导(小册子、光盘、面谈)以促进居家治疗;控制血糖良好;糖尿病足的护理;外周血管病的评估;眼科随访

续表

策略	具体方法
⑤有技巧的容量评估和控制	系统的临床评估(血压、体重、水肿)、生物标记物(pro BNP)、多频BIA等;应用大剂量呋塞米、限制钠盐摄入、有效应用葡聚糖透析液以及APD
⑥优先使用低GDP透析液、低葡萄糖透析液处方、个体化地应用低钙透析液	避免应用高浓度葡萄糖透析液,尽可能应用低GDP透析液、生物相容性透析液如碳酸氢盐透析液、碳酸氢盐/乳酸盐透析液等,个体化地应用低钙透析液
⑦营养评估和支持	全面评估营养状态:SGA评分、nPNA、血清清蛋白、血脂水平、多频BIA;营养师饮食治疗指导,必要时应用肠内营养或腹腔内应用营养剂(氨基酸透析液)
⑧优先使用RAAS阻滞剂	由于其对于腹膜可能具有保护作用,故将ACEI以及ARB作为一线降压药
⑨使腹透的技术生存达到最佳化,适当转至血液透析	参照国际腹透通路管理及预防指南;个体化的培训和再培训;全面控制腹膜炎的发生率及质量评估;个体化的APD处方;抑郁的评估及特殊治疗;每年常规评估腹膜功能

注:GFR:肾小球滤过率;APD:自动腹膜透析;BIA:生物电阻抗;BNP:B型钠尿肽;SGA:主观综合性营养评估;GDP:葡萄糖降解产物;ACEI:血管紧张素转化酶抑制剂;ARB:血管紧张素Ⅱ受体阻滞剂;RAAS:肾素-血管紧张素-醛固酮系统;nPNA:氮表现率蛋白相当量

(赵慧萍)

第三节　急性肾损伤的腹膜透析

急性肾损伤（AKI）是一组由多种病因及不同发病机制引起的临床综合征，表现为肾功能急剧坏转，体内代谢产物潴留，水、电解质及酸碱平衡紊乱。应用腹膜透析治疗可以清除AKI时体内过多的水分及毒素，纠正及维持电解质及酸碱平衡紊乱。

由于腹膜透析最初主要用于终末期肾脏病的治疗，因此其在AKI的透析支持治疗中并未发挥主要作用。然而，急性腹膜透析仍然是一些AKI患者的治疗选择，尤其血流动力学不稳定、严重出凝血障碍，或者在没有其他透析方式可供选择的情况下。

1. 急性腹膜透析（PD）的优点　腹膜透析在AKI中的应用有其优点：

（1）腹膜透析技术简单、易于操作，已经被广泛应用；急性PD不需要体外循环设备，在许多基层医院都能进行，操作简单，接受过培训的ICU护理人员即可操作，与其他持续肾替代治疗（CRRT）方法相比，更节省人力。

（2）血流动力学稳定：急性PD能够持续缓慢地清除溶质（如尿素）和液体，因此能够在较长的时间内清除大量水分，适用于血流动力学不稳定的患者。

（3）能够缓慢纠正酸碱及电解质失衡：逐渐清除含氮废物，很少发生失衡综合征。

（4）PD通路易建立：急性腹透可以通过植入半硬式的导管或单涤纶套的Tenckhoff管来进行。

（5）无需动脉、静脉穿刺及全身抗凝：尤其适用于有出血倾向者、刚刚做完手术者、创伤及颅内出血患者。

（6）腹膜透析是一项高度生物相容的技术。

（7）儿童可以耐受：急性PD经常用于AKI的儿童，而且是首选的治疗方式。技术方便，相对简单，尤其在通路易于建立后,对儿童来说安全易行。

(8)透析剂量确定及调整容易,尤其对于儿童来说。

(9)静脉高营养:应用高渗的葡萄糖腹膜透析液能够提供额外的能量,对于营养不良的患者非常有益。但另一方面,在一些患者中应用2.5%或4.25%的葡萄糖透析液时,需要监测血糖水平。

2. 急性PD的技术操作 急性PD可以间歇或持续进行(依赖于期望达到的液体和溶质清除量),可以手工透析或者应用自动腹透机进行。急性手工PD通常由护士来操作,需要持续监督以保证正确的灌入量、准确的存腹以及引流排出时间。需要坚持记录换液量、引流量以及净超滤量。相对而言,应用自动腹透机无需护士频繁换液、监督。由于在开始之前已经准备了大剂量透析液,操作中断的次数明显减少。

1)急性间歇性腹膜透析:可以应用腹透机或者手工进行。处方通常应用2~3L透析液短时存腹,透析液流速2~6L/h。

2)慢性平衡性腹膜透析(CEPD):CEPD与CAPD相似,只是CEPD应用于不能下床活动的患者。这种PD能够维持相对稳定的液体和溶质清除,可以手工透析,每天4次,每次存腹4~6小时。CEPD也可以应用腹膜透析机来操作,因此避免了频繁断开与连接,减少了腹腔感染的风险。

3)潮式腹膜透析(TPD):TPD是PD处方的一种形式,可以在腹腔内灌入2~3L透析液后,腹腔内留10%~50%设定为潮式。

4)持续性流动性腹膜透析(CFPD):CFPD是一种老技术,在治疗AKI时再受欢迎。CFPD应用两个通路,一个用于透析液持续进入,另一个用于透析液持续排出。大量透析液以一种持续的方式充满腹腔内(单通路CFPD)或者体外应用一袋透析液以再生无菌透析液。这一技术允许增加透析液流速至300ml/min,尿素清除在30~50ml/min。现在有几种特殊的导管设计可用于CFPD以促进腹腔内透析液的充分混合。

3.腹透通路　急性PD成功的一个重要决定因素是腹透通路的建立。腹透通路易于植入。2014年ISPD在《急性肾损伤的腹膜透析》指南中指出:在具备资源和专业知识的条件下,急性PD应使用软性腹膜导管(1C)(最佳)。在资源贫乏的环境中为了拯救生命,有可能需要使用硬质套针导管或者简易导管(2D)(最低标准)。腹透通路易于插入,通常植入一根半硬式急性导管或者一个单涤纶套的Tenckhoff。每种导管都有其优点或缺点。

(1)软性导管:Tenckhoff导管仍然是PD通路的金标准,在慢性透析中是使用最广泛的一种导管。这些导管优于后面提到的导管,原因包括:管腔直径较大且有侧孔,使透析液达到更佳的流率和较少的导管阻塞,这是急性PD达到充分清除所必需的。此外,这种导管不易发生渗漏,腹膜炎发生率较低。如果患者肾功能不恢复,可将这种导管用于长期透析,不需要更换新的导管。这些导管可在床边或外科手术室局部麻醉下插入。

(2)简易导管-鼻胃管、橡胶导尿管和肋间引流管:在资源贫乏的情况下,这些简易导管被用做通路。它们需要经外科手术置入,缺点有侧孔少、不适合做皮下隧道,并且透析液渗漏的风险较高。尽管如此,但是这些导管可能挽救生命,因此在别无选择时可以使用。

(3)半硬式腹透管:主要优点包括置管相对容易、肾内科医生床旁完成、无需外科医生帮助。局部麻醉即可置管,因此避免了在危重、不稳定的患者中全身麻醉的可能风险。缺点是由于急性导管没有涤纶套避免细菌移行,增加了感染的风险。腹膜炎的发生率高,尤其在留置导管超过72小时后。在置管时或留置导管时间过长时,肠穿孔的风险增加。因此,这种导管72小时内必须拔除。

(4)带单涤纶套的Tenckhoff管:优点包括:通常由肾内

科或外科大夫在手术室植入,几乎都能保证导管功能良好;总的感染发生减少;避免了间歇性透析时需要重复穿刺;这种软导管更适于能够走动的患者,避免经皮穿刺偶尔造成的肠穿孔;患者感觉更为舒适。在急性应用腹透机治疗的患者中,这种导管更可取,因为半硬式导管有时会触发报警,导致透析治疗频繁中断。

4. 急性腹膜透析的处方内容　标准的急性腹透处方包括:透析持续时间、透析液组成、换液量、灌入引流的周期数、存腹时间、换液次数、透析液中的添加物、监测容量平衡。

(1)透析持续时间:急性PD治疗的持续时间大约平均48~72小时,通常48~72次换液,平均每次换液大约持续1小时。然而,由于AKI的病因和持续时间、预期的溶质和液体的清除量以及感染风险不同,PD持续时间的长短可以明显差异,尤其在应用硬质导管的时候。为了适应AKI不可预知的病程以及这些重症不稳定患者的总体状况,急性PD可以持续24小时,之后至少每天基于患者评估和实验室参数,做进一步调整。

(2)透析液组成:可以应用标准的葡萄糖浓度1.5%、2.5%、4.25%的腹透液。大多数其他透析液(如氨基酸、葡聚糖透析液)在AKI中很少应用。为获得更多的超滤,开始急性PD时在大多数患者应用2.5%的透析液是合理的。在中度液体超负荷及血流动力学不稳定的患者初始应用葡萄糖浓度1.5%的透析液可能更为适当。应用标准处方,例如2L换液量存腹1小时,24小时平均脱水量:1.5%葡萄糖透析液,脱水2.5L; 2.5%,4.5L; 4.25%,8.5L。一旦患者容量正常,应该换为1.5%浓度的透析液,减慢换液速度。

(3)换液量:指在换液期间,灌入腹腔中的透析液剂量。影响因素包括腹腔容积、出现肺部疾病或疝、尿毒症的程度、避免发生透析液渗漏。

1)腹腔容积:腹膜面积是换液量最重要的决定因素,

可通过患者的体表面积来估计。一个60~80kg的成年人能够毫不费力地耐受2L换液量。较小容量的人可能需要更小的换液量。

2）呼吸功能不全: 肺部疾病患者,如肺炎、慢性阻塞性/限制性肺病,以及需要通气支持的呼吸功能衰竭患者,可能需要更小的换液量以防止膈肌上移、限制呼吸。

3）疝: 在腹壁疝或腹股沟疝的患者,必须减少换液量以限制腹内压的升高。

4）渗漏: 在置管术后第一天,大多数临床医生保持较低的换液量以避免置管处渗漏。在接下来的3~4天,逐渐增加透析液剂量,使患者可以耐受。

（4）灌入液时间: 灌入液时间即将透析液注入腹腔需要的时间,这一过程通常由重力决定。通常灌液需要10~15分钟。影响灌液时间的因素包括: 透析液量、透析液袋在患者腹部上方的高度以及是否存在腹透管扭曲或肠动力减少导致的入液阻力。通便是有益的。为使透析效率达到最大,必须使入液时间达到最小。

（5）存腹时间: 急性PD的标准存腹时间30~90分钟,这个时间使得尿素及液体的溶质及渗透压梯度最有利于尿素及液体清除。存腹时间少于30分钟通常不充分。通常CEPD的存腹时间3~6小时。在这些患者中,可以缩短存腹时间以增加总的交换次数,从而加强溶质清除。

（6）引流时间: 透析液引流通过重力控制,通常20~30分钟。主要影响因素包括透析液引流量; 引流阻力,即是否存在导管扭曲打折、肠道运动减少、透析纤维蛋白等; 患者及引流袋的高度差异。充分引流非常重要。

（7）换液的次数: 通常由患者需要达到的液体清除和溶质清除量来决定。通常标准急性PD的换液次数是每天24次,CEPD每天4~6次。

（8）透析液的添加剂: 可以根据特殊情况向透析液中加药。加药过程必须遵守无菌原则。常用药物包括肝素、胰岛素、钾。

1）肝素：可以临时向透析液中加入肝素200~500U/L，以防止纤维蛋白形成凝块堵塞腹透管。一旦引流不畅甚至梗阻时，通常对肝素的反应性很差。这时有必要注入纤维蛋白溶解剂。由于肝素或纤维蛋白溶解剂都不会通过腹膜被吸收，因此不会产生全身抗凝。

2）胰岛素：在糖尿病腹透患者，应用高渗的葡萄糖透析液使得葡萄糖负荷加重，通常需要腹腔内加入胰岛素。需要监测血糖（大约每6小时一次）。随着葡萄糖浓度增加，透析液中的胰岛素剂量也要增加，可参考下面的简单公式：1.5%葡萄糖透析液，加入胰岛素4~5U/L；2.5%透析液中加入胰岛素5~7U/L；4.25%透析液需要加入胰岛素7~10U/L。

3）钾：在AKI时，由于标准的腹透液中不含钾，因此可向透析液中加入氯化钾以防止或纠正低钾血症（通常3~4mmol/L）。

（9）监测液体平衡：准确记录液体出入量及净超滤量非常重要。急性PD患者医嘱中需要包括记每日出入量、称体重。

5. 并发症 急性PD与许多并发症相关，其中一些严重的并发症甚至威胁生命。许多并发症是可预防的。

（1）机械性并发症：大多数机械性并发症并不威胁生命，但是可导致透析效率降低。

1）腹痛或不适：轻度腹痛或不适很常见，通常继发于腹胀。相比而言，中重度腹痛可能是导管相关的并发症或感染所致。

2）腹腔内出血：轻度出血很常见，常见于置管手术后。半硬式导管可能引起严重的腹腔内出血。

3）漏液：腹透管周围渗漏很常见，在最初24小时内减少换液量有助于控制。在一些病例，有必要暂时停止透析。

4）引流不充分：通常由于肠动力性减弱所致。在大多数情况下，应用泻药有助于改善引流量。

5)肠穿孔:可见,尤其在应用半硬性急性PD导管时。患者有严重的腹痛、淡血性腹透引流液、腹腔内出血,很少出现休克。注意引流液中是否出现肠管或粪便。治疗包括:停止急性PD、拔管、静脉内应用抗生素以及肠修补术。

(2)感染性并发症:常见,尤其是腹膜炎。通过急性PD管置管过程中无菌操作、换液时防止污染等,腹膜炎的发生明显减少。透析液渗漏易于发生腹膜炎。另外,由于床旁放置急性PD管导致穿刺部位形成脓肿,尤其在没有严格执行无菌操作的情况下。

(3)肺部并发症

1)肺不张和肺炎:由于急性PD治疗时腹内压增高,容易导致肺不张和肺炎。腹压增高导致肺膨胀不全及分泌受阻。

2)胸腔积液:由于膈肌或膈肌淋巴管缺陷,导致腹透液进入胸腔,产生胸腔积液,以右侧胸腔积液最常见。大多数情况下,通过降低换液量、采用仰卧位进行急性PD,有助于降低腹内压。很少需要胸膜固定术。

3)误吸:腹腔内压增加使患者易于发生胃食管反流,增加了误吸的风险。

(4)心血管合并症

1)血容量不足:由于过度超滤,或腹内压升高使得膈肌升高、静脉回流减少所致,将会由于心肌灌注不充分减少有效的组织灌注。

2)心律失常:常见,常由于电解质、代谢紊乱或膈肌升高导致。

(5)代谢性并发症:常见,通常是急性PD可预防的合并症。包括高血糖;低血糖;高钠血症:当重复应用高渗透析液交换时,由于自由水不成比例地丢失入腹透液中,可导致高钠血症。如果交换持续时间过短,对于钠弥散来说可能不充分,患者可能渐渐发生高钠血症。可以通过延长换液的持续时间使钠弥散,或减少高渗透析液的使用;低钾血症:可以通过透析液中加钾予以纠正;蛋白质丢失:蛋白质会经过透析液丢失,偶尔可超过5g/d。在超滤增加和感染时,蛋白丢失会加重。

(6)对死亡率的影响:关于PD、间歇性血液透析或CRRT对于AKI患者死亡率的影响方面文献缺乏。大多数研究显示,至少急性PD的死亡率及肾脏恢复的发生率与血液透析相似。

(赵慧萍)

第四节　肝硬化患者的腹膜透析治疗

我国慢性肾脏病和终末期肾脏病的患病率逐年升高,而同时我国慢性肝病的患病率高达9.3%,导致临床上终末期肾脏病合并慢性肝病的患者越来越多见。来自上海的数据显示,腹透患者中乙肝和丙肝患病率约为12%及5%,而血透患者中乙肝和丙肝患病率更是高达15%左右,远高于其他国家与地区。肝硬化进入失代偿期后,由于大量腹水和低清蛋白血症导致全身血容量减少,甚至低血压,而血液透析过程对血流动力学的影响可能使有效循环血容量进一步降低,机体内环境的迅速改变可能增加肝性脑病的危险,以及肝硬化患者的出血倾向均使得血液透析在此类患者的应用中具有一定的局限性。相较而言,腹膜透析具有无需体外循环和无需使用抗凝剂的优点,对于腹水还可以起到引流和治疗的作用,而且既往观察显示腹膜透析还可以降低病毒性肝炎特别是丙肝的感染危险(表14-4-1)。

表14-4-1　肝硬化时ESRD患者替代疗法比较

	腹膜透析	血液透析[a]
体外循环	不需要	需要
抗凝剂使用	不需要	需要
透析过程中低血压	较少	易于出现

续表

	腹膜透析	血液透析[a]
引流腹水	可以	不可以
持续溶质清除	可以	不可以
病毒血液传播机会	低	较高

但由于肝硬化失代偿期患者的疾病特点,在腹膜透析的管理中存在很多不同于其他终末期肾脏病患者的特殊问题,例如腹透置管手术的特殊要求、合并大量腹水时腹透的处方方案、更显著的低清蛋白血症与更高的腹膜炎患病率等。

1. **腹透置管手术相关问题** 肝硬化失代偿期患者由于低蛋白血症、营养状况差,特别是大量腹水使得腹压增加,腹透置管术后创口愈合是非常值得关注的问题。笔者中心以及国外文献报道采取的措施包括术中适当引流腹水、术后绑腹带、腹透过程中卧位为主,以及腹透治疗中采取控制性引流腹水,均可以帮助减轻腹腔张力,起到促进患者创口愈合的作用。另外对于大量腹水腹腔张力较高的患者,可适当延长拆线时间至3周。

少有报道术后创口渗漏的问题。Marcus等对9例肝硬化腹透患者的观察报道中提及只有一例患者出现创口渗漏,停止透析2天后渗漏消失。Amedeo等的报道中21例肝硬化腹透患者有3例出现创口渗漏,而对照组41例非肝硬化腹透患者3例出现渗漏,两组无显著差异。我中心10例肝硬化腹透患者术后均未出现创口渗漏。

关于手术相关的其他问题,如术中出血、术后引流不畅等,既往观察性研究中均未提及。根据笔者中心经验,只要术前准备充分、手术方法得当,肝硬化患者均可安全耐受手术。

2. **溶质清除及超滤** 由于肝功能异常,合并肝硬化的终末期肾脏病患者体内毒素蓄积可能比其他患者更明显,大量腹水也导致其存在严重的容量负荷,而很多学者观察发现肝硬化患者进行腹膜透析表现出了良好的毒素清除与超滤能力。De Vecchi等对比了21例肝硬化腹透患者与41例非肝硬化腹透患者的毒素清除能力,发现前者的肌酐清除率及尿素清除率(137L/w及2.29)显著高于后者(78.7L/w及2.13)。Dadone等对比了10例肝硬化腹透患者与34例非肝硬化腹透患者,也认为肝硬化腹透患者不仅小分子清除能力高于非肝硬化者,超滤能力也显著高于后者。Durand、Bajo、Marcus等的研究也均得到了相似结论。笔者中心肝硬化腹透患者也能够达到满意的肌酐清除率及尿素清除率(68.7L/w及1.83)。有的学者推测肝硬化患者的门脉高压及腹膜面积增加等因素与其腹透时的高转运特性相关。另外由于肝硬化大量腹水时,淋巴形成速度超过淋巴回吸收速度,从而导致小分子溶质及水的清除增加。

3. 血流动力学 虽然在理论上和临床实践中,肝硬化腹透患者在腹透过程中能够保持良好的血流动力学定性,但目前缺乏相关的观察性和随机对照研究。Bajo等对该中心5例肝硬化腹透患者观察发现无低血压发生,也极少有直立性低血压。而Amedeo等的报道中肝硬化腹透患者低血压的发生率是24%,高于非肝硬化腹透患者(5%)。肝硬化病情严重程度的不同会影响观察到的低血压发生率,但由于患者样本量等限制,目前还很难进行更深入的探讨。另外由于肝硬化患者血容量的重分布使其易于出现低血压,单纯报道低血压的发生率并不能充分理解腹膜透析在肝硬化患者中应用的优势,将肝硬化腹透与血透患者进行比较应该更能说明问题。

4. 腹水 肝硬化失代偿期大量腹水患者常需反复腹腔穿刺引流腹水以减轻腹腔张力,而经腹透置管可以很方便地对腹水起到引流的作用。更重要的是,既往很多观察发现腹膜透析对于肝硬化腹水可起到治疗的作用。例如Polous等报道了2例患者在利尿、输注清蛋白治疗腹水无效的情况下，采取标准腹膜透析方案（每次灌入量2L，每天交换4次），数周后腹水显著减少甚至消失。De Vecchi等观察21例肝硬化腹透患者后也发现腹水形成减少，但没有给出具体数据。腹膜透析治疗肝硬化腹水的机制目前不甚明确，有学者认为可能由于腹压增加对抗门脉高压，从而减少腹水形成。但大量腹水本身形成的腹压增加却并未使腹水减少，很难理解在灌入腹透液后就会对门脉高压产生显著的对抗作用，相关机制值得深入研究。

　　由于大量腹水的存在，肝硬化患者腹透液引流时不能像其他腹透患者一样完全排净，而需采取控制引流的方法（drainage-controlled PD）。对于控制腹透液引流的方法各家报道略有不同。Bajo等采取的方法是每次净超滤控制在灌入量的20%，而Kunal等则每次灌入1L，存腹1~2小时后引出1.5L，如此重复直至腹水完全引流干净。笔者中心采取的方法是根据患者的每日入量决定引流量，例如入量1000ml，则引流腹水1000~1500ml（因每日不显性失水量存在个体差异）。如此使腹透患者水负荷逐渐下降，避免由于短时间大量引流腹水导致肝性脑病的危险。何时腹水会完全消失（即在没有腹透液超滤的情况下无自发腹水形成），目前并没有相关报道。根据我中心经验，一般在正规腹透开始后2~3个月腹水多能显著减少或消失。

　　5. 低白蛋白血症　肝硬化患者由于白蛋白合成能力下降、分解代谢增强、蛋白经腹水丢失以及蛋白摄入不足，常导致顽固性低白蛋白血症。而终末期肾脏病患者由于营养不良、炎症也常常合并低白蛋白血症。腹膜透析不仅可以通过清除毒素减轻营养不良与炎症状态，从而改善低白蛋白血症，很多学者还发现腹膜透析在减少肝硬化腹水的过程中可以显著减少腹水蛋白丢失。如Selgas等发现经1~2个月的腹透治疗，肝硬化患者腹水蛋白丢失从30g/d降至10~15g/d,不需静脉输注白蛋白可使血清白蛋白稳定在30mg/dl以上。Marcus等对9例肝硬化腹透患者的观察(最长达8年)也发现血清白蛋白可以长时间保持稳定。

除了减少腹水蛋白丢失外,由于肝硬化患者常存在负氮平衡,保证足够蛋白质及能量摄入对于低白蛋白血症的纠正也很重要。1997年肝硬化患者营养指南建议代偿期患者每日蛋白质摄入量1~1.2g/kg,失代偿期患者增至每日1.5g/kg,存在肝性脑病时减量至每日0.5g/kg。而2006年指南作了很大修改,建议肝硬化患者蛋白质摄入应加量至每日1.2~1.5g/kg,另外,已有的随机对照研究发现,低蛋白饮食可能导致肝性脑病恶化,而较高的蛋白质摄入不仅不会使肝性脑病发生危险增高,甚至可能可以减轻肝性脑病,因此建议存在肝性脑病时蛋白质摄入不需减量。慢性肾脏病及透析的临床实践指南建议对于终末期肾脏病腹透患者每日蛋白质摄入量应在每日1.2~1.3g/kg。但多数肝硬化腹透患者很难按照指南要求摄入足够的蛋白质,因此在此类患者中营养不良的发生率还是很高。De Vecchi等发现肝硬化腹透患者的营养不良发生率达66%,显著高于非肝硬化患者的12%。笔者中心2003年4月至2010年3月收治的10例肝硬化腹透患者,其每日蛋白摄入量平均为0.9g/kg(0.56~1.42g/kg),能量摄入量平均为24.3kcal/kg,经腹透液丢失蛋白5.5g/d(0.38~9.94g/d),70%患者血清白蛋白低于30g/L,平均血清白蛋白水平30.1g/L(26.7~45.1g/L)。我们经验显示,除合并胃肠道症状导致蛋白质能量摄入不足外,此类患者可能因惧怕高蛋白食物引起肝性脑病而自行减少摄入。提示应在严密监测血氨和酸中毒的前提下,适当增加蛋白质能量摄入,观察在营养不良治疗方面的益处。

6. 腹膜炎 肝硬化患者由于容易发生肠腔细菌的移位,易于发生原发性腹膜炎。而以乳酸盐为缓冲剂的腹透液可破坏腹水对细菌的防御机制,再加上全身营养状况不佳,因此理论上来说合并肝硬化的腹透患者发生腹膜炎的危险会大大增加。但在临床实践中,关于此类患者腹膜炎的发生率和常见病原菌,数量有限的观察性研究得到结论是有争议的。

Bajo及Selgas等报道肝硬化腹透患者腹膜炎的发生率高达1次/9人月,较其所在中心平均水平高2.5倍。但其他学者却得到了不同甚至相反的结论。Chow等发现肝硬化腹透患者的腹膜炎发生率为1次/19.2人月,与非肝硬化腹透患者的1次/20.5人月相当,第一次腹膜炎发生时间为40个月,也与非肝硬化腹透患者(37个月)近似。Marcus等也发现肝硬化患者腹膜炎发生率与非肝硬化者相当,为1.2人年一次。De Vecchi等甚至发现肝硬化腹透患者腹膜炎发生率(1次/39人月)显著低于非肝硬化患者(1次/22人月),而外口感染发生率与非肝硬化患者相当(分别为1次/7.7人年及1次/5.6人年)。笔者中心肝硬化腹透患者腹膜炎发生率为1次/28.2人月,显著高于我科同期水平(1次/55.4人月)。

由于各中心腹膜炎病原菌时未采用标准及统一的模式(表14-4-2),我们很难估计肠源性细菌发生的确切比例。Selgas等报道肝硬化腹透患者腹膜炎的病原中粪链球菌、大肠杆菌及其他革兰阴性杆菌所占比例高达43%(文中提及这些细菌在非肝硬化腹透患者仅占20%),而从Chow等报道推算肝硬化腹透患者发生腹膜炎时肠源性致病菌(大肠杆菌、克雷伯杆菌、沙雷菌)所占比例为18.2%,低于非肝硬化患者的24.6%。在Marcus等报道近2/3的病原菌为葡萄球菌,但未与非肝硬化患者对比。De Vecchi等也发现肝硬化患者中50%的培养阳性腹膜炎是由于葡萄球菌所致,高于非肝硬化患者的35%。笔者中心肝硬化腹透患者培养阳性腹膜炎病原菌中42.9%为肠源性细菌(包括克雷伯杆菌、大肠杆菌),57.1%为非肠源性细菌(包括表皮葡萄球菌、人葡萄球菌、唾液链球菌、栖稻黄色单胞菌)。

表14-4-2 文献报道肝硬化腹透患者腹膜炎致病菌汇总

	肝硬化(人次)	百分数(%)[a]	非肝硬化(人次)	百分数(%)[a]
Bajo及Selgas等				
革兰阴性菌	未报告	29	未报告	未报告
粪链球菌	未报告	14.2	未报告	未报告
表皮葡萄球菌	未报告	21.4	未报告	未报告
金黄色葡萄球菌	未报告	7	未报告	未报告
单核细胞增多性李司特菌	未报告	14.2	未报告	未报告
绿色链球菌	未报告	14.2	未报告	未报告
Marcus等				
凝固酶阴性葡萄球菌	7	53.8	未报告	未报告
凝固酶阳性葡萄球菌	1	7.7	未报告	未报告
大肠杆菌	4	30.8	未报告	未报告
革兰阴性杆菌	1	7.7	未报告	未报告

续表

	肝硬化(人次)	百分数(%)[a]	非肝硬化(人次)	百分数(%)[a]
培养阴性	2	—	未报告	未报告
共计	15		未报告	未报告
Chow等				
大肠杆菌	6	10.9	10	15.4
克雷伯杆菌	2	3.6	2	3.1
沙雷菌	4	7.3	5	7.7
假单胞菌	10	18.2	18	27.7
链球菌	10	18.2	2	3.1
凝固酶阴性葡萄球菌	13	23.6	15	23.1
金黄色葡萄球菌	4	7.3	5	7.7
多种细菌	2	3.6	5	7.7
真菌	3	5.5	2	3.1
结核	1	1.8	1	1.5

续表

	肝硬化（人次）	百分数（%）[a]	非肝硬化（人次）	百分数（%）[a]
培养阴性	13	—	13	—
共计	68		78	
De Vecchi 等				
金黄色葡萄球菌	3	18.8	6	12.5
表皮葡萄球菌	5	31.3	11	22.9
链球菌	1	6.3	7	14.6
肠道菌	2	12.5	7	14.6
革兰阳性杆菌	3	18.8	6	12.5
假单胞菌	0	0.0	7	14.6
未分类革兰阴性菌	2	12.5	4	8.3
未培养或培养阴性	5	—	12	—
共计	21		60	

注：[a] 占培养阳性腹膜炎病原菌百分比

有学者认为病原菌构成不一致性与肝硬化疾病严重程度有关,肝硬化病情较轻者其腹水蛋白和补体含量较高,对大肠杆菌起到抑制作用,从而降低了腹膜炎发生率。病情较重的肝硬化患者往往一般状况较差,导致操作能力下降,易于发生接触污染,而使革兰阳性菌腹膜炎发生率增高。另外腹透液连接系统的改进对腹膜炎病原的影响可能也导致不同年代的研究者得到不同的结论。

目前关于肝硬化腹透患者腹膜炎的临床观察受限于均为单中心小样本量回顾性分析,所以很难解释目前临床研究结果的不一致性,有待未来能够进行多中心大样本量前瞻性队列随访研究,一方面阐明此类患者腹膜炎发生流行病学,更重要的是能够探索有效措施减少此类患者发生腹膜炎的风险。

7. 心血管疾病并发症及死亡率　目前腹透液是以乳酸盐作为缓冲剂,而肝硬化时肝脏对乳酸的代谢能力下降可能增加其对心脏功能的负性影响,但相关研究并未发现腹透增加肝硬化患者心脏疾病风险。相反,相对于终末期肾脏病患者易罹患心血管疾病,肝硬化腹透患者高血压和心脏病患病率很低,原因可能与肝硬化患者血管张力下降、较低的血脂水平、血小板减少及凝血功能不良有关。De Vecchi等发现虽然肝硬化患者的营养不良患病率更高,但死亡风险并不高于非肝硬化腹透患者。Durand等对4例肝硬化腹透患者的规律随访发现这些患者可安全稳定的维持腹透治疗长达2~11年。Marcus等分析本中心9例肝硬化PD患者的死因,发现这些患者的死亡主要与肝衰竭的并发症相关。笔者中心10例肝硬化腹透患者平均透析龄为3年,其中3例患者透析龄超过5年。总之,关于肝硬化腹透患者长期预后还需更大样本量的研究进行更进一步的探讨。

8. 小结　肝硬化患者存在有效血容量减少、出血倾向等特点,腹膜透析由于其对血流动力学影响较小、不需抗凝,对于肝硬化合并终末期肾脏病的患者来说是比血透更恰当的透析方式,而且还额外提供了对于腹水的引流与治疗的作用。既往其他学者的观察和笔者中心自己的经验均表明腹膜透析对于肝硬化患者可以提供较好的透析充分性,但其腹膜炎发生危险及治疗对策还需更进一步的研究。

(董　捷)

第五节　难治性心衰的腹膜透析

由于人口老龄化以及高血压、糖尿病、高脂血症等疾病患病率的增加,全球范围内心衰的发病率和患病率均在增加,各种原因导致的心衰已成为越来越严重的公共卫生问题。流行病学数据显示,世界范围内心衰的患病率达4‰~9‰。

心衰最重要的治疗是心功能支持治疗以及缓解由于水负荷过重引起的症状,部分患者经积极药物治疗仍不能纠正心衰,称为难治性心衰。这类患者常常频繁住院,生活质量下降。有研究发现采取保守治疗的难治性心衰患者的1年死亡率达74%。对这类患者进行体外循环超滤脱水往往很困难,因为导致低血压和心脏缺血的风险较大,同时动静脉内瘘也会加重心衰。相比较而言,腹膜透析提供缓慢持续超滤,可以作为更佳的选择。

1. 腹透在治疗心衰方面所具有的优势　1949年Schneierson报道了使用腹透技术来治疗严重心衰。腹透作为一种成熟的居家透析模式,无需复杂的仪器,占用医疗资源更少,多项研究均证明了腹透可以有效改善心衰患者心功能,降低住院率和死亡率。腹透在治疗心衰方面具有很多优势。

第一,对于充血性心衰患者来说,血容量过多会引起肺水肿,而低血容量会引起低血压,加重心脑肾缺血,维持体液平衡的范围相对较窄。腹透脱水是一个缓慢持续超滤的过程,血流动力学波动较小,为降低水负荷提供了一种稳定而有效的治疗方式,在治疗心衰的过程中可以更好地保护患者的残肾功能。

第二,与普通血透相比,腹透对于中分子物质的清除效率更好。在心衰的发病与进展中有多种细胞因子和激素的参与,例如TNF、IL-1、活性氧自由基(ROS)、一氧化氮、血管升压素、血管紧张素Ⅱ及醛固酮等,同时这些物质在肾损伤的发病机制中也有一定的作用。由于肾功能是心衰患者死亡的重要预测因子,而且是比射血分数下降更强的预后指标,所以心衰与残肾功能下降常形成恶性循环。由于这些物质大多可经腹透清除,所以腹透可以从发病机制上对心衰起到治疗作用,而且有助于保护肾功能。

第三,低钠血症是心衰预后不良的因素之一,而腹透存在的钠筛现象有助于纠正低钠血症。研究发现,血钠<136mmol/L的心衰患者,其60天死亡危险是血钠>136mmol/L患者的2倍,再住院风险也显著增高。一项随机对照研究发现,输入高张钠(3%氯化钠)同时给予利尿剂比单纯使用利尿剂可以显著降低心衰患者的死亡风险,在31个月的随访中,前者的死亡率仅为后者的50%。但目前还缺乏相关研究明确证实腹透可以通过纠正低钠血症使心衰患者进一步获益。

2. 伴有ESRD的充血性心衰患者的腹透治疗 透析人群中心衰的患病率较高,HEMO研究及USRDS的数据发现透析患者中心衰患病率在30%以上。伴有心衰的透析患者的预后显著差于无心衰的透析患者,其5年生存率低于10%,甚至有研究发现在透析开始时即存在心衰的患者5年生存率为0。

此类患者中一部分是已经在接受规律腹透治疗,发生心衰后继续给予腹透治疗,但积极调整透析方案,另一部分患者是即将进入透析或既往行规律血液透析,因心血管系统不稳定而选择了采用腹透治疗。在这两类患者中进行的研究均发现腹透不仅可有效改善ESRD合并充血性心衰患者的临床症状,还可使左室射血分数显著增加。有学者对USRDS的数据分析表明,与血透相比,腹透患者因心衰住院的危险降低36%,如基线不合并心血管疾病,此危险甚至降低达40%。值得注意的是,由于腹透的液体清除量较难预测,当存在腹膜功能衰竭时可能存在液体清除不充分,在家透析导致医疗监测和处方调整更少,所以在进行腹透治疗心衰时需密切注意对患者的透析方案进行严密的监测与及时的调整。

3. 不伴有ESRD的充血性心衰患者的腹透治疗 部分心衰患者无慢性肾脏病病史,或虽有慢性肾脏病但未进入终末期肾脏病,由于心排血量降低导致肾脏灌注不足,继而通过RAS系统和交感神经激活等神经内分泌机制共同导致肾功能受损,通常对利尿剂及其他抗心衰药物治疗反应较差,使心衰的治疗难度及死亡率增加。对于此类患者,也可以考虑通过腹透治疗缓解水负荷过重的临床表现。

既往对于此类患者的研究发现,腹透通过清除多余的水分,可以使水负荷平稳下降,从而改善肺顺应性,增加左室舒张期容量,进而改善心排血量,起到减少心衰住院率和住院时间的作用。甚至有学者发现腹透治疗难治性心衰时,不仅血流动力学指标好转,患者的肾血流量和肾小球滤过率也得到显著改善,对利尿剂的反应也明显改善。

值得注意的是,目前对于不伴ESRD的心衰患者行腹透治疗,经验均来自于病例报告,缺乏腹透与体外循环超滤脱水的比较性研究,而且多数研究中患者的中位生存时间为1~2年,目前还很难确定腹透对于难治性心衰患者长期预后的改善作用。

4. 腹膜透析治疗难治性心衰时的处方问题 腹透治疗难治性心衰常常需要在置管后尽快开始透析,但过早开始腹透是发生渗漏的危险因素,所以通常心衰患者急性期治疗宜采取递增型治疗模式。起始剂量500~1000ml的高浓度腹透液存腹1~2小时,此后逐渐增加剂量,也可以使用腹透机给予腹透。也有腹透中心在腹透置管后先经中心静脉置管行血透过渡,情况稳定后才开始行腹透治疗。无ESRD的心衰患者选择腹透治疗通常给予间断腹透模式,每日交换1~3次,糖浓度根据患者自身情况进行调整,多数情况下使用高糖透析液。

新型腹透液例如icodextrin,由于其超滤效果更好,非常适合用于心衰患者。icodextrin具有以下优势:①更好地保持腹透液渗透压,提供更为生理的超滤过程;②通常仅需一次交换,降低接触污染机会,降低腹膜炎发生率;③不增加糖吸收,对碳水化合物及脂代谢的影响较小,而且减少对于腹膜的炎症刺激;④改善全身炎症状态,阻断心衰的发生与发展。有学者使用icodextrin治疗难治性心衰的非尿毒症患者获得良好疗效,患者的心功能(NYHA分级)和射血分数得到改善,肌酐清除率有所增加。目前还缺乏比较icodextrin和普通含糖透析液治疗心衰的研究。

此外,在准备使用腹透治疗难治性心衰之前,需要对患者、家属及家庭条件进行全面的评估、培训及教育,还要考虑到医疗报销等经济层面的问题,以保证患者得到最佳的医疗支持。

5. 结论 总之,使用腹透可以显著改善伴或不伴ESRD的难治性心衰患者的心功能参数及临床症状,增加患者的利尿剂敏感性,提高生活质量,降低住院率或住院时间,但还需要大样本量长期随访研究进一步明确腹透对于心衰患者长期预后的影响。腹透相对于体外循环超滤脱水的优势在于液体清除更加缓慢循序渐进,更好地保存残肾,中分子物质清除更好,保持血钠正常,清除炎症介质,减少全身炎症反应,还具备住院率降低和缩短住院时间等经济方面的优势,但与体外循环超滤脱水比较,腹透的劣势在于存在早期发生渗漏的可能性,液体清除的可预测性较低,腹膜功能衰竭时可能存在液体清除不充分,需要未来设计随机对照研究进一步明确腹透与其他方式治疗难治性心衰的优劣,以及生物相容性好的腹透液是否可以使患者获得更多益处。

（董　捷）

▶▶ 第十五章　腹膜透析的护理操作

　　腹膜透析的常见护理操作主要包括手工腹膜透析、手工换液操作和自动化腹膜透析机操作、外出口护理、更换外接短管操作等。

　　由于腹膜透析是一种居家透析治疗方式,医护人员不但要自己掌握专业操作和常见问题处理,还要给患者及家属提供恰当的培训,教会他们如何在家里进行透析自我操作。

第一节　居家腹膜透析的条件

　　1. 居家腹膜透析环境的基本要求　腹膜透析是一种居家透析方式,因此相对于医院内透析更加灵活、方便。患者不需要特别固定的场所,可在更大程度上满足不同患者工作、学习、旅游等需求。在这种情况下,准备透析环境只需满足一些基本原则。

　　(1)腹膜透析的操作地点应明亮、避风、干燥。

　　1)透析期间应避免人员和动物在周围来回走动。养宠物的家庭要避免宠物在透析室活动。

　　2)房间日常通风很重要,但透析时为避免空气对流和扬尘,要关窗、关门,风扇空调也要关闭。

　　(2)空气消毒。基于我国国情,透析开始前,可应用紫外线灯消毒透析室。根据我国医疗单位空气净化管理规范中对室内紫外线消毒的规定,紫外线灯应采取悬吊式或移动式直接照射。安装时紫外线灯应≥1.5W/m³(30W紫外线灯,在1.0m处的强度>70μW/cm²),照射时间≥30分钟。

　　(3)透析室定期用含氯消毒液擦拭地板和家具,有利于保持透析环境和物品清洁,减少对透析造成的污染。日常消毒剂浓度推荐:须用含500mg/L有效氯的清洗消毒溶液(用原液为含氯5%的消毒剂加水稀释100倍)。

2. 个人卫生准备

1)衣服保持清洁。剪短指甲,去除污垢。

2)六步法洗手,用洗手液充分揉搓手的每个部位,至少40~60秒。手消毒则采用含70%乙醇手消毒剂作为最有效的清洗剂,并且使用时间应持续20~30秒。同时,使用手消毒剂应至少待干15秒以上。

3)戴口罩、长发者建议戴帽子。戴口罩的重要性应该充分强调。北京大学第一医院研究显示换液操作中不戴口罩的患者腹膜炎发生风险为戴口罩患者的7.26倍。

需要注意的是,在患者进行腹膜透析操作时,任何进入透析室的人员都要戴口罩,接触患者要洗手。

(许　莹)

第二节　腹膜透析换液操作

1. 换液操作步骤　腹膜透析换液操作包括手工透析和腹膜透析机操作。目前我国绝大多数患者采用手工透析,本节主要介绍基于双联系统的手工腹膜透析操作方法(图15-2-1)。

(1)物品准备:口罩、帽子。加温好的透析液一套、2个一次性碘伏帽、2个蓝夹子、干净的浅色盆、量杯或电子称、剪刀。腹透液加温可选择用电热的恒温箱,加温均匀、安全。特殊情况下也可使用电热毯或热水瓶等干热法加温。

(2)检查

1)检查一次性碘伏帽:有效日期,包装是否严密、有无漏气。

2)检查透析液:有效日期、浓度、是否混浊、是否渗漏、温度、拉环是否紧扣、绿塞有无折断。应注意:内外袋之

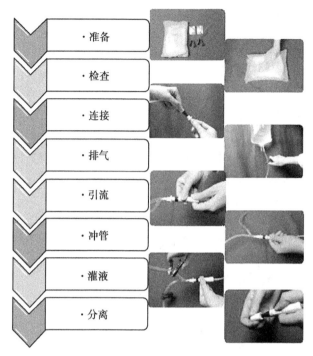

图15-2-1 双联系统的手工腹膜透析操作方法

间可有少量湿气,若水量>5ml或>1拇指的宽度,则不能使用。

3)打开透析液外包装袋,按压内袋,再次检查透析液内袋是否有渗漏。

4)检查完毕,将透析液空袋与管路顺其自然方向撕开。应注意:撕开时不要用力过猛,以免液袋与排液袋粘连过紧导致袋子破损。故撕开后应再次检查入液管路及排液管路有无漏孔、破损及漏液,检查绿塞有无折断,拉环是否紧扣。

(3)连接

1)先用蓝夹子夹注入液管路,再将透析液袋子绿塞子折断(最细处),并将透析液袋挂在透析液架子上,并将引流袋放入浅色盆。

2）患者将透析短管准备好。

3）将透析短管与透析液管路在无菌状态下快速对接，拧紧。

（4）排气：打开入液管路蓝夹子，见透析液流入废液袋中，立即用蓝夹子夹闭入液管路。应注意：此时应再次检查入液管路及排液管路有无漏孔、破损及漏液。

（5）排液

1）打开透析短管开关，排出腹腔中的腹膜透析液。持续观察入液管路、排液管路和废液袋有无漏液。

2）约20分钟排空液体，关闭短管开关。

（6）冲管：将入液管路的蓝夹子打开，冲洗Y型接头后，迅速用蓝夹子夹闭排液管路。

（7）灌液

1）打开透析短管开关，透析液进入腹腔。

2）约10分钟灌液完毕，关闭透析短管开关，用蓝夹子夹闭排液管路。检查透析短管有无裂缝及开关有无脱扣。

（8）分离

1）将备好的碘伏帽包装小心撕开。

2）取下透析液管路。

3）取出并检查一次性碘伏帽：查看表面有无裂纹，内部有无碘伏绵，绵是否湿润。

4）将一次性碘伏帽戴在透析液短管接口处拧紧。注意：不得用过氧化氢、碘伏及酒精等化学制剂擦试短管。

5）将透析短管放入腰包中。

（9）整理用物

1）收拾用物，将排出液倒入量杯中或用电子称测量，并记录排出量。

2）丢弃废液袋。注意：若患者患有感染性疾病，须用含1000mg/L有效氯的清洗消毒剂（用原液为含氯5%的消毒剂加水稀释50倍）加入排出液中混匀，再将排出液倒入污水池中。

2. 常见问题处理　换液操作中常见问题包括超滤下降、血性腹水、疼痛、透析液浑浊等。了解常见问题的原因和解决办法，有利于预防问题的发生和及时安全地解决问题。

（1）超滤下降

1）由引流不畅导致的超滤下降主要原因有便秘（被肠管压迫）、尿潴留（充盈膀胱压迫）、纤维蛋白堵塞等。

处理：更换体位、通便、导尿；仍然无效，使用肝素1ml（或尿激酶5万U）加0.9%氯化钠注射液9ml注入透析管，约1小时后引流。也可选择在每袋透析液中加入肝素0.2ml灌入。必要时须摄立位腹平片除外导管移位。

2）其他原因导致的超滤下降还有导管移位、腹膜炎、腹膜转运功能变化、有效血容量不足等。

导管移位较少发生在透析3个月以上的患者，腹平片显示导管尖端移出真骨盆腔。手术技巧改进可减少导管移位的发生。一旦发生移位，可考虑严格消毒及X线透视下，用导丝插入腹膜透析管内复位。或者进行手术重插管、固定导管末端或腹腔镜复位。

发生引流不畅的处理措施见图15-2-2。

（2）血性腹水：血性腹水在腹膜透析患者中并不少见，尤其是发生在置管术后，月经、排卵期引起的血性腹水，而外科原因引起的血性腹水少见。

处理办法：手术后淡血性透析液和女性月经期或排卵期的血性腹水一般不需特殊处理；颜色较深时也可进行腹腔冲洗，颜色会逐渐变淡。通常可继续腹膜透析至出血自行停止。患者常出现腹部疼痛，腹部压痛、同时有血性腹膜透析液流出，应立即请外科会诊。

（3）疼痛：透析疼痛常位于导管尖端附近，由于灌液对肠管产生喷射、抽吸作用而牵拉肠管导致。另外一些可导致疼痛原因，例如透析液温度过高及pH值低、某些药物、高糖透析液等化学刺激。

预防透析疼痛可适当放慢灌液和引流的速度。腹腔保

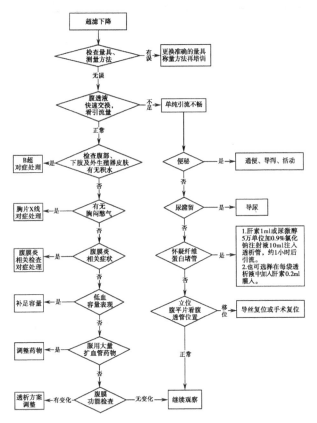

图15-2-2　引流不畅的处理流程

留少量液体在某些患者中可有效缓解疼痛。若疼痛难以忍受,也可考虑在透析液中加入利多卡因。

　　需要注意的是,疼痛是腹膜透析相关腹膜炎的主要症状之一,要密切观察患者有无腹膜炎的其他表现,必要时给予相关检查。

　　(4)透析液浑浊:最常见的原因是腹膜炎,应立即留取腹膜透析液常规、细菌涂片、培养(第十三章第一节)。也可能为乳糜腹水,查腹水乳糜试验可证实。

(许　莹)

第三节 腹膜透析外出口护理

外出口是腹膜透析导管在患者皮肤上的出口,患者需在专业医护人员指导下进行长期恰当的护理。因为外出口较易污染,护理不当则易引起感染。因此,加强外出口护理,预防外出口感染是控制腹膜炎,进而提高腹膜透析患者生存率和生活质量的重要措施之一,也是2005年和2010年国际腹膜透析治疗相关指南中格外强调的内容之一。外出口感染的诊断和治疗参见第十三章第一节,本节主要介绍正常和感染外出口护理。

1. 外出口护理的准备和外出口评估 通常认为外出口愈合是指外出口周围处皮肤外观正常且没有裂隙。一个正常的外出口应该是没有红肿,没有分泌物,没有结痂,也没有压痛。

(1)环境: 清洁密闭的房间。

(2)物品准备: 0.9%氯化钠、0.5%碘伏、棉签、胶布、无菌纱布或敷料、砂轮、酌情选用手电、放大镜等。

(3)操作步骤

1)清洁: 彻底清洁双手,患者或经培训过的换药者换药时需戴口罩。

2)评估: 理想状态下,检查外出口时应在明亮的光线下,准备一个3~5倍放大镜观察细部特征。将外出口外面观和内面观情况详细记录在评估表中。此外,有条件者应该用数码相机记录下外出口特征变化,尤其是当患者外出口发生感染时,动态观察其变化并建立照片库有助于指导用药、估测预后。评估记录表内容除了包括外出口描述外,还应有护理计划、治疗方案及病情追踪。

充分评估和描述一个外出口时应考虑到导管外出口的特征: ①外面观包括外出口颜色(发红)、颜色测量(发红范围最外界距离皮缘的长度)、是否有疼痛或压痛、皮肤肿胀或硬化、渗液或分泌物的形状和量、结痂的性状和时间。②外出口内面观应观察上皮组织生长的程度，上皮组织是否缺失或者呈浸润状态。综合考虑外出口处内、外面观的细部特征才能对外出口进行全面的评估和分级，这将成为外出口。③根据外出口评估情况对外出口进行分级和记录。目前通用的外出口分级方法是Twardowski等在1996年建立并逐渐完善的。他将外出口分为很好、良好、可疑感染、急性感染、慢性感染这几个级别。而根据国内外临床经验，在此五个级别外还常见外Cuff感染和创伤的外出口（表15-3-1）。此外，2005年国际腹膜透析学会（International Society of Peritoneal Dialysis，ISPD）在腹膜透析导管相关感染指南中还推荐了一个由儿科医师使用的Schaefer评分体系（表15-3-2）。评分4分或以上认为有感染，即使是单有脓性分泌物，也足以诊断感染；小于4分不排除感染。这个方法是否适用于成人仍有待于探讨。

2. 外出口护理技术 正常外出口的护理流程主要包括

（1）先使用生理盐水以出口处为圆心由里向外环形擦洗，半径1~2cm，再用温和、无刺激的0.5%碘伏溶液由内向外环形擦洗，半径约5cm，待干。

表15-3-1　修订的Twardowski外出口分级方法

	很好	良好	可疑感染	急性感染	慢性感染	外Cuff感染	创伤
渗液	无	无	有	有，血或脓	无	有，间断或长期	有，血或脓
结痂	>7天	>2天	1天	有	有	有或无	有
外出口颜色	正常，微黑	橘红色	充血>2倍管径	充血>2倍管径	肉芽组织		
疼痛	无	无	无	有	无	有	有
时间				<4周	>4周		

表15-3-2 Schaefer外出口评分方法

	0分	1分	2分
肿胀	无	仅限出口，<0.5cm	>0.5cm和(或)隧道
痂	无	<0.5cm	>0.5cm
发红	无	<0.5cm	>0.5cm
疼痛	无	轻微	严重
分泌物	无	浆液性	脓性

（2）顺应导管自然走行用胶布固定导管,将敷料覆盖于出口处。

（3）将外接短管放入腰带中固定。

（4）护理频率:①术后一周敷料完好,无多量分泌物,可不换药;敷料被血或液体渗透,以及敷料脱落,应及时更换。②淋浴或拉伸后立即更换。③每天观察出口处情况,每周2~3次换药。④外口感染时则应每日至少换药1~2次。

（5）抗菌药膏的使用:莫匹罗星软膏可有效降低金黄色葡萄球菌引起的腹膜炎风险,2011年ISPD明确指出,所有腹膜透析患者应常规在外出口和(或)鼻腔涂抹莫匹罗星。

（6）淋浴技术:保持身体和出口处的清洁是很重要的。淋浴(而不是盆浴)是腹膜透析患者应选用的清洁方法。新患者2周内避免洗浴,2周后视外出口愈合情况,经医生判断允许后可在肛袋保护下可进行淋浴。外出口应保持干燥,浸湿可增加外出口和隧道感染的风险。淋浴后应立即进行一次外出口护理。

（7）外出口护理注意事项:①如出口出现痂皮,不要强行撕扯痂皮,可用无菌棉签蘸取生理盐水浸湿泡软后慢慢取下。②管路可用生理盐水清洗,管路、外出口及周围避免使用油性清洁剂及酒精制剂,避免使用利器。

3. 感染外出口的护理 外出口一旦发生感染,可表现为皮肤发红、肿胀、疼痛、有脓性分泌物。若伴隧道感染则会出现皮肤充血、沿隧道触痛、隧道周围有蜂窝织炎。超声检查确诊是否存在隧道感染。

（1）外口感染的易患因素。外口感染的易患因素有很多，主要与外口局部、个人卫生和机体状况有关。

1）外口局部因素：包括避免不必要的手术缝合和创伤、导管出口方向水平或垂直向下以及保证外口窦道1~2cm等。

2）个人卫生问题：如鼻腔涂抹莫匹罗星以根除鼻腔携带的金黄色葡萄球菌，避免皮屑、皮肤感染及指甲内污物等。

3）机体状况不佳：如营养不良、糖尿病、肿瘤、应用免疫抑制剂等都是感染的危险因素。

在医护工作中，我们必须认识到外口感染的易患因素，采取有效的预防措施。同时，恰当的外出口护理可以使外出口及时愈合并保持完好的状态，继而预防由外出口感染引起的腹膜炎。

（2）外出口感染的经验治疗。根据国际预防腹膜透析感染的最佳实践和临床经验，外出口感染的经验治疗分为局部换药和全身用药。

1）局部换药。①治疗上经验性治疗方案为在局部没有触痛、分泌物和水肿情况下可加强换药频率和局部用抗菌素软膏。如用过氧化氢溶液、碘伏擦洗。然后用庆大霉素覆盖伤口。也可应用莫匹罗星软膏涂抹。②如果感染严重，指南中推荐在口服给药的同时每天用高渗性盐水纱布覆盖两次。高渗性盐水由一汤匙盐和一品脱（500ml）无菌水配成，将纱布用盐水浸湿，缠绕在导管周围15分钟，每天1~2次。③若外口感染和腹膜炎同时证实鼻腔内带金黄色葡萄球菌，每个月5~7天在鼻腔内抹百多邦每日2次。

2）全身用药。①有脓液可做菌培养加药敏，并根据培养结果调整治疗。②口服给药和腹腔给药的治疗效果相同。

③对于发生损伤的外出口,原则上严重的损伤要首先清创,挤出脓性分泌物后预防性应用抗生素,出口发生轻微损伤就无需抗生素。④损伤后可疑感染也要进行抗生素治疗。⑤如果外出口感染持续没有得到治愈,则需采取进一步措施以防止由此引起的隧道感染和腹膜炎,如外口重置和涤纶袖套切除术。

总之,定期对外出口进行规范的评估、分级和护理是非常重要的。同时,加强培训是减少腹膜透析相关感染的有效方法。

(许　莹)

第四节　腹膜透析外接短管的更换

外接短管需要定期更换,最长不超过6个月。当发生外接短管破损、渗漏、开关失灵等意外情况时,也需要及时进行更换。外接短管更换的技术要求是:

1. 环境准备治疗室或密闭房间,紫外线消毒≥40分钟。

2. 物品准备及检查碘伏,无菌纱布2包,无菌治疗巾,一次性碘伏帽,无菌外接短管,止血钳3把,无菌手套,胶布。检查各无菌物品的有效期、包装是否完好。

3. 操作步骤

(1)洗手,戴口罩。

(2)取下外出口敷料,充分暴露管路。

(3)检查管路有无破损、渗漏及清洁度。

(4)评估管路的长度。

(5)将无菌治疗巾覆盖在患者外出口以下部分。

(6)用止血钳垫纱布将管路近腹端约三分之一处夹闭,打开碘伏瓶盖,将一次性短管从钛接头连接处取下并丢弃,迅速将钛接头放入碘伏液中浸泡。

(7)查看钛接头是否完全浸泡在碘伏液中,浸泡时间为10分钟。

（8）浸泡结束后，撕开短管包装及无菌纱布包装待用。

（9）戴无菌手套，取出无菌短管，关闭短管开关。

（10）将无菌短管帽拉下，取出浸泡的钛接头迅速对接，并用无菌纱布将碘伏液擦净。

（11）更换一次性碘伏帽。

（12）取下止血钳。

（13）将管路妥善固定。

（14）整理用物，垃圾分类。洗手，记录换管时间。

注意：浸泡的钛接头被取出时，不能碰触碘伏瓶。使用的止血钳做到一人一用，避免交叉污染。

（许　莹）

▶▶ 第十六章　腹膜透析培训和再培训

　　腹膜透析患者的培训和再培训应受到医护人员的充分重视。患者接受初始培训是开始顺利腹膜透析的重要保证。2006年国际腹膜透析学会（ISPD）首次发表了腹膜透析培训指南，明确指出护士应依据指南推荐，应用成人学习理论，对腹膜透析患者的培训实行从准备、计划到实施完成的完整培训（表16-1-1）。但整体看来，世界范围内腹膜透析患者的培训方法、内容和频度仍然呈现较大差异。

　　根据北京大学第一医院的一项针对130例腹膜透析患者的换液操作与腹膜炎发生风险的研究显示，护士对腹膜透析患者透析6个月时进行换液操作检查，在14个月随访中有22例初发腹膜炎，多元因素分析的结果是换液操作中不戴口罩的患者腹膜炎发生风险为戴口罩患者的7.26倍，提示对患者仅有初始培训是不够的，随着患者透析时间延长，应更加重视换液操作培训与再培训，以预防腹膜炎。因此要重视腹膜透析患者的培训和再培训，尤其是腹膜炎的预防教育。

第一节　腹膜透析的培训者

　　1. 培训者——护士的素质要求　对于腹膜透析来说，一般由护士作为培训者。因此与一般护士不同，腹膜透析护士不仅作为专科操作的执行者，其培训者的职能应被充分重视。每个腹膜透析中心都会面临选择什么样的护士作为培训者这个问题。事实上，懂得如何做腹膜透析不等同于懂得如何教腹膜透析。

　　（1）腹透护士的内科、肾科护理经验很重要。护理经验包括进行本专科护理理论和技能。北京大学第一医院的研究显示有15年以上内科经验的护士培训的患者腹膜炎发生风险更低,可能与其恰当的沟通和培训技巧有关。

(2)腹膜透析护士的学习能力与丰富的经验同样非常重要。而中国香港的针对培训者的研究显示:3年以上腹膜透析经验的护士较3年以下腹膜透析经验的护士,其培训的患者腹膜炎发生率更低,提示护士不但需要丰富的护理经验,还应不断加强成人学习理论的学习。

(3)教学能力。教学能力使护士能将习得的经验、技能运用于患者的培训中,也能够运用于新护士的培养中。教学能力对于腹膜透析护士较病房护士更为重要。

(4)选择腹膜透析护士时应考虑到护士应具备较好的沟通能力,要通过沟通使患者掌握自我管理。并通过良好沟通,与患者、家属形成长期良好的协作关系。

因此,腹膜透析护士要不断提高自身素质,加强继续教育。

2. 对培训者的培训 ISPD指南提出对腹膜透析培训者应实施一定时间的基础培训。包括在导师负责下的6~8周基础培训、专业的知识理论和实践技巧。在开始培训前,初级培训者需要至少被有经验的护士监督指导完成1例患者的培训,并且患者培训最好采取一对一的形式。根据2006年ISPD指南,培训者的培训情况可以通过表16-1-1中的学习目标要求来评价。

表16-1-1 腹膜透析(腹膜透析)培训者学习目标

腹膜透析培训者应能够:

- 为培训提供有效的环境
- 为患者介绍腹膜透析培训的总体情况
- 为学习者准备要学习的内容,以及准备好如何进行培训
- 为患者示范统一的操作步骤

- 应用成人学习理论

- 了解机械动作技能和程序之间的差异

- 通过重复和口头强调鼓励和支持学习者

- 保证学习者在学会所有的步骤顺序以后再开始练习操作

- 监督学习者练习,直至其掌握所有的步骤

- 在学习者练习期间提供及时反馈

- 理解在机械动作技巧学习期间不要教授理论知识

- 限制每小时教授的内容不超过3~4个知识点

- 通过明确问题和可能的解决办法帮助学习者解决问题

- 通过提问来评估学习进程并引导学习者

- 了解概念问题要涉及相应症状的识别

- 认识到学习者要不断重复才能把新信息从短时记忆转化为长时记忆

- 使用配对的方法帮助学习者识别症状和对应的概念

- 认识到记住的信息是最容易忘掉的

- 通过追踪结局来评价学习效果

- 了解再培训是非常重要的形式

由于大多数医务人员在培训患者前并未接受过正规的教育培训,因此培训者应有意愿来学习基于成人学习了理论的培训技巧。并且,由于腹膜透析患者通常有很多合并症,培训者具备一定的内、外科护理经验也是很有必要的。因此要成为一名合格的培训者,护士应同时具备内外科护理经验、腹膜透析护理经验、培训技巧学习以及持续继续教育学习。

3. 医生的角色　医生可以为腹膜透析培训者提供理论和操作技能学习的机会,也可以帮助培训者实现教育者职能。医生不能假设一个护士已经具备了这些技巧。此外,

安排一个有经验的督导者也是很重要的。对于一个新的或小的腹膜透析中心,有必要让培训者到其他成熟的腹膜透析中心完成被督导的过程。

(许 莹)

第二节 腹膜透析的被培训者

来学习的被培训者包括: 仅有患者本人、患者和家属(或照顾者)一起学习、仅有家属(或照顾者)。

1. 培训者应在了解患者及其家庭情况基础上识别谁是最恰当的被培训者。要允许被培训者根据自己的理解和接受能力安排学习的速度。如遇更换操作者或照顾者,通常需要进行再次培训。尽管各国对于不同操作者的腹膜炎发生率不尽相同,北京大学第一医院的研究结果显示,加强对患者和家属共同培训,由患者本人操作和由他人协助操作可达到近似的腹膜炎发生率。

2. 如果患者本人是被培训者,生化指标异常和严重的并发症可能会伴随整个培训过程。在这种情况下需要培训者有更多的耐心,并且需要多次重复。

3. 被培训者还可能需要个体化选择。最佳学习者应该为患者本人,但对于老年人或糖尿病等手眼协调差、由他人操作的患者,要选择责任感和义务感强,有一定文化程度,理解能力、接受能力及执行力较好的家属及保姆接受培训。经验丰富的护士善于确定家庭的关键性人物,以保证培训的持久效果及问题的及时处理。

(许 莹)

第三节 腹膜透析的培训方法及技巧

1. **培训内容** 同其他需要掌握自我管理技能的慢性病患者类似,对于腹膜透析患者,一项正规的培训项目应包括解决问题的技巧、腹膜透析自我管理相关概念、情绪支持和行为转变的引导。自我管理是患者教育最重要的目标之一。护士需要为患者制订一个学习计划,并为其提供文本依据(表16-3-1)。

表16-3-1　ISPD推荐的患者培训内容

1. 腹膜透析概况

2. 无菌技术,洗手,戴口罩

3. 换液操作步骤

4. 污染的紧急处理

5. 外出口护理

6. 并发症(腹膜炎、体液平衡、引流问题、便秘、外出口感染、纤维蛋白、渗漏、疼痛、腹腔加药)

7. 故障排除

8. 记录

9. 订购腹膜透析物品

10. 复诊或家访

11. 度假计划、工作、爱好、运动

2. 培训时间

(1)培训开始时机

1)腹膜透析初始培训。由于许多透析患者在刚进入透析时还不能接受这个事实,处于焦虑或抑郁状态,也就是身体及心理均不适合学习,此时强行灌输许多知识,加重心理负担,可能还得其反。有研究表明,腹膜透析患者不积极学习态度或行为可作为预测腹膜炎的危险因素。经验丰富的护士会根据患者的状态、针对患者的特点,找到切入点适时进行教育培训,并不断激励患者,这点非常重要。培训者不能为了培训而培训,可以先从了解患者及他的家庭开始,不要忽略患者首先是一个社会的人,帮助患者适应新的角色,建立快乐腹膜透析的信心,为实施培训打好良好的基础。

2)再培训。当患者出现腹膜透析相关感染或其他并发症时,当患者因并发症或合并症住院时,当患者更换腹膜透析操作者和照顾者时,都应当适时提供再培训。及时再培训往往更有针对性,患者在此时有了更丰富的透析体验,也对培训更容易接受和协作。

(2)培训持续时间。一项全球范围的调查研究显示腹膜透析护士给患者提供的不同时间长度的培训与腹膜炎发生率未显示出任何关系。而另一项正对全球儿童腹膜透析患者的调查研究显示培训时间越长腹膜炎发生率越低。因此,ISPD建议培训应持续到腹膜透析培训者认为患者至少达到如下的目标:①患者能够安全地执行所有必要的操作程序;②患者能够识别污染和感染;③患者能够列出恰当的反应。此外,并没有明确的培训时间限制。

3. 规范化初始培训

(1)培训计划。护士需在开始培训前为患者制订一个培训计划,列出被培训者、培训开始时机、培训内容及地点、工具的选用等。

(2)培训方法和工具。对于初次培训,ISPD推荐一对一的培训方法。

1)培训通常需要一些教辅工具:比如可选择简单易读的材料,板书设备,培训室内设置的黑板或白板,理想情况下还包括音响设备或网络。对于培训补充材料要求用短句、简单的词汇写成。

2)应用学习的自我效能理论。患者要能够相信自己有能力完成必要的技能。这需要在操作过程的每一步都不断重复练习才能完成。强化的方法包括鼓励("很好,你做对了"),或支持("要小心放你的手指"),或警告("这种错误可以导致腹膜炎")。

3)明确每次课的学习内容。培训者要明确培训目标,指导要教什么和如何去教。每小时教授的关键知识点最好不要超过3~4个。

4）角色扮演。这是一个很有效的方法来演练新的技能以及可能出现的困难。护士可以与另一人一起扮演操作操作技能以用来培训。患者也可以扮演的方式练习换液操作过程。

（3）培训地点。培训室应该选在私密性好、安静的地方。当患者接受培训的时候，应避免在同一房间进行其他的操作活动。培训室要求明亮，有足够的操作台，有供给患者休息的舒服的椅子，最好还备有一盒纸巾。培训可以在门诊进行，也可以在病房、患者家中或其他地点进行。一项研究显示在家中完成培训的效果比在门诊和病房要好。

（4）培训考核。初次培训结束后要对被培训者进行理论及操作考核。通过考核确定培训目标是否达到。患者在所有步骤都掌握之前是不能被允许使用自己的导管操作的。

4. 成人学习相关理论

（1）成人如何学习概念。

1）加强患者记忆的技巧。大脑皮层是用来储存信息的，记忆需要不断重复。然而记忆并不意味着理解，所以记忆也不是学习过程的唯一要求。培训者可以通过提问来确定学习者的学习情况，比如"请告诉我下一步是……？"在给学习者反馈的时候注意时机不要过早，不要在学习者完成前就告诉他。提问是非常有力的学习工具。当问一个问题时，培训者应允许学习者有一定时间的沉默来思考，尤其对于一些复杂的、困难的问题。

2）帮助患者理解。比如教腹膜炎这个概念时应包括什么是无菌、什么是清洁、什么是污染，以及感染的症状是怎样的。避免单纯列举症状，这会导致患者也只能列举症状的名称，却并不一定真正理解。培训者可以描述出一些症状，让患者来判断哪些是腹膜炎。如果患者答对了，将有助于他们理解腹膜炎概念。也可以让患者看浑浊的透析液样袋,或者浑浊透析液与清亮的透析液比较的图片等。

3)促使患者的短时记忆转变成长期记忆。在短时记忆中,学习者可以记住超过5~9个新知识点。随着不断重复,这些短时记忆就会转变成长期记忆,并被保存。虽然信息的记忆很难,但忘记却很容易。这是一个关键点,提示再培训是很重要的。如果一个患者学会了腹膜炎概念,如果不进行再培训,他就会忘记,直至发生腹膜炎。

(2)成人如何学习机械动作:机械运动技能储存在小脑。当演示一个过程从开始到结束,思想会把看到的事情一起储存起来然后再一起释放。例如换液操作就是一整套控制的过程。

1)认知阶段:患者会记住操作过程,而思维则在学习如何支配肌肉运动,这一阶段学习者还不需要动手操作。此阶段需重复以下步骤:①培训者安静地演示。②培训者一边演示,一边描述每一步的细节要求。③培训者一边演示,一边仅仅描述关键词。

2)实践阶段:在培训者的督导下,患者开始练习换液操作步骤。这一阶段需要重复以下步骤:①培训者在练习期间做出及时的反馈。②培训者说出学习者做得对的地方。③当错误发生时,培训者给与制止:"哦,重来一次"。"让我们想个办法来帮你记住……"。④培训者引导患者完成不发生错误的步骤,患者能沿着正确的方向进行下一步操作。⑤培训者可以通过位置引导学习者:比如"把你的手指放在蓝色部分"。"记住一定要把你的管路放在左手"等。要避免说"不要这么做。"学习者会仅仅记住不正确的地方。

3)自动化阶段:学习者能够一致、快速地执行细化的动作。这时记忆从皮质转移到小脑。这一动作学习阶段避免教授"为什么"。这只能在动作练习之前或之后进行。如果患者在这是问"为什么",培训者可以说"好问题,我们完成这个之后再说。"

5. 腹膜透析患者再培训 腹膜透析再培训的内容、频度、方法和时间等具体问题,目前仍缺乏随机对照研究。ISPD建议培训要考虑到一定的护患比例,理想的培训应是一对一的。初始培训后的再培训应至少每年一次,或在患者住院后、腹膜炎或管路感染后,以及患者的活动力、视力、记忆力发生改变后进行。再培训的内容应包括检查换液操作、洗手技术、腹膜炎症状的识别、污染情况的恰当处理以及外出口护理,这将有助于预防未来的感染。

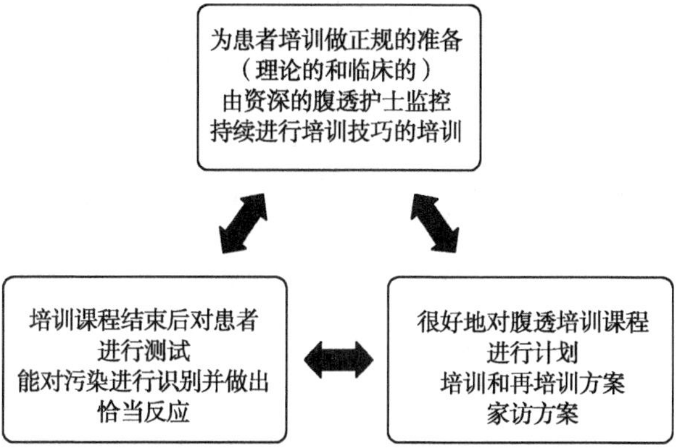

图16-3-1 腹膜透析培训核心路径

（许 蓥）

▶▶ 第十七章　腹膜透析中心的建立和管理

腹膜透析技术作为肾脏替代治疗的重要分支,在过去10年间取得长足而可喜的进步。这体现在世界各国,尤其是发展中国家腹透人数激增和腹透患者远期生存率的不断提高。与此同时,腹透简便、经济的优势促使一些国家和地区开始逐步提高腹透在肾脏替代治疗中比例。这给发展中的腹透中心提出了更高的要求,后者必须依靠高度专业化的医护团队,结合规范化管理体系,使腹透中心的各项工作运行良好,保证患者的治疗质量。然而,各腹透中心的基础设施、人员配备及运行现状均不同,导致在不同中心接受治疗的患者生存情况和并发症控制率存在较大差异。本章将讲述如何建立并有效管理一个规范的腹透中心。

规范化管理的腹透中心,其专职医护团队能为越来越多的尿毒症患者提供规范的腹透教育和培训、安全及有效的腹透治疗,提高他们的生存质量和社会回归率;通过科研与临床的紧密结合,解决制约腹透发展及影响腹透治疗质量的瓶颈问题,为腹透技术的普及和推广贡献绵薄之力。

这就需要腹透中心有齐备的基础设施、业务精湛的专业化队伍、完整的医疗和护理规范、合理的工作流程和岗位责任制度、科学的质量管理体系等。

第一节　腹透中心的基础设施

相较血透中心而言,腹透中心的基础设施相对简单、经济,主要指房屋、办公设备及简单医疗用品。其功能分区应满足患者培训、门诊随访及中心管理的要求,具体包括医护办公室、诊室、培训室、治疗区域、手术室、污物处理室、储藏室。各单位应因地制宜,按功能流程和洁污分开的原则对功能区进行合理布局,并符合医院感染质量控制的基本要求。

1. 医护办公室、诊室和培训室

(1)医护办公室: 医护人员处理日常医疗文件,记录和分析腹透相关数据,对腹透患者进行电话随访。有条件可设会议室进行病例讨论、医护再教、质量管理会议等。

(2)诊室: 医护人员随访腹透患者所需的区域,根据各单位具体情况医生和护士共用诊室或分开接诊。设施: 办公桌椅、体重计、血压计、快速血糖检测仪、听诊器、挂钟等。

(3)培训室: 对腹透患者进行培训和教育的场所,要求明亮整洁,隔音。设施: 舒适的桌椅、腹透换液操作相关的教具、腹透培训所需的各种挂图、纸版及影像资料、电视、电脑、投影仪。

2. 治疗区域

(1)准备室及处置室: 准备室用于护士加热透析液、准备消毒物品及药液,处置室用于样本采集、处理医用污染物。设施: 药品及医用耗材柜、恒温箱、电子秤、治疗车、急救车及必要的急救物品、洗手池、紫外线灯、有盖式污物桶等。

(2)腹透换液室: 用于患者腹透换液和更换短管的场所。设施: 专用滑轨或输液架以悬挂透析液、舒适的座椅、紫外线灯、有盖式污物桶。

(3)手术室: 实施腹透管置入术、拔除术、导管复位术、外出口清创术、隧道再造术的场所。设施: 按照手术室的相关要求准备。

(4)其他: 如污物处理室是处理废弃透析液及其他医疗垃圾的场所,储藏室存放腹透液及各种医疗消耗品。

3. 数据库和生物样本库 一个理想的数据库,应能实时记录并更新腹透患者的全部基本资料、检验结果、评价报告和治疗信息,同时方便整理并进行统计分析。这一方面便于医护团队掌控腹透中心的各项质控指标,实施持续质量提高;另一方面利于开展临床科研。生物样本库应包括患者进入腹透及随后定期留取的血样、尿样、腹透液标本,并根据需要留取血DNA及腹膜等组织学标本。以上信息和样本均需要和患者签署知情同意书,以备将来的临床诊断及科学研究。

（董　捷）

第二节　腹透中心人员配置及岗位职责

基于我国及世界成熟的腹透中心的经验,要实现腹透中心的规范化管理,不断提升腹透治疗质量,就必须建立专职的腹透医护团队,实施岗位责任制,有计划有步骤地开展腹透中心的各项工作。每个中心应因地制宜地确定人员配置及岗位职责,本节仅根据北大一院的经验提供参考意见。

1. 腹透中心主任

（1）素质要求: 拥有全面的肾脏专科及腹透知识和技能,在医教研各方面受过系统培训,具备良好的职业道德和素质,热爱腹透事业,具有引领、指导和激励腹透团队完成预定目标,不断提升腹透中心治疗的能力。

（2）职责

1）负责腹透中心的各项医疗活动,包括腹透导管相关手术及腹透临床常规工作,组织并管理腹透门诊、交接班、查房、病例讨论、医疗安全。

2）负责腹透中心和肾科其他医疗单位之间及医院其他科室的协作,积极处理腹透患者发生的各种并发症和合并症。

3）定期检查并评估腹透中心临床治疗质量,保证持续质量改进。

4）负责安排内部及外部医护再教育活动,提高医护团队的腹透专业水平,包括积极参加国际/国家级继续教育活动,及其他国内学术交流。

5)协助腹透医生对本科生、研究生、进修生及肾科主治医进行腹透培训,包括见习、实习、讲课及其他各种形式的培训。

6)负责部署和安排临床科研工作,积极申请科研基金,在国内外核心期刊发表科研论文。

2. 腹透医生

(1)素质要求: 拥有全面的内科知识和技能,完成住院医师规范化培训,具备良好的职业道德和素质,热爱肾脏病事业,有掌握肾脏替代治疗基本知识及技能的需要。

(2)职责

1)在上级医生指导下学习和掌握腹透的有关知识和技能,常见并发症的诊断和处理,掌握腹透随访内容及监测频度。

2)负责透析前咨询,安排新患者入院接受腹透置管术,协助围术期处理。上级医师的指导下,掌握腹透置管术。

3)协助管理门诊腹透患者,包括定期出腹透门诊,帮助责任护士或亲自处理因合并症来访或来电的患者,必要时联系急诊和住院。门诊随访患者在其他科室及医院急诊时,协助安排腹透治疗相关事宜。

4)负责对本科生、研究生、进修生及肾科主治医进行腹透培训,包括见习、实习、讲课及其他各种形式的培训。

5)积极参与腹透中心的各项工作,参与查房、交接班、病例讨论、再教育活动及持续质量提高会议。

6)不断总结腹透医疗经验,积极发表科研论文。

3. 腹透护士长

(1)素质要求: 拥有全面的内科护理知识和技能,熟练掌握腹透理论知识和技能,能处理常见的腹透并发症;具有优秀的培训技巧、较好的科研能力;具备良好的职业道德和素质,热爱腹透事业,具有较强的团队合作和沟通协调能力,不断提升腹透护理的理论和实践水平。

(2)职责

1）组织和管理腹透护士完成日常工作,负责排班、休假、节假日值班及临床工作的分工。维持良好的医疗环境及秩序。

2）协助腹透中心主任协调腹透中心与肾科其他医疗单位及医院其他科室的合作,解决相关的护理问题。

3）监督腹透护士严格遵从各项职责和工作流程,严防差错事故;定期检查及评估中心的临床护理、患者管理和培训情况,保证持续质量改进。

4）熟悉腹透护士的工作职责,充当护士的技术顾问;组织护理查房,业务学习,技术训练,积极参加国内外学术交流,不断提高腹透护士的专业水平。

5）负责对新护士及进修护士进行腹透培训,检查腹透护理及其带教工作。

6）积极开展护理科研工作和护理经验总结,发表科研论文。

7）负责办公用品、书籍、被服、仪器设备等公物的管理,常用医疗用品的配送。

8）参与并配合护理部对全院各科室护理工作的检查与评估。

4. 腹透护士

（1）素质要求:拥有全面的内科护理知识和技能,基本掌握腹透理论知识和技能,能在腹透医生及护士长带领下处理常见的腹透并发症,具有一定的培训技巧和科研能力,良好的职业道德和素质,有责任感,热情、亲和力及协调性强。

（2）职责

1）置管术前:责任护士在接到腹透医生或护士长的分配后,应尽快与患者及家属取得联系并做好以下工作:①向患者作自我介绍,解释透析及置管,缓解患者的紧张情绪,帮助患者及家属调整心态。与患者及其家属建立相互尊重、相互信任的伙伴关系。②明确手术时间,检查手术需用的各种物品及术前准备,做好围术期护理。

2）置管术后：①向患者及其家属介绍腹透中心及其相关设施和管理。②按患者培训计划完成培训并根据评估表进行考核。③协调患者及其家属与医护人员之间的关系，帮助患者解决实际困难。④预约门诊随访及家访时间。

3）门诊及电话随访：①事先预习并作出门诊计划，按门诊问卷评估患者状况及存在问题。②配合腹透医生收集并整理所有门诊信息，包括症状、体征、化验及透析情况，准备查房讨论，对新出院或转来、近期并发症和病情变化的患者，需向腹透医师重点汇报。③医生查房后，将讨论得出的处理意见反馈给患者及家属，并制订当月电话随访计划及培训重点，预约下一次门诊随诊时间，如需再培训，则约好再培训时间并制订再培训计划。不断评价患者的治疗效果，将患者病情变化及时反映给主治医师。④在门诊按需完成腹透操作检查、外口护理检查及换管。

4）急诊或住院：①在第一时间收集患者发生急性并发症或合并症的相关信息，向腹透医生汇报，需要时配合腹透医生会诊，并跟踪患者病情变化，作好记录并汇报。②协助患者在急诊或其他病房的透析环境准备，按需对所在医疗单位的护士进行腹透操作培训。

5）其他：①随时更新记载患者的透析处方、药物、化验室检查。详细记录患者的最后转归。完好保存患者的档案资料，按需完成电子数据库信息的登记工作。②定期组织不同形式和规模的健康教育及心理辅导活动，促进治疗和护理质量的提升。③在腹透医师的安排下完成临床资料收集及科研工作。④帮助患者外出旅游时联系透析物品的运送，提醒患者外出旅游注意事项，细致作好旅行安排。⑤鼓励患者社会回归和康复，尽可能解除影响其透析质量的家庭和社会因素。

5. 腹透医生和护士与患者的比例 根据各单位的实际情况，腹透医护与患者的比例并无统一标准。但根据我们的经验，在责任护士制管理前提下，医生与患者的比例可为

（100~200）：1，护士与患者的理想比例在（30~50）：1，最好不超过100：1。当腹透护士人员紧缺时，也可将责任制和功能制相结合，也就是一部分工作按总量分配到人，而一部分工作按性质不同分派。

（董　捷）

第三节　腹透中心日常工作内容及频度

腹透中心的日常工作应围绕医疗活动展开，并根据每个中心的工作重点进行调整，具体内容及频度可参考表17-3-1。

表17-3-1　腹透中心日常活动及频度

项目	内容	频度
门诊	详见第五节	每周1~3次（根据患者数量调整）
交接班	新入院、急性并发症及合并症、病情不稳定、转为血透及死亡病例	每日1次
查房	综合患者病历资料进行讨论，个体化调整药物、透析、饮食及运动处方	每周1~2次（根据患者数量调整）
病例讨论	对疑难、死亡及典型病例重点讨论	每1~2周1次
医护再教育	专题讲座、读书报告、科研课题讨论、经验介绍	每周1次
持续质量提高会议	针对中心存在的问题，找出解决方案并实施，不断检验实施效果，持续改进中心治疗质量及管理水平	每月1次

（董　捷）

第四节　长期随访管理

1. 长期随访管理概述

（1）长期随访管理的意义和目的：对腹透患者进行长期随访管理，是保证腹透治疗质量、延长其生存期的前提条件。从根本上讲，对慢性肾脏病包括透析人群的诊治，属于慢性疾病管理范畴。与急性病患的照顾模式不同，慢性疾病管理强调采用全面系统的方法进行诊治，需要加强团队合作和患者自我管理；强调利用循证医学证据诊治疾病、预防疾病进展和避免各种合并症的发生；不断进行总体健康水平和医疗支出的全面评价。因此，长期随访的目的，就是要对腹透患者实施系统、全程、人性化的慢性疾病管理。

通过对腹透患者的长期随访管理，使其透析充分性和营养状态良好，贫血、高血压、肾性骨病及急性心血管并发症等控制满意，减少血管通路或腹透管路相关并发症，减少透析相关并发症，心理状态和生活质量得到提高，社会功能尽可能康复，最终降低住院率和死亡率，减少医疗花费。

（2）实施长期随访管理的策略：要达到长期规范化随访管理，仅依靠医院传统门诊模式和工作流程是达不到的。目前绝大多数医院对腹透患者的随访在常规门诊进行，医疗资源和空间有限，难以实施全面的评估、系统的诊治，更谈不上促进其心理康复和社会回归水平，这种传统门诊模式亟待改变。

我们认为，要实现长期规范化随访管理，有以下策略可供参考。这些策略，正是基于长期随访管理和传统门诊的根本区别提出的。前者是预防为先，着眼群体，以持续质量改进的思路提高治疗水平；后者是治疗为先，着眼个体，以事后经验总结来提高治疗水平。

1）建立腹透专科门诊：腹透专业技术的特殊性需要有专职医护团队建立腹透专科门诊，这是实现长期随访管理的前提。腹透专科门诊在时间或空间上要和普通的肾科门诊区别开来,由腹透专职医护人员负责实施,并不断进行临床和管理数据的总结,针对具体问题,如腹膜炎、高血压和贫血控制等提出解决方案,实现持续质量改进。

2)以腹透专职医生和护士为核心:维持透析患者的治疗和护理是一个漫长而艰巨的过程,间或发生的各种急性并发症又增加了诊治难度。规范化地长期随访,不能仅满足于对合并症的及时诊治,还应做到防患于未然,避免合并症给患者带来的心身痛苦。

这就要求我们有一个完善的疾病"即时反馈体系"。这个体系需要一个核心人物,作为患者、家属和医护人员的信息中枢,可以及时察觉患者的问题,并把相关信息如实记录、保存、传递给相关责任人,又负责把所有处理意见反馈到当事人手中。根据各单位具体情况,这个核心人物可由腹透专职医生或护士来担任。患者新入腹透即被分派到具体的专职医生(护士),后者在此后的随访中担负信息中枢,是治疗团队的眼睛和耳朵。

3)一体化门诊管理:"一体化门诊管理"有两层含义。

首先,从透析前教育、腹透置管围术期,以及开始腹透后的规律门诊,都由腹透专职医护人员进行全程照顾。

第二,腹透患者无论居家或在医院(包括肾科和非肾科),都应对其病情实现实时监测和治疗调整,实现"病房式"门诊管理。这项任务对医患双方的要求较高,在患者方面,要通过规范化培训和健康教育,教会患者自我管理技巧,将其由被动"受治"转化为主动"求治"状态,实现对腹透患者的授权管理。

4)多学科团队合作,整合多种随访形式:在长期随访中还应调动多学科团队,加强对腹透患者各种合并症的综合诊治水平。为提高腹透导管相关并发症的处理水平,我们需要借助普通外科医生的力量。随着高血压、糖尿病及心血管病在透析人群中的比例不断增加,我们还需要联合心脏内外科、神经科、理疗科医生。

长期随访管理必须借助多种随访形式如门诊、电话、网络和家访等,频次灵活,医生、护士、营养师和理疗师等均参与。北大一院的经验表明,多种随访形式相结合,可使不同门诊随访频度的患者达到相似的治疗效果及生存率。

2. 长期随访形式的分类 一个成熟的腹透中心应该同时具备门诊随访、电话随访、家访、网络随访等多种形式。此外,还应定期举办群体的心理和康复活动,作为常规随访的补充。因篇幅所限,以下仅介绍门诊、电话随访和家访三种形式。

(1)门诊随访

1)内容:包括临床症状及体征,透析方案、充分性及残余肾功能评价、容量状况、外口观察、外口护理技术及腹透操作检查、营养评估、贫血和钙磷代谢紊乱的控制情况、血糖监测及糖尿病足评估、服药依从性。对以上情况进行综合评估,给出个体化的透析、用药、饮食及运动建议,可获得良好的治疗效果,减少并发症和住院的发生,提高生活质量,最终节约医疗花费。

2)频度:常规门诊随访建议为每月1次。规律就诊不但是保证治疗质量的前提,也是促进医患沟通、患患沟通和感情交流的最佳机会。一个成熟的腹透中心,应保证80%的患者至少每月定期到门诊随访,不足20%的患者每2~3个月门诊。根据我们的经验,超过3个月门诊随访1次的患者,往往全身状况差,或家庭支持、经济水平低,要特别加强对他们的电话随访,否则早期退出率较高。超过6个月门诊随访1次,可视作失访病例。

3)影响门诊随访率的常见原因:我们应针对不同情况,采取相应的改善措施,努力提高门诊随访率:①患者年老,合并症多,体力活动能力下降或视力障碍等;②医院就诊程序复杂,环境嘈杂,交叉感染机会多;③长期居家使得患者与外界环境接触不多,适应力下降;④一些患者经济状况差,家庭支持力度不足;⑤医护人员对门诊随访的必要性认识不足。

(2)电话随访

1)概述:电话随访,也称电话医疗,不属于传统的随访模式,是应慢性疾病管理的需要而产生的。随着现代电子科技的发展,电话医疗可实现语言、文字、图像资料的自由传送,帮助我们最大限度地采集信息,快速进行医疗决策。

电话随访已成功应用于高血压、冠心病患者中,并呈现改善治疗质量和预后的证据。我们的研究也表明,通过腹透专职护士的密集电话随访和家庭血压监测,腹透患者的季节性高血压明显改善。显然,电话随访给腹透门诊管理带来了深刻的变革,使腹透患者依从性和治疗质量均大幅度提高,医患关系也变得更为融洽。

2)内容:生命体征,饮食、睡眠、情绪和活动情况。①透析方案及透析效果评价。②针对上次门诊发现的问题给予再教育和培训,检查治疗依从性。③评估各种并发症,以及是否有容量负荷、透析不充分、腹膜炎及心血管并发症等。

3)频度:应根据腹透患者病情轻重分级,采取不同的电话随访频次,但随着患者的病情发生变化,其所属级别和电话随访频次也需随之变化。

一级(每天1次或以上):适用于病情危重者,或病情不稳定者,如近期血压、血糖不稳定,严重容量负荷及充血性心衰者,近期发生急性合并症。

二级(每周1次或以上),适用于轻中度容量负荷,或急性合并症恢复期。

三级(每月1次或以上),透析充分性良好、容量平衡,营养良好者。

4)电话随访策略:由于电话随访不能直接接触患者,又需要随时进行透析和药物治疗方案的调整,因此特别强调获取信息的可靠性。我们的经验表明,要有效获取相关的病例资料,需注意:①识别腹透患者及其家庭成员中的核心人物,即能够和医务人员进行有效沟通,利于共同决策,并有较好的执行力者。这个核心人物最好是患者本人或其直系亲属。②了解患者及其家庭成员的工作和生活规律,约定相对固定的时间进行电话沟通。告知患者通话前必须准备的病历资料,提高电话随访的效率。③电话随访获取客观信息为主,例如体重、血压、血糖、超滤量、尿量等,而一些主观信息如水肿、腹透液颜色及形状、外口情况等可靠性较低,最好门诊随访完成。若患者确实来诊困难,应借助影像资料反映这些主观信息。④教会腹透患者及其家属养成随时记录病情变化的习惯,便于在电话随访中时反映给腹透护士。

（3）家访

1）意义和目的:腹透作为家居治疗方式,需要患者具有较高的自我管理能力及良好的家庭支持,而家访就是为患者更好地适应这种治疗方式而设定的。有效的家访可以改善患者的治疗质量。①帮助患者建立良好的居家操作环境,对于预防腹膜炎的发生非常重要。②鼓励他们参与社会活动和家务劳动,扮演正常的家庭成员角色,而不是患者角色。③促进患者和其他家庭成员之间的相互理解和支持,为长期腹透治疗的成功保驾护航。

2）适用人群:在理想状态下,我们应对每一例新入腹透患者进行家访,并在此后的治疗中根据需要不定期进行再访。但随着透析中心规模的不断扩大,患者/医护人员的比例越来越高,家访将变得难以实施。我们建议,至少应针对下列情况进行家访:①反复腹膜炎者,尤其是表皮葡萄球菌、金黄色葡萄球菌等与操作污染密切相关的细菌导致。②患者焦虑和抑郁程度较重,难以维系正常的社会家庭生活。③患者行动不便,不能来诊,但其本人及家庭成员求治愿望较强。

3）内容:理想的家访,最好完成常规门诊随访的全部

内容。因篇幅有限,不再赘述。除此之外,家访还应完成两方面的内容:

腹透换液操作环境的指导及腹膜炎防控。包括地面、桌面的清洁方式,窗户的密闭性要求,紫外线灯的功率,分割洁净空间的方式、合理的通风时间和方法、操作空间的家具及生活用品的摆放方法、透析用品的储存及摆放方式等。

促进腹透患者家属的相互理解和支持。通过家访,使患者及家属理解以下内容,利于缓解他们对尿毒症和透析生活的恐惧和担忧。特别要帮助新入的腹透患者及家属,请他们做好心理准备:①达到平稳的过渡。尿毒症和腹透本身不具有传染性,腹透后家庭成员间仍可保持密切的生活。②生活也不被禁止。腹透并不意味着生命的终结,而是复生的开始。只是需要患者调整心理状况。③适应新的生活方式。所有的腹透患者,除非视力不佳、肢体活动障碍或病情较重,应被鼓励参与各种社会活动,完成力所能及的家务劳动,其他家庭成员最好将他们视作"接近正常人"。④疾病可能带来情绪不稳定、认知力改变甚至心理疾患,最好冷静理智地面对由此所致的一切家庭冲突。⑤避免更大的心理伤害。鼓励家庭成员给予患者耐心和爱心,共渡难关。

(董 捷)

第五节 持续质量提高

1. **持续质量提高的含义** 持续质量提高(continuous quality improvement,CQI)是一套系统管理方法,它首先由团队成员通过分析找出影响某项工作质量的问题,进而提出并实施改进措施,然后评估改进效果并进一步制订新的改进计划,如此循环往复,使认识水平和工作质量不断提高。CQI代表一种全新的管理理念,以科学、系统、积极的方式改进工作质量,因而广泛应用于各行业,也包括透析中心的管理。

2. 腹透中心实施持续质量提高的要素和过程

（1）实施持续质量提高的要素

1）积极奋进的腹透团队是实施CQI的保障：CQI强调要激发团队中每一个成员，发挥他们主观能动性，努力为团队共同的目标贡献力量。

2）完善的患者资料、数据库管理系统，定期对数据进行统计分析，并举办CQI会议是成功实施CQI的前提。

3）了解国内外腹透领域的临床和科研进展，进行广泛文献复习和调研，有利于团队设定合理的远期和短期工作目标。

（2）实施持续质量提高的过程

1）制订关键质量指标：关键质量指标（key performance indicator，KPI）和中心管理目标密切相关，制订时应强调具体化（specific）、可度量（measurable）、可实现（attainable）、现实性（realistic）和有时限（timebound）五个特点，简称SMART原则。KPI可分为临床预后相关指标（如生存率）、流程相关指标（如7天内培训率）、人员和硬件相关指标（如腹透护患比）。注意每个中心的KPI不宜过多，一般选取2~3个影响中心质量的重要指标。

2）寻找达标所需的解决方案：制订目标后，团队成员要集思广益，列举所有可能的原因，常用鱼骨图将可能原因归纳后形象生动地标出来，然后根据紧迫性和重要性权衡，挑选最主要的原因，经讨论后列出针对性的解决方案。

3）定期评价解决方案的实施效果，及时发现问题，适当调整解决方案，然后检验是否达到KPI。

4）在此基础上，继续制定下一轮CQI的新目标和解决方案，如此循环往复，不断提升腹透中心的治疗和管理质量。

（董　捷）

第十八章 维持性透析患者常见临床问题

第一节 尿毒症患者的社会心理学异常

像许多慢性疾病一样,终末期肾脏病可能会影响患者的精神心理状态,常见的精神心理疾病包括抑郁、焦虑、认知障碍、性功能障碍、谵妄、人格障碍等。但是由于患者往往不能主动寻求心理保健,透析室医护人员也缺乏对于精神心理疾病相关主诉的关注,患病率往往被低估。这些精神心理障碍源于终末期肾脏病患者对于疾病治疗的失望、对于死亡的恐惧、因家庭经济负担加重而担忧、不适应生活方式的改变和饮食的限制等多重因素,常常会降低生活质量、增加住院率及死亡风险。

1. **抑郁** 抑郁(depression)是终末期肾脏病患者最常见的心理问题,其发病率约为22%~25%,是普通人群的4倍。研究显示其发病率随着透析年限的延长有增长趋势。抑郁往往导致患者对于透析和药物治疗的依从性下降,影响其生活质量,甚至引发自杀倾向,增加死亡风险。因此,针对终末期肾病患者的抑郁状态,应进行系统性筛查、早期诊断,并给予有效的治疗。

(1)定义:抑郁状态的定义为患者情绪发生异常,意志消沉、缺乏愉快感(对业余爱好、性和工作等日常生活丧失兴趣),常伴随精力不济、体重明显的变化、失眠或嗜睡、注意力涣散、绝望、失望、过度自责或自杀倾向等。

(2)危险因素:人们曾认为抑郁是大脑内单胺类神经递质绝对缺乏或相对不足的结果。然而,有关抑郁的生物-心理-社会理论假说提示多重病理生理、心理和社会经济因素互相影响而导致了抑郁的发生。越来越多的证据显示尿毒症毒素、慢性炎症细胞因子、下丘脑-垂体-肾上腺轴（hypothalamus-pituitary-adrenal，HPA）的调节紊乱、血糖和胰岛素稳态的失调、氧化应激以及生活方式的变化、家庭经济负担的加重和对未来的不确定等社会心理因素在抑郁的发病中均起到重要作用。因此，年轻患者、女性、高加索人、无业和低收入患者更容易发生抑郁。

（3）诊断：当患者状态发生了变化，且这些症状持续超过2周的时间，有以下9条情况中的5条（必含有第一条或者第二条）：①心境低落；②几乎对于所有活动明显丧失兴趣；③体重明显下降（与食欲减退不成比例所致）或者增加，食欲减退或增加；④失眠或嗜睡；⑤精神运动性激越或迟缓；⑥疲乏；⑦无价值感、过度或不恰当的自责；⑧注意力涣散或者优柔寡断；⑨自杀的观念或行为。

虽然针对抑郁的常规筛查并不能改善预后，但是，它可以确定存在心理压力的患者，并早期干预、积极治疗。其中，筛查工具包括Beck抑郁量表（the Beck depression invertory，BDI）、汉密尔顿抑郁评定表（the Hamilton rating scale for depression）、center for epidemiologic studies depression scale（CES-D）和patient health questionnaire（PHQ）。在一般人群，BDI积分<9提示无抑郁或极轻的抑郁，10~18分提示轻或中度抑郁，19~20分提示重度抑郁，积分≥30分者提示极重度抑郁。血透患者的抑郁界值为>14~16分。

（4）治疗：抑郁是一种慢性病，容易反复。心理治疗、药物治疗或者联合治疗为主要治疗方法，同时可以结合运动、光疗、减压治疗、音乐、艺术或物理疗法。

心理治疗：认知行为治疗（cognitive behavioral therapy，CBT）的优点是不用药物治疗，且方式多样，可以是团队治疗、针对个人的形式，可以在透析中进行，也可以通过电话进行。很多研究提示，该治疗可以有效减少抑郁症状，减少

BDI评分。

药物治疗:抗抑郁药物,例如选择性5-羟色胺再摄取抑制剂(selective serotonin reuptake inhibitors, SSRIs)、5-羟色胺-去甲肾上腺素再摄取抑制剂、去甲肾上腺素-多巴胺再摄取抑制剂和5-羟色胺阻滞剂/再摄取抑制剂,以增加与突触后受体结合的单胺类物质的浓度。一般,药物的选择取决于:抑郁症的特异性症状、医疗及精神方面的合并症、药物不良反应,患者的年龄、性别、生活方式和偏好。

CBT用于治疗轻中度抑郁。在较严重抑郁时,或者患者倾向于药物治疗时,氟西汀、舍曲林、西酞普兰、依他普仑可以作为一线用药。原则是小剂量启用,缓慢加量,仔细监测副作用,避免治疗剂量不足。心理治疗联合药物治疗比单一治疗更有效。

(5)预防:抑郁症患者病情容易反复,心理治疗和社会支持系统对预防本病复发有非常重要的作用。

2. 焦虑 焦虑(anxiety)是人们预感到不利情景的出现而产生的一种担忧、紧张、不安、恐惧、不愉快等的综合情绪体验。美国精神卫生研究所对于焦虑症的定义为"日常生活中,过度的、非理性的恐惧"。与抑郁一样,焦虑在终末期肾病患者中也是一个普遍问题,但是其重视程度尚不如抑郁。在一般人群中,焦虑的患病率为4.5%~7.1%,来自终末期肾脏病患者的报道为30%~46%,有研究提示在血透肾脏病中更为普遍。终末期肾病患者所经历的精神负担与焦虑的产生密不可分。诊断主要根据临床特征来确定。焦虑一般是心理因素引起的,其诊治需要一个团队的配合,除肾脏科医生外,还需要心理学家、精神科医生、社会工作者及家庭成员的支持。治疗上可以联合心理治疗和药物治疗。可以使用抗焦虑药物,如苯二氮䓬类,其疗效肯定,而不良反应轻微。然而,长期使用苯二氮䓬类会导致躯体依赖,停药需缓慢,不宜突然撤药。

3. 认知障碍 认知障碍(cognitive disorder)指与学习、

记忆以及思维判断有关的大脑高级智能加工过程出现异常,从而引起严重学习、记忆障碍,同时可伴有失语、失用、失认或失行等改变的病理过程。任何引起大脑皮层结构和功能异常的因素均可导致认知障碍。虽然在终末期肾脏病患者中,对于这一疾病的认识尚不充分,但是其患病率并不低,大概可以累及16%~38%的患者。另有研究提示血液透析终末期肾病患者较慢性非卧床腹膜透析治疗的患者的认知功能更差。例如,在55岁以上的血液透析患者中,有研究报道,认知障碍的患病率高达70%,可能与常规血液透析过程中反复发作的急性脑缺血导致急性认知功能下降有关。其诊断主要靠临床评价,也可以借助神经影像学检查等手段。由于认知障碍常常降低患者生活质量,甚至导致其退出透析治疗,引起高致残率、高住院率与高死亡率,因此,充分评估和有效地诊治认知障碍非常必要。在充分透析的基础上,积极纠正终末期肾脏病的并发症,并针对脑血管疾病进行积极合理的预防和治疗或许会有助于预防其发生发展。治疗痴呆症的药物在终末期肾脏病患者中应用的有效性和安全性尚有待考证。

4. **性功能障碍** 性功能障碍在终末期肾病患者中很常见,常表现为男性勃起功能障碍(患病率约为50%),女性月经异常、性欲减退、不孕不育等。这一异常情况与尿毒症影响了下丘脑-垂体-性腺轴有关,也有疲劳和心理因素的参与,其他可能的影响因素还有缺锌、贫血、甲状旁腺功能亢进、药物等。治疗上首先要优化透析方案,使用促红细胞生成素纠正贫血,使用维生素D控制继发性甲状旁腺功能亢进症等。不建议接受透析治疗的患者怀孕。针对男性的阳痿的高发生率,有些肾脏科医生选择西地那非作为一线治疗用药。无论是男性还是女性终末期肾脏病患者,成功的肾移植是恢复正常性功能的最有效的手段。

5. **生活质量问题** 由于终末期肾脏病的发病率逐年升高,替代治疗的花费也与日俱增,这些患者的生活质量(quality of life)也日渐引起了关注。其评价工具常用的有健康相关生活质量(HRQOL)和36项短健康调查表(SF-36)两种。从透析方式上来看,终末期肾脏病患者中,移植术后患者社会回归率最高、生活质量最好。血液透析和腹膜透析的患者的差别则不大。每日透析患者的血压更好控制、左室肥厚发生率较低、促红细胞生成素剂量较低、血清磷水平控制较好,生活质量也较高。夜间透析更有效的清除小分子和中分子毒素,改善生活质量。合并糖尿病的终末期肾脏病患者的生活质量较不合并糖尿病的患者的差。还有研究提示透析中运动可以提高生活质量。

(刘 莉)

第二节 尿毒症患者的营养评价和干预

1. 慢性透析患者的蛋白质能量消耗

(1)概述:机体在各种致病因素下发生蛋白质代谢紊乱状态,导致蛋白质能量消耗(protein-energy wasting,PEW),以往称营养不良。PEW主要发生在CKD4期和5期(包括透析和非透析患者)。据不同国家和地区报道,PEW的发生率在慢性透析患者为10%~70%,其不同主要和人种、年龄、透析时间、治疗方式及并发症有关。PEW导致患者的内脏和肌肉蛋白质消耗,感染和心血管并发症多,患者生活质量差,住院率和死亡率增加。

(2)诊断标准:根据2008年国际肾脏营养和代谢学会的专家组建议,PEW的诊断可根据生化参数、身体组分、肌肉体积和饮食摄入四个方面(表18-2-1)。这个标准适用于慢性肾脏病各期或急性肾损伤患者。

(3)发生机制:PEW的发生非常复杂,只有了解其机制,才能更好地预防,并对已经发生的PEW采取针对性措施。PEW的发生主要通过蛋白质能量摄入不足、营养物质丢失

表18-2-1　慢性肾脏病、急性肾损伤和急性肾损伤的蛋白
质能量消耗诊断标准

生化参数
血清蛋白<3.8g/dl
血转铁蛋白<30mg/dl(仅适用于维持透析患者,慢性肾脏病各期可能不同)
血胆固醇<100mg/dl
身体组分
体质指数<23kg/m²
体重下降5%(3个月内)或10%(6个月内)(除外有意减重)
总体脂肪比例<10%
肌肉体积
肌肉体积下降5%(3个月内)或10%(6个月内)
臂中肌围面积(较参考人群的50百分位数下降>10%)
肌酐出现率
饮食摄入(除外有意减少)
每日蛋白质摄入<0.8g/(kg·d),至少2个月(透析),<0.6g/kg至少2个月(慢性肾脏病2~5期)
每日能量摄入<25kcal/kg,至少2个月

过多及蛋白质分解代谢增强这三个环节,最终造成内脏和肌肉蛋白质消耗,心血管疾病发生率高,患者生活质量差,住院率和死亡率增加(表18-2-2)。其中,一个病理生理因素可能通过多个环节发挥作用,而一个环节又可由多个因素造成。

2. **营养状况的评估**　定期、规范地评估透析患者营养状况至关重要。营养评估的基本原则是,应采用综合方法,

表18-2-2　尿毒症患者(包括透析和非透析)
营养不良的发生机制

作用环节分类	蛋白质能量摄入不足	营养物质丢失过多	蛋白质分解代谢增强
尿毒症本身	尿毒症毒素蓄积	蛋白尿	尿毒症毒素蓄积
	系统性炎症*	合并胃肠道疾病	系统性炎症*
	内分泌激素水平紊乱◇		内分泌激素水平紊乱◇
	代谢性酸中毒		代谢性酸中毒
	病理生理因素#		
	社会心理因素		
	药物副作用		
透析相关因素	透析不充分	经透析丢失蛋白质和氨基酸	透析不充分
	腹透液影响胃肠蠕动		透析内毒素
	腹透液葡萄糖吸收		透析膜和透析液生物不相容性

注:*系统性炎症:各种感染和非感染性并发症,及尿毒症本身促发肿瘤坏死因子、白介素-1和白介素-6等细胞因子,通过降低食欲、蛋白质分解增强及合成下降导致PEW。◇内分泌激素水平紊乱:胰岛素受体障碍、生长激素分泌减少、胰岛素样生长因子-1减少及受体抵抗等降低正氮平衡;同时分解代谢激素如肾上腺皮质激素、甲状旁腺素等水平上升又促进负氮平衡。促红细胞生长素减少干扰蛋白质合成代谢。#病理生理因素:包括胃排空障碍、味觉减退、咀嚼功能障碍等,以及食欲调节因子紊乱

而不是任何一种单一方法来评估营养状态。具体包括蛋白质能量摄入、生化参数、人体测量、身体组分测定、功能状态及主观综合性营养评估法。多种方法相结合可提高营养不良诊断的敏感性和特异性。根据实际情况，每3~6个月对透析患者进行一次营养评估，当存在合并症或营养状态呈恶化趋势时，则应更加频繁。

（1）饮食蛋白质能量摄入：反映饮食蛋白质能量摄入的指标分为直接法和间接法。

1）直接法：分为24小时回顾法和3~7天日记法，即记录患者摄食的名称、种类和量，计算得出每日蛋白质摄入（DPI）和能量摄入（DEI）。

国际上对透析患者DPI和DEI目标值尚存争议，2000年国际肾脏病预后和生存质量工作组发布的营养指南中，维持透析患者的DPI应≥1.2g/（kg·d），DEI应≥35kcal/（kg·d）（60岁以下）或30kcal/（kg·d）（60岁或以上）。2007年欧洲透析营养指南推荐血透患者的DPI为1.1g/（kg·d）。

理论上，无论是健康人还是透析患者，维持其氮平衡所需的DPI值是一个范围。这个安全范围的高限是目标值，而低限应该是干预值，明确干预值比目标值更具有实践操作性。因此，2008年国际肾脏营养和代谢学会专家组提出，应在DPI<0.8kcal或DEI<25kcal/（kg·d）至少2个月时积极干预。北大一院的观察性研究也提示，腹膜透析患者DPI<0.73g/（kg·d）时死亡率和腹膜炎发生率上升，此点可能是干预界值。

2）间接法：通过测定尿液和透析液中尿素氮水平，根据尿素动力学公式计算，称为标准化的氮出现率相当蛋白质（normalized protein equivalent of protein nitrogen appearance，nPNA）。它间接反映摄食情况，透析者nPNA正常值>1.0g/（kg·d）。注意仅在患者处于氮平衡的稳定状态时，nPNA才大致等于DPI。分解代谢旺盛和合成代谢旺盛时，nPNA分别高估和低估了DPI。

nPNA计算可参照BergstromⅡ公式：

nPA=PNA/标准体重或PNA/V/0.58,其中V参照Watson公式计算的总体水。

PNA × 15.1+0.195 × 尿素氮出现率（UNA）（mmol/d）+尿蛋白丢失（g/d）+腹透液蛋白丢失（g/d）

UNA（mmol/d）=尿量（L）× 尿尿素氮（mmol/L）+透析液排出总量（L）× 透析液尿素氮（mmol/L）

（2）生化参数：主要反映内脏蛋白质储存的指标,包括血清蛋白、前清蛋白和转铁蛋白。血清蛋白半衰期长达20天,不够敏感,还受炎症、水肿、尿和透析液中蛋白质丢失量及肝脏功能影响,有学者认为它不是一个理想的营养指标。但是,血清蛋白被证明为反映血透和腹透患者预后的强预测因子,仍然得以广泛应用。血转铁蛋白受炎症和铁缺乏状态影响。前清蛋白虽然半衰期仅2天,比清蛋白更为敏感,但同样受炎症状态影响,肾脏清除率下降也是影响因素。其他生化参数还有血胆固醇、血尿素氮和肌酐等,其中血肌酐及推算的肌酐指数不仅表示透析充分性,也是饮食蛋白质和机体蛋白质储存的指标,很好地反映透析患者的预后。

（3）人体测量指标：使用简单的体重计、皮尺和三头肌皮褶厚度仪可进行,其中标准体重%、体质指数、三头肌皮褶厚度等标志身体脂肪量,上臂肌周径、上臂肌围等标志肌肉重量。注意血透患者应测量非动静脉内瘘侧。人体测量尽管操作十分简单,但不够敏感,并且缺乏透析人群的正常值,还随年龄和透析龄不同而变化,测量时又存在人为误差,故其应用受到质疑。

（4）身体组成测定：身体组分包括脂肪、肌肉、骨骼、内脏。瘦体重（lean body mass, LBM）为去除水肿和脂肪的身体重量,反映机体蛋白质储存,是透析患者预后的重要指标。

测定LBM的金标准是总体氮测定（中子激活法）或放射

性核素水稀释法,还可用生物电阻抗仪、双能X线吸光测定仪、肌酐动力学、人体测量法、握力测定等方法推算。其中生物电阻抗仪通过测定细胞内外液推算LBM,而双能X线吸光测定仪则直接测定骨矿物质、LBM和脂肪,后者被认为是最好的、非侵入的次金标准。但是,生物电阻抗仪和双能X线吸光测定仪一定程度受被测量者水肿的影响,且仪器价格昂贵,难以普及。相较而言,肌酐动力学、人体测量法和握力测定推算的LBM简便,其准确性和可行性正在积极探索中。

（5）功能状态:如总淋巴细胞计数和迟发的皮肤敏感实验反映机体免疫功能。用握力计测定的握力反映肌力,与机体蛋白质储存密切相关,反映透析患者总体预后。体力活动量与营养状态密切相关,同样可预测透析患者的生存率。

（6）主观综合性营养评估法(subjective global assessment, SGA):通过体重和饮食变化、消化道症状,以及皮下脂肪、肌肉情况来判定患者的营养等级,分为营养良好、轻中度营养不良、重度营养不良。SGA主要依靠医生对患者营养状况的主观印象。也有作者将客观指标加入到SGA评价中,派生出营养不良炎症评分方法(malnutrition inflammation score, MIS),其临床应用价值已在血透和腹透患者中得到验证。

3. 营养不良的治疗 营养不良的治疗强调个体化和全方位。个体化治疗,即应针对个体情况给予相应的措施,全方位治疗即要针对营养不良的多种原因进行干预,依靠单一措施常常无效。

（1）饮食管理: 有效进行饮食管理是预防透析患者营养不良的前提。需要明确,影响透析患者饮食摄入不足或不合理的因素是生理因素、病理生理因素、认知水平或社会心理因素。针对性地去除诱因,加强饮食教育和管理,可和营养补充剂一样有效改善营养状态。表18-2-3显示CKD各期,包括透析患者的营养素推荐量。

表18-2-3 慢性肾脏病患者的营养素推荐量

每日摄入	透析前（CKD 2~4）	血透	腹透
蛋白质（g/kg理想体重）	0.6~0.75	1.2	1.2~1.3
能量（kcal/kg理想体重）	35，年龄<60 30~35，年龄≥60	35，年龄<60 30~35，年龄≥60	35，年龄<60 30~35，年龄≥60
25%~35%来自于脂肪	是	是	是
50%来自于碳水化合物	是	是	包括腹透液含糖
钾（mmol/kg理想体重）	如果高钾血症1.0	如果高钾血症1.0	常不需限钾或1.0
钠（mmol）	80~100	80~100	80~100
钙（mg）	<2000，包括钙剂	<2000，包括钙剂	<2000，包括钙剂
磷（mg）	<1000	10~17mg/kg，使用磷结合剂	10~17mg/kg，使用磷结合剂
维生素	如果饮食限制蛋白质和钾，则补充无维生素B复合物、叶酸和维生素C	同前	同前
纤维素	无资料	无资料	无资料

注：以上营养素推荐量仅对一般患者，实施时应根据临床情况及各项营养指标给予个体化方案

（2）营养干预

1）增加营养物质的补充

口服营养补充制剂：可补充蛋白质、能量或二者兼有，常常辅以糖聚合体、脂肪、维生素和微量元素。有固状、粉末状或液状，尽管最近的一项荟萃分析显示，口服营养制剂或管饲能有效增加蛋白质能量摄入，使血清蛋白上升0.23g/dl，但这类制剂使用的限制主要是依从性差和价格昂贵。患者不能耐受的主要原因是恶心、胃灼热、腹胀、腹泻及高血糖。

管饲：又分为经鼻胃管、胃造口和空肠造口管饲，一直成功地应用于维持透析治疗的婴幼儿，但对于改善成年透析患者的营养不良尚缺乏研究数据。胃肠造口管饲在腹透患者中使用有透析液渗漏和腹膜炎的风险。

透析中全胃肠外营养（intradialytic parenteral nutrition，IDPN）：减轻血透中因氨基酸丢失导致的肌肉蛋白质分解代谢增强，且使用方便，故依从性比口服或管饲补充营养物质好。但是，IDPN较昂贵，仅适用于有严重胃肠功能紊乱且任何营养补充均无效的住院患者。此外，每周12小时的治疗决定了其局限性，不适于严重营养不良者。目前仍然缺乏大样本随机对照研究证实其效果。一项前瞻对照研究纳入了186例血透患者，随访2年的结果显示，IDPN加上口服营养制剂，并不能比单纯口服营养制剂更降低住院率和死亡率。

腹腔补充体内必需氨基酸（intraperitoneal amino acid，IPAA）：在腹透患者中使用1.1%氨基酸透析液，每日1~2次，多项观察性研究及一项前瞻随机对照研究均证明其不同程度地改善了腹透患者的营养状态。但是，使用氨基酸透析液需同时摄入碳水化合物以增加其利用，同时有血尿素氮和同型半胱氨酸水平升高和代谢性酸中毒的风险。关于氨基酸透析液的使用指征和方法，对患者生存率、住院率或临床预后的影响还有待研究。

食欲刺激剂：促进胃排空的药物可能改善食欲，譬如红霉素和西沙比利。新近研究发现,ghrelin作为一种胃合成的食欲刺激剂,可通过激活下丘脑弓状核神经元的肽类激素而促进摄食,同时有抗炎作用,从而减轻肌肉消耗。在透析患者中已经有了关于皮下注射ghrelin的初步研究,证明ghrelin可使患者短期饮食摄入显著增加而无其他明显副作用。

2)抗炎症治疗:①应积极治疗全身各部位的急慢性感染、使用生物相容性更好的透析器和透析液等。②Omega脂肪酸、维生素E、大豆异黄酮等有一定的抗炎症作用。③IL-1抗体、可溶性TNF受体、TNF抗体等,正处于积极地实验探索阶段。其中IL-1β受体抗体已在小样本血透患者中被证明有效。④其他非特异抗炎症药物如他汀类药物、维生素D、RAAS阻断剂。

3)促进合成代谢:①重组生长激素和胰岛素样生长因子-1均可通过增加蛋白质合成,减少蛋白质分解,促进正氮平衡来改善患者的营养状况,副作用是高血糖、高血脂和钠潴留。一项在139例血透患者中进行的随机双盲对照研究显示,应用生长激素明显增加瘦体重。②雄激素被推荐用于对常规饮食指导和营养物质补充无效的营养不良患者。癸酸南诺龙是一种雄激素的非17α烷基化类似物,可增加透析患者的瘦体重和肌肉强度。在一项为期6个月的29例血透患者的研究中,癸酸南诺龙明显增加瘦体重达4.5kg,用磁共振测定的四头肌横截面也被证实有显著改善。注意长期应用可能导致女性声音改变和多毛症、男性前列腺指标、肝功能检查和脂质代谢异常。

这些促合成代谢激素均是有前景的治疗手段,但尚缺乏大规模临床研究。此外,因为体内众多激素存在相互调控,其长期应用的安全性还不肯定。

4. 营养管理体系

(1)概述:营养管理体系,就是基于CKD,包括透析患者对饮食和营养治疗的需要,由具备专业知识的肾脏病营养师建立的一套规范化的健康教育、营养评估和营养指导体系。

在CKD不同时期,营养管理的侧重点有所不同,对未进入透析的CKD患者,营养管理应以延缓肾衰竭进展为主,预防LPD实施不当导致的营养不良,而对透析患者,重点要预防并及时检出营养不良,给予纠正措施。不论在哪一时期,以下目的是统一的,即预防和减少代谢紊乱和尿毒症症状,预防心脑血管进展以及其他威胁生命的并发症。

营养管理体系应具备以下基本特征:①组织人员结构清晰,分工明确;②管理目标和工作内容流程化;③规范化的健康教育、营养评估和营养指导。北大一院腹透中心自2002年以来在国内率先建立了营养管理体系的雏形,虽尚不成熟,但已初步显现出其优越性,使得高血压、高血磷、低血钾及营养不良的控制率一直保持良好。

(2)建立营养管理

1)硬件:包括营养管理相关的人力和物力。

2)人力:包括专业的临床营养师、肾科医生和护士组成的团队,广义上说,这个团队还应包括理疗师和心理治疗师,因为运动和心理的调适与患者的营养状况密切相关。

3)物力:包括营养评估诊室、营养评估用具(如体重计、皮尺、三头肌皮褶厚度仪、握力计、饮食日记评估所需的食物和量勺模具)、主观综合营养评估问卷,食物成分表及计算软件,有条件者应准备生物电阻抗仪或双能X线吸光测定仪,技术成熟和质控规范的生化检验室。

(3)软件:包括一系列工作常规和临床路径,如CKD患者营养评估项目和检测频度;各种营养评估项目的标准实施方法;CKD各期患者饮食和营养指导内容,包括常见食物营养素含量、每日营养素推荐量、特殊的烹饪方法和个体化食谱的制订等;营养不良治疗的临床路径等。

以上工作常规和临床路径是根据临床实际需要,依据国内外文献、指南证据和建议,结合同行经验,由团队成员共同制订,并在今后的实践中不断修订和发展的,体现持续质量提高的现代管理理念。相对于营养管理体系的硬件来说,软件的准备要困难得多。因不同国家和地区,由于人种和饮食文化及治疗方式的差异,彼此之间难以类推和照搬。

总之,营养管理体系是一个庞大的工程,它涉及医学、营养学、护理学、心理学及管理学等多个领域,已经超出了常规临床医疗的服务范畴,需要投入足够的时间和精力来充分证明营养管理体系对于延缓CKD进展,降低终末期肾脏病发生率,预防慢性透析患者的PEW和合并症的作用。有效的营养管理应最终改善患者的长期预后,节约国家卫生资源。

(董　捷)

第三节　心血管疾病

心血管并发症是透析患者死亡的主要原因,全球各地的透析登记系统均显示心血管疾病(CVD)导致的死亡占全部死亡的50%以上。透析患者有大量的心血管疾病的高危因素。透析患者CVD有关的危险因素分为两类:传统危险因素与非传统危险因素。传统危险因素是指与一般人群相同的CVD危险因素。非传统危险因素主要指与尿毒症有关的CVD危险因素。

1. 传统危险因素

(1)高血压:大量的人群研究证实,高血压是CVD的高危因素。在普通人群中,即使是高血压的前期也和CVD的发生率相关。在年轻人中,舒张压升高是冠脉疾病的危险因素,而老年人收缩期血压升高是CVD的高危因素。透析患者更关注收缩压和脉压,收缩压升高和脉压增大,是心血管事件的预测因子。

(2)糖尿病:糖尿病是冠脉综合征的高危因素,且介入治疗的效果不佳,糖尿病患者易发生心衰,血糖控制不佳的患者,死亡率明显高于普通的透析患者。

（3）吸烟: 多项人群的研究显示,吸烟和心衰、血管疾病及全因死亡相关。戒烟可能有助于降低CVD的发生率。

（4）脂代谢异常: 脂代谢异常在尿毒症患者十分常见。透析患者低密度胆固醇（LDL-CHOL）升高和降低均和透析患者的死亡风险增加相关。LDL-CHOL升高超过2.6mmol/L可能和CVD的风险增加有关。LDL-CHOL下降则可能和营养不良有关。尽管普通人群的研究显示使用他汀类药物降血脂治疗减低CVD死亡风险,慢性肾脏病特别是肾功能不全患者使用他汀类药物是否能降低CVD的风险,目前的研究结果不一。最新的荟萃分析提示,慢性肾脏病早期,他汀类药物的使用降低心血管疾患的风险,但是终末期肾脏病患者是否有心血管保护作用不确定。透析患者的脂代谢异常,应首先改变生活方式,合理饮食、适当运动; 仍然控制不好时,可考虑药物治疗。他汀类药物在CKD患者引起肌肉溶解的风险较普通人群增加。因此在使用时应注意监测。

（5）左心室肥厚: 从CKD开始患者即开始合并的血流动力学改变如水钠潴留、动脉硬化、高血压、贫血,增加了左心室的容量负荷和压力负荷。同时一些体液因子的异常,如RAAS激活,交感神经兴奋儿茶酚胺释放等均可促进左心室肥厚。进入透析的患者,由于动静脉内瘘的存在及透析间期容量负荷的增加,增加了左心室肥厚的危险因素。因此透析患者左心室肥厚的患病率>50%。预防左心室肥厚的发生,应从CKD早期开始,包括纠正贫血、控制血压等,进入透析的患者,合理制订干体重,控制透析间期体重的增加,使用RAAS抑制剂（如ACEI和ARB）类药物等。

2. 非传统危险因素

（1）钙、磷、甲状旁腺激素和维生素D代谢异常: 大量临床和实验研究证实,CKD时的继发性甲旁亢、维生素D缺乏和钙磷代谢紊乱是尿毒症患者发生心肌病、左心室肥厚、动脉粥样硬化、血管和心瓣膜钙化的重要原因之一。高磷血症、高钙血症和高PTH血症和维生素D缺乏均是预示死亡率的独立危险因素。部分透析患者PTH低，骨处于低转运状态，通常合并高血钙和高血磷，死亡风险也是增加的。

（2）贫血：贫血降低血浆黏滞度、氧的运输能力和外周阻力，增加静脉回流量和交感活性，从而增加心排血量和静脉张力。上述对贫血的代偿性改变增加心室壁和动脉的张力，导致LVH和动脉硬化。临床研究证实，贫血是影响CVD预后的危险因素。在透析前的CKD患者，血红蛋白每降低5g/L，左心室肥厚的危险性增加32%。透析患者的贫血与进行性左心室扩张、肥厚和心衰密切相关。

（3）睡眠障碍：透析患者常见各种类型的睡眠障碍。睡眠呼吸暂停导致的夜间缺氧和心血管事件相关。

（4）高同型半胱氨酸血症：同型半胱氨酸导致内皮细胞损伤、引起氧化应激、促进凝血，从而可能参与动脉粥样硬化的形成。同型半胱氨酸水平增高是一般人群CVD的危险因素。大多数血透患者血浆同型半胱氨酸水平增高，其绝对水平取决于营养状态、蛋白质摄入量和血清清蛋白水平。近年一些前瞻性研究证实，同型半胱氨酸血症也是透析患者预后不良的指标。

（5）氧化应激：氧化应激是指活性氧生成和抗氧化机制失去平衡。CKD时羰基应激产物以及慢性炎症反应可促发氧化应激。透析过程因膜的生物不相容性刺激活性氧生成，同时因抗氧化物质丢失而加重氧化应激。氧化应激产生的脂质过氧化产物在动脉粥样斑块和动脉硬化性病变形成过程中起重要作用。心脏病患者的活性氧水平与心衰之间存在密切关系。

3. 缺血性心脏病

（1）概述：缺血性心脏病在透析患者常见。约50%的透析患者出现1支或以上的冠脉狭窄。冠脉硬化和心肌间小动脉硬化均可导致心肌的血供减少、发生缺血性的心脏病。透析患者的急性心肌梗死发生十分普遍，预后差，第一年的死亡率可高达50%,是CVD的主要致死因素。

（2）诊断:典型的临床表现、心电图的异常和心肌酶的改变,在透析患者诊断心肌梗死或心绞痛的敏感性下降。很多患者即使发生心肌缺血,也没有明显的症状,或表现为不典型的症状,如咳嗽、呼吸困难等。很多透析患者行动不便,利用运动负荷试验诊断心肌缺血不适用,可考虑使用药物负荷试验。

冠脉造影是诊断冠脉狭窄的金标准。但是冠脉造影的应用率在透析患者明显低于普通人群。

（3）预防:目前透析人群缺乏大样本临床随机对照研究,但是适用于普通人群的二级预防药物均可在透析患者使用。如阿司匹林、ACEI、β受体阻滞剂,均可用于透析患者心肌梗死后二级预防。

（4）治疗:透析患者缺血性心脏病的治疗主要分为两部分:药物治疗及血管重建治疗(PTCA和冠脉旁路移植手术)。无论是药物治疗还是血管重建治疗,透析患者接受治疗的比率远低于普通人群,而且缺乏人群研究。接受PTCA或冠脉旁路移植术的患者,术后一年的死亡率高于普通人群,再狭窄率也高于普通人群。透析患者无论是使用药物,还是接受血管重建,在抗凝治疗方面没有临床指南,使用普通人群的抗凝剂量,出血的风险明显增加。其余药物使用没有特别限制,但是是否能改善预后仍缺乏临床研究的结果。

4. 心肌病和心力衰竭

（1）病理生理:尿毒症患者的心血管疾病的另一大类是由心肌本身的病变引起的。实际上尿毒症患者的心肌病变发生在CKD早期,CKD合并的血流动力学改变,如水钠潴留、贫血、RASS系统激活、高血压、动脉硬化等因素,增加了左心室的压力和容量负荷。透析患者的动静脉内瘘存在,透析间期容量负荷的逐渐增加,透析过程中,血容量迅速下降,都会加重左心室肥厚及心肌缺血。当左心室长期负荷过度时,心肌细胞发生肥大,以适应上述的病理生理改变。除压力和容量负荷外,一些体液因子也可能与心肌肥厚的形成有关,包括心房钠尿肽、肌钙蛋白、同型半胱氨酸、不对称二甲基精氨酸和内皮素等。交感神经系统兴奋及儿茶酚胺也可能通过直接或间接作用促进心肌肥厚形成。随病变进展,心肌毛细血管密度减少,心肌灌注不足,心肌过度牵张伴随的氧化应激、细胞凋亡等因素,心肌组织最终发生纤维化。心肌纤维化与间质成纤维细胞增殖有关。CKD时多种因素会促进心肌,尤其是左心室血管周围区域的纤维化。心室肥厚和心肌纤维化导致心脏舒张功能障碍,造成心室充盈异常,轻微的容量变化即可导致左心室压力发生较大改变,诱发肺水肿;相反,容量减少造成心室内压力减低,出现症状性低血压和血液动力学不稳定。而收缩功能障碍进一步导致心脏衰竭。

（2）治疗:预防和治疗应该从CKD早期开始,采用控制血压,限制钠负荷,改善贫血等措施,针对危险因素进行预防和治疗,减少心肌肥厚和心肌纤维化的发生。透析患者要评估干体重,避免患者的容量负荷过重。心衰患者,发生严重的舒张和收缩功能障碍,在透析过程中容易发生低血压,短时达到脱水目标较为困难,除了教育患者透析间期严格控制液体摄入量外,可以增加透析次数或延长透析时间,可以改善心衰的症状。普通人群常用的预防和治疗药物在透析人群缺乏临床研究,可能有效,在监控副作用的情况下,可考虑使用。如RAAS阻滞剂,如ACEI、ARB、醛固酮受体阻滞剂、β受体阻滞剂等。左旋肉碱可改善心肌能量代谢,可考虑使用。

5. 心包疾病　终末期肾衰竭患者的心包疾病,主要包括尿毒症本身相关的和透析相关的两大类。随着透析技术的发展和透析的普及,尿毒症患者心包疾病的患病率明显下降。

（1）尿毒症性心包炎:和体内尿素氮水平相关,为纤维素性心包炎,可伴有心包积液,发病机制不清。心包膜上有大量的纤维素样渗出物和白细胞浸润,但是炎症细胞不会浸润心肌。所以心电图很少有广泛的ST段抬高,改变不典型。尿毒症心包炎通常发生在透析前;或者透析治疗开始的8周之内,透析后发生的尿毒症性心包炎比较少见。血液透析是有效的治疗措施,应尽早进行。

(2)透析相关心包炎:患病率高于尿毒症性心包炎。指患者在稳定透析后发生的心包炎,发病机制不清,部分患者可能和透析不充分或容量负荷过重有关。典型症状为持续性心前区疼痛,卧位及深呼吸时加剧。可同时表现出系统症状,如发热、寒战、心动过速、呼吸困难;也可在透析中出现低血压、急性循环障碍致死。体检时心前区能闻及粗糙的心包摩擦音或扪及摩擦感,可有不同程度的心包积液体征。心包积液量少时(<100ml),通常不需要特殊处理,定期检查,监控。发生大量心包积液时,为防止心脏压塞的出现,需要一定的干预。强化的血液透析对一半的患者有效,可延长透析时间或增加透析次数,但要注意防止低血磷,低血钾出现,维持电解质平衡。出现心脏压塞的症状时,必须心包引流。通常心包积液量超过250ml时,即使没有心脏压塞的症状,也需要心包引流。

(3)缩窄性心包炎:为心包炎症后心脏被坚厚、僵硬、纤维化的心包所包围,影响心室正常充盈,回心血量减少,引起心排血量降低和静脉压增高等一系列循环障碍的临床表现,可以是尿毒症患者其他心包炎的最终结果,也可为首发表现,但是发病率较低。由于心包脏层和壁层广泛粘连、增厚和钙化,心包腔闭塞成为一个纤维瘢痕组织的外壳,紧紧包住和压迫整个心脏和大血管出口处,限制了心室在舒张期的扩张,进入心室的血液减少,使舒张期血液回流入心脏时发生困难,出现静脉压升高、颈静脉怒张、肝脏肿大、腹水、胸腔积液、下肢水肿;进一步心排血量低下,在透析时容易发生低血压。如有急性心包炎史,伴有循环淤血的症状和体征,而无明显心脏增大,脉压小,有奇脉,X线显示心包钙化,可以考虑缩窄性心包炎。症状不典型或难以和其他疾病鉴别时,可使用右心导管测量右心房压,压力曲线呈"M"形或"W"形,右心室压力升高,压力曲线呈舒张早期低垂及舒张晚期高原的图形,肺毛细血管楔压也升高。一旦确诊,应及早考虑心包剥离手术。

(4)化脓性心包炎:多由胸内感染直接蔓延而来,血液透析患者通常与中心静脉置管的感染有关;少数也可由败血症引起。临床上有发热及毒血症表现,同时可有呼吸困难、颈静脉怒张或心脏压塞的症状。透析患者偶有发生。主要治疗措施是应用有效抗生素和心包切开引流。

6. 瓣膜疾病和心内膜炎 尿毒症患者瓣膜疾病多数是由钙化引起的获得性病变。瓣膜的钙化好发于主动脉瓣和二尖瓣。透析患者主动脉瓣钙化的发生率高达55%。主动脉硬化造成的狭窄与心血管疾病死亡率相关。透析患者的二尖瓣钙化也远远高于一般人群。钙磷代谢异常是透析患者瓣膜钙化的主要危险因素。其他促进因素包括老年、透析龄、收缩压升高和心房扩张等。

其次是感染性心内膜炎导致的瓣膜病变。感染性心内膜炎最常受累的是二尖瓣,然后是主动脉瓣。感染性心内膜炎是透析患者常见的感染并发症,特别是有中心静脉置管患者,发生透析导管感染,引起菌血症,容易发生感染性心内膜炎。最常见的致病菌是金黄色葡萄球菌,表皮葡萄球菌和粪肠球菌。患者临床表现主要为发热、乏力等全身败血症的症状,同时合并心脏杂音及栓塞症状,同时患者可以出现心电图的异常。如果瓣膜因严重的感染出现断裂,关闭不全,患者会出现急性左心衰竭的症状。但是这些症状不典型时,容易被尿毒症患者的其他症状体征所掩盖,如透析患者心脏杂音比较常见,不能以杂音来怀疑有感染性心内膜炎。通常超声心动图有助于发现异常受累的瓣膜。尽量使用自体动静脉内瘘透析治疗,降低中心静脉置管使用率,有助于预防感染性心内膜炎。一旦发现导管感染,在细菌培养结果出来之前,应尽快使用针对革兰染色阳性细菌的抗生素。通常首选万古霉素。一旦确诊感染性心内膜炎,抗生素治疗的时间需要延长。

7. 主动脉钙化和狭窄　尿毒症患者的瓣膜钙化好发于主动脉瓣。透析患者主动脉瓣钙化的发生率高达55%。主动脉瓣钙化严重引起瓣膜僵硬和狭窄。有效搏出量减少,导致低血压、冠脉缺血,同时存在充血性心衰。此类患者在透析中易反复发生低血压、心绞痛。超声心动图是确诊的有效手段。发生严重的主动脉瓣狭窄的治疗方法是瓣膜置换。

8. 心律失常和猝死　尿毒症患者通常合并心室肥厚、心脏扩大、心肌纤维化、心肌缺血等心脏的基础问题,接受血液透析的患者,在很短的时间内经历毒素清除,钾钠钙镁等离子的剧烈变化,更容易造成透析过程中的心律失常。心脏猝死是透析患者的常见并发症。

引起心脏性猝死的常见原因是恶性室性心律失常。对于高危患者,应控制透析间期体重增加,避免透析时脱水量过大,加重心肌缺血,诱发心律失常;同时建议透析液的钾、钙离子浓度不宜过低,这就要求患者在透析间期很好地控制高钾食物的摄入,避免透析前血钾过高。对于发生室性心动过速的患者,可考虑使用胺碘酮治疗。

房颤是透析患者最常见的心律失常,通常与基础的心脏病,特别是左房扩大有关。部分患者表现为阵发房颤,通常不需特殊处理,如果和透析相关,要注意透析时脱水不宜过快,透析液的钾、钙离子浓度不要过低。如果发生持续性房颤,要根据临床情况使用控制心室率的药物。用于普通人群的药物,如洋地黄类、β受体阻滞剂、非双氢吡啶类钙离子阻滞剂,胺碘酮等药物均可考虑在透析患者使用,但是目前在透析人群没有很好的临床研究,在透析患者使用时要严格掌握适应证,监控副作用。房颤患者另一项治疗是抗凝治疗,普通人群通常使用华法林抗凝,但是透析患者较为复杂,血液透析患者,每次透析时需要使用抗凝剂,且出血的风险高于普通人群,使用需慎重。

(陈育青)

第四节　糖　尿　病

1. 开始透析的指征　糖尿病肾病终末肾衰竭进行肾脏替代治疗包括血液透析、腹膜透析及肾移植。既往认为对糖尿病肾病终末肾衰竭患者开始透析要早,因为糖尿病很易继发严重心、脑血管及神经病变,透析过晚将影响患者生活质量及生存率。

近来研究显示过早透析并没有给患者生存带来益处。决定患者开始透析的标准是患者的临床症状而不是单纯肾小球滤过率。糖尿病肾病开始透析的指征是:肾小球滤过率<15~20ml/min,伴有显著容量超负荷致心衰,不断恶化的营养不良。

2. 透析方式的选择　尽管血液透析清除小分子溶质效率高,小分子毒素清除优于腹膜透析,然而也存在较难建立血管通路、血液透析时血流动力学不稳定等可能导致心脑血管并发症的危险因素。因此,对于终末期糖尿病肾病患者,选择肾脏替代治疗方式应该个体化,既要注意血糖、血压的控制及营养状况的调整,积极预防并治疗并发症,又要兼顾改善患者的生存质量,血液透析和腹膜透析这两种透析方式在适当的情况下均可互相转换,才是客观、可行的方案。

3. 饮食调整

(1)常规饮食调整策略:①保证热量摄入,静坐及轻体力劳动的透析患者热量摄入35kcal/(kg·d),60岁以上30kcal/(kg·d),肥胖患者则减少热量摄入;其中热量补充脂肪占20%~30%,蛋白质占10%~15%,碳水化合物占50%~60%,要注意选用升糖指数比较低的碳水化合物。②保证足量蛋白质摄入,已经开始血液透析或腹膜透析治疗的患者蛋白质摄入的量为1.0~1.2g/(kg·d);但是近来研究发现很多患者饮食中蛋白摄入达1.2g/(kg·d)时,高磷血症就很严重,而实际上很多透析患者蛋白摄入0.8~1.0g/(kg·d)时也能保证良好的营养状态,还能减轻高磷血症。③控制钾摄取,血液透析患者每日尿量低于1000ml时,就必须限制钾离子的摄取。接受腹膜透析治疗患者,则可不需限制饮食中钾摄取。④控制磷摄取,但高生理价蛋白质食物中,都含有相当量的磷,如瘦肉、鱼、蛋黄、黄豆制品等,食用份量需按营养师建议使用;而其他高磷食物如核果类、全谷类、干豆类及乳制品等应避免摄取。⑤重视控制盐和水的摄入;容量超负荷是糖尿病透析患者的突出问题,要减少生食和罐装类食物的摄入。但近来文献报道腹膜透析患者饮食中钠摄入减少可能增加死亡,但血液透析患者饮食中钠摄入的增加却增加死亡风险。如何解释这两个矛盾的结果?这可能因为研究发现,盐(钠)的摄入与热量摄入有关,较低的低钠饮食伴随的是患者热量摄入不足、整体状况差、营养不良而增加了患者死亡风险,而非低盐饮食本身。

(2)糖尿病性胃轻瘫和肠病

1)糖尿病胃轻瘫:控制血糖、酸中毒等代谢紊乱后,可予胃肠动力药,如红霉素、甲氧氯普胺、多潘立酮和西沙必利。

2)糖尿病合并腹泻或便失禁针对不同诱因进行治疗:①因小肠细菌过度繁殖:口服广谱抗生素;②因胰酶缺乏:长期补充胰酶;③因便失禁:生物反馈技术重新训练直肠的感觉;④因胆酸吸收不良:使用考来烯胺或洛哌丁胺;⑤如机制不清:可用洛哌丁胺、可乐定或生长抑素。

3)糖尿病性便秘:①增加膳食纤维的摄入;②生物反馈技术;③胃肠动力药;④泻药。上述措施仍未能缓解者需使用甘油栓、开塞露或灌肠。

4. 控制血糖　糖尿病透析患者的血糖控制合理目标

一直不甚明确,近来研究认为糖化血红蛋白(HbA1c)在≥8.5%和极低的HbA1c水平≤5.4%,都会使死亡率升高。

(1)透析患者胰岛素代谢异常:当出现肾功能不全或尿毒症时,肾脏对胰岛素的降解明显减少,血液循环中胰岛素半衰期延长,因而减少了胰岛素的需要量。肾功能不全的糖尿病肾病患者,应用胰岛素时应经常监测血糖,及时调整剂量以免发生低血糖。

1)尿毒症本身对葡萄糖耐量的影响:尿毒症患者对糖耐量降低,其葡萄糖耐量曲线与轻度糖尿病患者相似,但这种变化对外源性胰岛素不敏感。造成糖耐量降低的机制可能为:①胰岛素分泌减少;②尿毒症时由于生长激素分泌的基础水平增高,故拮抗胰岛素的作用加强;③胰岛素与靶细胞受体结合障碍,使胰岛素的作用有所减弱;④有关肝糖原合成酶的活性降低而致肝糖原合成障碍。目前认为引起上述变化的主要原因可能是尿素、肌酐和中分子量毒物等的毒性作用。

2)糖尿病患者透析后胰岛素代谢的变化:可以是细胞对胰岛素敏感性降低致高血糖,也可以出现对胰岛素降解减少,胰岛素半衰期延长,减少了胰岛素的用量。

(2)使用胰岛素

1)一般方案:目前对于胰岛素起始治疗尚无循证医学证据证实何种治疗方案更优,因而各权威学术组织推荐的胰岛素启动治疗方案不尽相同。中国2型糖尿病防治指南(2012年版)指出每日一次基础胰岛素或每日1~2次预混胰岛素均可作为两种口服药物联合治疗控制血糖不达标者的胰岛素起始治疗方案,如基础胰岛素或预混胰岛素与口服药物联合治疗控制血糖不达标,则应将治疗方案调整为多次胰岛素治疗(基础胰岛素加餐时胰岛素或每日三次预混胰岛素类似物),肾功能不全和尿毒症时肾脏对胰岛素的降解明显减少,同时胰岛素排出速率下降,胰岛素可能在体内蓄积,应根据血糖的监测及时减少和调整胰岛素的用量,防止低血糖。胰岛素应优先选择短效、速效剂型,也可选择中效或预混剂型。

2)血液透析特殊问题:糖尿病透析患者推荐使用含糖透析液,可有效防止低血糖发生。对于应用胰岛素治疗的患者,透析当日胰岛素应减量或者上机后进食少量的食物,可避免胰岛素相对过量而发生的低血糖。胰岛素的使用可根据患者具体情况,选取个体化的治疗原则为妥。

3)腹膜透析特殊问题:既往认为腹膜透析患者腹腔注射胰岛素比皮下注射胰岛素好,是因为腹腔较皮下注射吸收快且稳定,有利于防止出现外周循环的高胰岛素血症,改善脂质代谢,然而腹腔注射胰岛素用量大增加费用,有可能导致腹膜的改变以及增加感染性腹膜炎风险,所以近年来多数学者倾向于腹膜透析患者皮下注射胰岛素控制血糖。如只使用低浓度的腹膜透析液,那么皮下注射胰岛素的剂量可能只比腹膜透析前少量增加;但如要使用含高浓度的腹膜透析液,那么皮下注射胰岛素的剂量可能会较显著增加,而且随着腹膜透析时间的延长,腹膜功能会有变化,对葡萄糖的吸收也会有变化,需要根据餐后2小时的血糖水平来调整胰岛素的用量。

(3)口服降糖药:肾功能不全发生后,某些口服降糖药体内代谢发生变化,必须调节剂量或停用。

1)磺脲类药:这类药主要经肾排泄,肾功能不全时体内药物蓄积易诱发低血糖,故应禁用。不过格列喹酮例外,因其代谢产物仅5%经肾排泄,故轻到中度肾功能不全时仍可应用,仅终末期肾衰竭患者需适当减量。

2)双胍类药:这类药主要经肾排泄,肾功能不全时体内药物蓄积易导致严重乳酸性酸中毒,故应禁用。

3)α糖苷酶抑制剂:这类药口服后仅约2%吸收入血,其余均从肠道排出,故肾功能不全时仍可服用。

4)过氧化物酶体增殖剂激活受体激动剂,属于胰岛素增敏剂,这类药仅在轻、中度肾功能不全时可应用。

5. 高钾血症　有糖尿病的维持性血液透析患者,高钾血症很常见。原因是胰岛素抵抗和缺乏、醛固酮缺乏、酸中毒、高钾药物的使用、饮食中钾的摄入过多、无尿等。

处理重点是预防饮食中钾的摄入过多,如纠正酸中毒;停用AECI及ARB类药物;禁用保钾利尿剂;纠正酮症酸中毒;静脉应用葡萄糖加胰岛素;使用降钾树脂;必要时紧急血液透析。

6. 高血压　糖尿病透析患者高血压发生率很高,需要特别关注。

（1）治疗目的

1）减少糖尿病大血管和微血管并发症的发生。

2）保护易受高血压损伤的靶器官。

3）减少致死、致残率,提高患者的生活质量,延长寿命。

（2）非药物治疗: 非药物治疗是指对行为和生活方式的优化,应当成为糖尿病高血压治疗的基础和早期血压升高的干预措施。

1）戒烟,日常门诊应当力荐所有患者戒烟,给予合理的咨询,必要时进行药物戒烟。

2）控制体重,体质指数较高的透析患者有生存优势,但过度肥胖患者仍应控制体重。

3）节制饮酒,男性每天乙醇摄入应 $\leqslant$20~30g,女性 $\leqslant$10~20g。

4）限制钠盐,每日钠的摄入 $\leqslant$2g。

（3）药物治疗原则

1）单药治疗,钙离子阻滞剂(CCB)、血管紧张素转换酶抑制剂(AECI)及血管紧张素受体阻滞剂(ARB)都可选用。使用后两者时注意血钾水平监测;

2）联合用药是必然趋势。目前推荐: ①ACEI或ARB与CCB; ②CCB与β受体阻滞剂。

7. 脑血管疾病　糖尿病脑血管病的患病率高于非糖尿病患者群,其中脑出血的患病率低于非糖尿病患者群,而脑梗死患病率为非糖尿病患者群的4倍。大量病例对照和前瞻性流行病学研究表明糖尿病是缺血性脑卒中的独立危险因素,与非糖尿病患者群相比,糖尿病患者脑卒中的死亡率、病残率、复发率较高,病情恢复慢。糖尿病脑血管病严重损伤患者生活质量,显著增加医疗经费的支出,对个人、家庭和社会都是很大的负担。

糖尿病尿毒症患者并发脑血管病尚无指南发布,只能参考普通糖尿病患者群。

（1）治疗

1）控制血压,同时也应注意在降血压的过程中,防止窃血现象。

2）逐步缓慢地用胰岛素降低血糖。如血糖下降过快,有诱发或加重颅内压升高和低血糖的危险。

3）脑梗死发病3~6小时内给予足量的左旋肉碱或溶栓治疗。在明确排除颅内出血后,可以使用重组组织型纤溶酶原激活剂(如rt-PA)。但是否适合糖尿病尿毒症人群,尚无大样本人群资料。

4）有条件时可以使用神经生长因子,神经调素。

5）脑出血量较大或压迫重要部位时应考虑及时手术治疗。

6）及早开展康复治疗,发病超过1~3个月后的陈旧性脑卒中,任何治疗均难收显效。

（2）预防

1）ACEI及ARB使用有预防疗效,可以使脑血管意外的危险性显著降低65%以上,应是首选药物。一些他汀类药物不仅可以降低胆固醇,也可以改善血流。

2）抗血小板治疗:使用阿司匹林对减少脑卒中和短暂性脑缺血发作的复发是有效的,可作为二级预防措施。阿司匹林也可作为一级预防措施用于大血管疾病危险的糖尿病患者。不适合使用阿司匹林的患者可服用氯吡格雷作为替代;但是在糖尿病的透析患者使用阿司匹林,理论上讲可能增加颅内出血的风险；

3）调整生活方式：合理饮食、良好的运动习惯，保持理想体重，禁止大量饮酒，禁烟。

8. 糖尿病眼科问题　糖尿病的血液透析患者眼的各部位均可出现损伤，如角膜异常、虹膜新生血管、视神经病变等，其中糖尿病患者的青光眼和白内障的患病率高于相同年龄非糖尿病患者，而糖尿病视网膜病变是糖尿病透析患者失明的主要原因。

（1）发生原因：糖尿病视网膜病变的发生主要与高血压、高血糖的持续时间有关，与血液透析肝素抗凝并没有相关性。

（2）增殖性视网膜病变是激光光凝治疗的指征，应在有经验的眼科专家指导下进行；定期眼科检查筛查青光眼；糖尿病视网膜病变的玻璃体切除手术；白内障和青光眼的手术指征同普通人群。

9. 器官移植　美国糖尿病协会推荐胰、肾联合移植作为治疗1型糖尿病伴终末期肾衰竭的有效方法。2型糖尿病伴终末期肾衰竭亦是胰肾联合移植的适应证。中国施行的胰肾联合移植受者中，2型糖尿病所占比例较欧美国家大。

10. 骨病　目前又叫骨矿物质代谢紊乱，糖尿病透析患者骨病特点为低转化骨病。临床研究发现，糖尿病透析患者更易发生股骨颈骨折及低骨量事件。低骨量是指单位体积内，骨组织[骨矿物质(钙、磷等)和骨基质(骨胶原、蛋白质、无机盐等)]含量减少。糖尿病透析患者血清活性骨钙素水平低于非糖尿病患者，反映了糖尿病中成骨细胞活性的降低。透析患者伴有糖尿病可增加骨盆骨折的发生率。相对性低PTH、低骨化三醇、高磷、低钙均促进了糖尿病时骨矿物质代谢紊乱的发生和发展，是糖尿病肾病患者易发生动力不良性骨病的主要原因。而其中胰岛素抵抗、高糖血症和血磷水平的升高与血管钙化的发生发展密切相关。

11. 贫血　糖尿病肾病患者出现贫血较早，甚至可以发生在糖尿病肾病肾功能下降之前。发病机制是多因素的：①主要由于促红细胞生成素的缺乏，也可能是因为肾小管周围成纤维细胞感应机制减退，导致对促红细胞生成素的分泌减退；②血液中的血红蛋白水平下降后，循环中促红细胞生成素水平不能相应升高，即功能性促红细胞生成素缺乏；③铁代谢紊乱；④慢性炎症反应；⑤很多治疗药物如ACEI/ARB可以导致贫血。根据不同的发病机制采用不同的治疗措施。

（张爱华）

第五节 高 血 压

1. **定义** 目前常用的人群高血压诊断标准依据JNC7，即收缩压≥140mmHg和(或)舒张压≥90mmHg，即可诊断高血压。单纯收缩压≥140mmHg，而舒张压＜90mmHg，目前认为是孤立收缩期高血压。

慢性肾脏病1~4期患者，肾功能逐渐下降，目前认为血压控制在130/80mmHg(蛋白尿＜1g/24小时)，125/75mmHg(蛋白尿＞1g/24小时)，有助于延缓肾脏的进展。但是慢性肾脏病5期血液透析患者是比较特殊的人群，该期患者血压目标值多少合适，究竟是应用透析间期、透析前还是透析后血压作为监测点亦无定论。尽管2005年K/DOQI指南提出，透析前和透析后血压目标值分别＜140/90mmHg和＜130/80mmHg，但该，证据只是C级强度。之后2006年和2007年的K/DOQI指南没有提出特殊的目标值。但是多个大样本透析人群的观察性队列研究仍然提示透析前血压和患者的全因死亡及心血管疾病导致死亡相关，透析前收缩压＞140~160mmHg，透析前收缩压＜130mmHg与不良预后有关。

由于尿毒症透析患者高龄、血管钙化发生率高，收缩压和脉压与预后的关系更受重视，特别是脉压增大提示血管钙化、血管壁僵硬,是心血管事件的危险因素。同时透析人群低血压的患者死亡风险明显增加,低血压应格外受到重视。

综上所述,尽管目前没有血液透析患者的血压控制的目标值,观察队列的研究仍然有很大的提示。目前常用的血压监控指标是透析前收缩压和脉压,没有明显心血管并发症的患者,透析前收缩压最好<140mmHg;对于高龄,脉压明显增加,及有明显的颈动脉狭窄等脏器灌注不足证据的患者,可适当提高透析前收缩压的控制范围。

2. 发病机制　血压是指大动脉的动脉压,维持循环脏器灌注的动力。维持血压的重要因素有两方面:有效循环血容量和血管张力。一个正常的血压是两种因素平衡的结果。

(1)容量负荷:肾脏是人体排出水和钠的重要脏器,随着肾脏功能下降,肾脏对水和钠的调节能力下降,容易水钠潴留,人体内的总容量明显增加。如果患者没有严重的心衰,血管内有效循环血量增加,是发生高血压的重要原因之一。血液透析患者,尿量明显减少甚至无尿,肾脏对容量负荷的调节完全消失,从上一次透析结束,如果干体重调整合适,是容量相对正常的状态,到下一次透析,透析间期不能正常排出的水分,容量负荷持续增加。因此透析干体重是否合适和透析间期液体的摄入对容量负荷有重要的影响。

另外要注意的是真正和血压相关的是有效循环血量,在大多数情况下,容量负荷和有效循环血量正相关,但是当心肌收缩力明显下降,或有严重的左心室流出道梗阻,容量负荷增加,出现心衰,血压也相对正常或降低,提示有效循环血量下降。

(2)血管张力:血管张力是另一个维持血压的重要因素,慢性肾脏病患者的高毒素水平、血管内皮炎症状态、交感和肾素-血管紧张素系统的高活性及阻力血管的病变等,都引起血管阻力增加。特别是透析过程中超滤脱水,导致患者交感神经系统和肾素-血管紧张素更为激活,是一些患者在透析过程中血压上升的原因。

3. 管理

（1）预防

1）控制透析间期液体摄入量：控制透析间期液体的摄入量对于血压的良好控制、降低透析时脱水速率、减少心血管负荷十分重要。透析间期液体入量的控制除了对患者宣教及培训外，还应注意寻找患者透析间期液体摄入量增多的原因。一些透析患者因为口渴明显而大量饮水，渴感通常与血渗透压升高有关，因此应注意患者钠的摄入量，避免高钠透析，糖尿病患者注意血糖的控制情况。

2）延长透析时间或增加透析频率：每周透析3次、每次4小时的透析可能并不适用于所有患者，其他因素都控制较好，仍不能很好控制血压的患者，可考虑延长透析时间和增加透析频率。

3）保护残余肾功能：仍有残余肾功能的患者，会显著提高生活质量，尽可能保护其残余肾功能十分重要，要避免脱水速率过快、脱水量过大和低血压，避免使用肾毒性药物。

（2）纠正容量负荷：血液透析的一个重要功能就是清除患者体内多余的水分，使患者的容量维持在最佳状态。临床上通常用干体重来代表水的清除情况。干体重是指透析后体内多余的水分被基本清除时的体重。干体重的达标可以降低患者的容量负荷、减少心血管合并症，同时也不发生透析中、后低血压和组织缺血。因此是否合理地设定患者的干体重直接影响合并症的发生频率并影响预后。

目前干体重的制订主要依靠临床医生的判断，医生根据患者残余尿量、外周水肿、有无体腔积液、透析间期有无心功能不全表现、透析前后以及透析中血压变化、透析后有无乏力、口渴等症状来进行判断。这种判断方法依赖于医生的临床经验。另外还有一些方法可协助进行干体重的判断。生物电阻抗方法：透析前后生物电阻抗的变化可以反映体内细胞外液的变化,从而反映患者水负荷状态。在线血容量监测(BVM)利用透析机的血容量监测设备可以监测透析治疗中患者的血容量下降情况。影像学方法:超声测定下腔静脉(IVC)直径、右房压。用X线胸片测定心胸比>0.6,提示体内水过多。

在临床工作中无论是何种方法判断干体重,在实践中都是在医生监控的情况下,不断地在每次透析中进行调整和重新评估。而且患者的干体重不是一成不变的,会随季节变化、饮食变化及合并症的发生而变化。应每隔2~4周重新评估、调整患者干体重。特别是刚开始透析的患者,随着食欲和一般状态的改善、营养状态转好,体重会很快增加,应该增加评估的频率。

在调整患者干体重的过程中,每次透析增加或减少的脱水量不能过多,通常应<0.5kg,对于高龄、体重轻的患者,应再减少每次调整的剂量,在调整期间,应鼓励患者透析间期控制液体的摄入量,一般应使透析间期体重增加量小于透后体重的5%,减少因脱水过多引起的透析中并发症,干扰体重的调整。

(3)常见临床问题

1)尝试降低干体重时出现低血压:导致发生低血压的原因主要有血容量过度下降、透析中的心脏收缩和舒张功能异常、血管张力下降。

因此在尝试降低干体重时出现低血压,要首先重新评估干体重的设定是否合理:如果患者确实有明确容量负荷增加,要注意检查是否心脏存在器质性病变和透析中的心律失常;如果心脏无明显的可以解释低血压的异常,要关注透析过程中血容量的下降速度;最后要评估患者的血管张力和营养状态等其他因素。

A. 重新评估干体重:仔细进行查体,有无水肿、有无心衰的症状或体征,透析前的血压和在家的血压、降压药的使用情况,必要时可借助生物电阻抗的检查,综合评估。

B. 检查心脏的病变：检查患者有无心脏器质性病变，如流出道梗阻、主动脉瓣狭窄或关闭不全、心脏扩大、左心室的收缩和舒张功能障碍等。还要注意患者有无心律失常的存在，特别是在透析过程中发作的心律失常。

C. 关注透析过程中的血容量下降速度。透析过程中有效循环血量下降过快，会引起透析患者血压下降，但是透析过程中有效循环血量下降，受多种因素的影响，如干体重低于理想干体重；或者脱水量过大使水分来不及从组织间回流至血管；或者心脏功能差，心排血量不够代偿脱水引起的容量减少；或者由于一些特殊的原因发生血管扩张，如对透析液或透析器的变态反应、透析液温度过高等。应该具体原因具体分析。

对于确实干体重需要下调，但是由于各种原因出现透析过程中血压下降的患者，可考虑降低脱水速率，控制透析间期体重增加，短时间增加透析频率，或者延长透析时间；透析过程中进行血容量监测，当血容量下降过多时终止超滤脱水；采用可调超滤透析；适当降低透析液温度有助于提高外周血管张力，从而维持透析中的血压稳定等。

2）透析过程中血压升高：透析过程中出现血压升高，要首先评估患者透析前和透析间期的血压，容量负荷重的患者透析脱水的速率不足以平衡，因透析导致的交感神经系统激活时，透析中血压会升高。透析过程中易加重交感神经系统激活的因素有：①失衡综合征；②硬水综合征或高钙透析液；③脱水可能导致血液中某些缩血管活性物质浓度增加；④低钾或无钾透析液；⑤降压药物的清除。可以被透析清除的药物包括多数ACEI和β受体阻滞剂，而钙离子阻滞剂和α受体阻滞剂一般不被透析清除。

对透析中发生高血压的患者，要仔细寻找原因，首先应重新评估干体重，必要时下调干体重；调整药物的剂量和给药方案，如果透析中发生高血压，可舌下含服硝苯地平或卡托普利，必要时使用静脉抗高血压制剂，以防透析中发生心脑血管意外；规范透析用水和透析液配方；难控制的高血压可考虑增加透析频率或延长透析时间，降低每次透析时的脱水速率。

3）复发的高血压：指患者干体重合适，血压控制平稳后，又再次出现高血压，可表现为透析中，透析后或透析间期血压升高，降压药的用量增加。在出现这种情况时，首先要重新评估患者干体重是否有下降。在季节转换时，患者体重、血压会有一定的波动和变化，天气变热时，体重和血压通常会下降；天气转冷时，体重和血压会有上升。同时需要核实患者变换衣物的情况，是否存在干体重计算错误。

（4）使用降压药

1）钙离子阻滞剂：透析患者常用的降压药物，可有效控制血压，降低和心血管疾患相关的死亡率。目前常用的为长效或控释的钙离子阻滞剂，可平稳控制血压，特别是控制清晨高血压。钙离子阻滞剂主要由肝脏代谢，钙离子阻滞剂的使用在尿毒症透析患者中不需要调整剂量。常见的副作用是足踝水肿、头痛、心悸、潮红、低血压等。维拉帕米易引起心动过缓。和β_2受体阻滞剂联合使用时，有可能加重心衰。

2）RAAS阻滞剂：ACEI和ARB，在尿毒症透析患者的应用十分普遍。RAAS在透析患者明显激活。血管紧张素Ⅱ可能导致左心室肥厚。大量研究显示透析患者使用ACEI/ARB可部分逆转左心室肥厚，改善动脉僵硬和缓解充血性心衰，显著降低心血管事件的发病率和死亡率。

ACEI和ARB类药物在慢性肾脏病非透析患者容易引起高血钾，因此在血肌酐上升到一定程度后，RAAS阻滞剂的使用要十分慎重。透析患者，即使有残余肾功能，其肾脏调节血钾的能力几乎丧失，因此RAAS阻滞剂通过抑制肾脏排钾而引起高血钾的副作用基本可以忽略，如有高血钾的顾虑，可对食物的钾含量进行适当调整。

ACEI类药物影响缓激肽系统，可能引起变态反应、咳嗽等副作用,可换用ARB类药物。ACEI在透析患者还可加重贫血和促红素抵抗,需要减量或停用。

3)降低交感活性:研究显示,尿毒症患者交感神经活性明显增强,因此尽管临床上并不常用,中枢性的交感神经活性抑制剂可能具有潜在的应用前景,如可乐定、甲基多巴等。但是这些药物有较多的中枢神经系统抑制的副作用,易引起低血压,突然停药时易发生高血压反跳,并且大部分的药物经肾脏排泄,需要调整剂量。

4)交感神经受体阻滞剂:β受体阻滞剂,α-β受体阻滞剂,α₁受体阻滞剂。β受体阻滞剂可以抑制交感神经活性增强对心肌的影响,降低肾素和血管紧张素Ⅱ的活性。研究显示β受体阻滞剂对心肌缺血和心肌梗死有保护作用,和透析患者的生存期延长相关。

β受体阻滞剂可引起心动过缓,有二度房室传导阻滞和病态窦房结综合征患者禁用,其他缓慢型心律失常的患者应慎用,和钙离子阻滞剂合用时,注意心功能不全和肺水肿,可影响血糖、血脂的代谢,掩盖低血糖的症状。α-β受体阻滞剂除β受体阻滞剂的上述副作用外,还要注意引起直立性低血压,特别是开始使用时和透析患者容量相对不足时。α₁受体阻滞剂更易引起直立性低血压。水溶性的α,β和α-β受体阻滞剂经肾清除,尿毒症患者未透析时应减量使用,该类药物可经透析清除,透析后可能会因药物浓度降低而引起高血压。该类药物突然停药会引起血压心率的反跳,需要2周内缓慢停药。

5)其他血管扩张剂:如肼屈嗪等其他血管扩张剂属于3线用药,由于该类药物易引起反射性的心动过速,需要和交感神经抑制剂或β受体阻滞剂合用。肼屈嗪还可以引起狼疮样症状,肾功能下降患者需要减量使用。

4. 高血压急症　透析患者突然血压明显增高,在几小时内可能导致不可逆的脏器损伤,如高血压脑病、脑出血、主动脉撕裂、左心衰竭、心肌梗死等。高血压急需要尽快静脉用药降压治疗。48小时内逐渐将血压降至安全范围，转为口服药物控制。同时寻找血压突然升高的原因，对因治疗。

（陈育青）

第六节 血液系统异常

1. 肾性贫血

（1）贫血概述：肾性贫血是指各种因素造成肾脏促红细胞生成素（erythropoietin，EPO）产生不足，或尿毒症患者的血浆中一些毒素物质干扰红细胞的生成、代谢及寿命而导致的贫血。肾性贫血是慢性肾脏病发展到终末期常见的并发症，并且贫血的程度常与肾功能减退的程度相关。因此，随着肾功能的减退，相应的规律监测血红蛋白水平，有助于贫血的诊治（表18-6-1）。

表18-6-1 血红蛋白水平的监测频率

	CKD分期	监测频率
未诊断贫血时	3	每年1次
	4~5	每年2次
	5HD和5PD	每3个月1次
已诊断贫血，未治疗时	3~5ND和5PD	每3个月1次
	5HD	每月1次

在成人或者15岁以上的青少年中，当男性血红蛋白水平<130g/L（13.0g/dl），女性血红蛋白水平<120g/L（12.0g/dl）时，诊断贫血。儿童依据年龄的不同而有不同的界值，例如0.5~5岁时，低于110g/L（11.0g/dl），5~12岁时，<115g/L（11.5g/dl），12~15岁时，<120g/L（12.0g/dl）则诊断贫血。需注意，该定义适用于居住在海拔1000m以下的人群。

肾性贫血的诊断需同时满足两个条件。首先有明显的肾功能损害的依据,其次除外其他导致贫血的原因,如消化道失血、铝中毒、骨髓纤维化、血液系统肿瘤等。

（2）发病机制:肾性贫血的发病机制主要是EPO的绝对不足和相对不足。内源性EPO主要来自肾脏和肝脏（占90%）,少量来自于脑、卵巢、输卵管、子宫和睾丸等（占10%）。在肾脏主要产自肾皮质内肾小管周围的成纤维细胞。随着肾脏功能逐渐衰退,肾脏对于贫血刺激产生EPO能力减低,造成EPO绝对不足。而在尿毒症状态下,红系祖细胞对内源性EPO的反应性下降时,体内的EPO水平正常或轻度升高,则为相对不足。二者最终都会导致红细胞生成减少,产生肾性贫血。除此之外,尚有研究发现,尿毒症患者的红细胞寿命仅为正常人的三分之一,其机制尚不明确,推测可能为尿毒症毒素通过损伤红细胞膜上的三磷酸腺苷酶,增加了红细胞膜的脆性,导致红细胞破坏增多。因此,红细胞寿命缩短也构成了肾性贫血的重要原因之一。

（3）肾性贫血的危害:贫血是肾衰竭最常见的并发症,可能导致多种不良结局。贫血首先带来组织氧供的下降。大脑氧供下降,引起认知能力和思维敏感度的下降;心脏组织缺氧,心排血量增加,导致心室肥厚、心脏扩大,最终发生充血性心衰;以上都可能会增加心脑血管事件、增加死亡率。同时,贫血还可能导致失眠、认知能力下降、食欲差、活动耐力下降,影响生活质量。而在诸多并发症当中,肾性贫血是最容易纠正的、治疗反应最好的并发症,因此,贫血要早期诊断、及时治疗。

（4）治疗:CKD患者贫血的治疗,主要包括两方面的内容:积极补充造血原料,包括铁剂;正规使用红细胞生成刺激剂（erythropoiesis-stimulating agent, ESA）,如人工重组促红细胞生成素（recombinant human erythropoietin, rHuEPO）、达依泊汀α等;充分纠正影响贫血治疗效果的其他因素（各种炎症、感染、失血、代谢性酸中毒、肉碱缺乏、蛋白营养不良、甲状旁腺功能亢进等）。

1）开始治疗的指征：2004年的欧洲最佳实践指南（European Best Practice Guideline，EBPG）建议当血红蛋白水平<110g/L（11.0g/dl）时，应当开始ESA治疗。而依据2007年K/DOQI贫血指南与KDIGO的2012年贫血指南，对于CKD患者，应当参照表18-6-1规律监测血红蛋白水平，在其水平尚高于100g/L（10.0g/dl）时，依据铁状态等临床情况调整铁剂治疗方案等，尽量不使用ESA。无论是透析，或是非透析的CKD患者，间隔2周或者以上连续2次血红蛋白水平均低于100~110g/L（10.0~11.0g/dl），并除外铁相对缺乏等其他贫血病因，应开始ESA治疗。已有研究证明纠正贫血可以提高患者的活动耐量、改善其心肺功能、改善胃肠道功能、降低心脑血管事件、降低死亡率并提高生活质量。

2）治疗的目标值：终末期肾病患者较为合适的血红蛋白水平仍不清楚。经常会有学者对血红蛋白水平能否再提高一些，甚至达到正常水平进行讨论。

通过针对诸多观察性研究以及多项RCT研究的归纳总结，早在2004年欧洲最佳实践指南即规定血红蛋白的目标值不低于110g/L（11.0g/dl）。若低于此值，患者生活质量差，易发生心脑血管事件，死亡率增加。同时规定不应高于140g/L（14.0g/dl），否则，威胁生命的不良事件风险可能会显著增加。2006年K/DOQI指南提出了同样的血红蛋白水平的低限值，110g/L（11.0g/dl）。次年，该指南进一步界定了血红蛋白水平靶目标值的范围是110~120g/L（11.0~12.0g/dl），并下调了其高限水平，降至130g/L（13.0g/dl）。2010年Palmer等人进行了有关CKD患者血红蛋白靶目标值的荟萃分析。分析结果进一步验证了，过高的血红蛋白水平会增加卒中、高血压和血管通路血栓形成的风险，还可能会增加死亡、严重心血管事件和发生终末期肾病（endstage renal disease，ESRD）的风险。中华医学会肾脏病学分会专家共识（2010年修订版）中血红蛋白水平的靶目标值也为110~120g/L

（11.0~12.0g/dl）。2012年KDIGO指南也同样强调血红蛋白水平不宜超过130g/L（13.0g/dl）；同时提出对于血红蛋白水平高于115g/L（11.5g/dl）的患者应下调ESA剂量。综上所述，大多数学者认可，在纠正贫血时，应当综合评判患者的临床情况，一般应当维持血红蛋白水平在130g/L（13.0g/dl）或者110~115g/L（11.0~11.5g/dl），不建议超过130g/L（13.0g/dl）。

3）红细胞生成刺激剂（ESA）的使用

A. ESA的种类：目前ESA有以下三种类型，据2012年KDIGO指南建议在选择ESA时，应当综合考虑患者CKD的分期、药物的药代动力学特点、安全性信息、临床疗效、药物成本和适用性。其中，前两种已应用于临床，而rHuEPO是我国现今市场唯一的ESA类药物。

第一代人工重组促红细胞生成素：Epogen是1989年，美国Amgen公司在国际上首次研制成功的rHuEPO，其理化性质和生物学活性与天然内源性红细胞生成素相同。给药频率为每周2~3次。我国市售的EPO分为EPO-α和EPO-β两种。虽然这两种EPO没有明显的不同，但有一点值得注意的是，在欧洲市场，10~20年前，由于皮下注射EPO-α，导致了纯红细胞再生障碍性贫血的发生率明显增高。但是在美国市场并没有这个现象发生。因此，虽然还没有足够证据支持，KDIGO指南工作组认为，不同品牌的ESA在纠正贫血时并没有太大的差别。

长效ESA：目前市售有第二代ESA—— Darbepoetin-α（达依泊汀）和第三代ESA—— Mircera（持续性红细胞生成素受体激活剂，continuous erythropoietin receptor activator，CERA）。Darbepoetin-α（分子量37000Da）是一种由165个氨基酸组成的蛋白质，经过高度糖基化，半衰期较rHuEPO延长2~3倍，治疗效果持久，使用更加方便简捷，通常只需每周或每1~2周给药一次。Mircera与红细胞表面的促红细胞生成素受体亲和力强，解离速度快，因此每2~4周用药一次即可维持血红蛋白水平稳定。

B. 口服型ESA：包括低氧诱导因子（hypoxia-inducible factor, HIF）稳定剂（stablizers）以及低氧诱导因子脯氨酰羟化酶抑制剂（HIF PHI）FG-2216和FG-4592。虽然目前还未获批准在临床应用，其临床试验已表现出稳定的维持血红蛋白水平的疗效，同时因口服剂型，方便使用，且未见严重不良反应，在完成临床试验后可能上市。

C. ESA的使用方法：在KDOQI指南中特别强调了，对于ESA的使用没有绝对的禁忌证。以往认识中的高血压、血管通路血栓形成、透析不充分、既往有癫痫病史或者营养不良等，均不作为ESA的使用禁忌证。

据2006年KDOQI指南的建议，ESA的给药途径取决于CKD的分期、患者的治疗模式、对治疗的效果和所使用的ESA类型。对于CKD 5D期接受血液透析治疗的患者，皮下注射和静脉注射都是可以的。大样本量随机对照研究提示，使用长效ESA时，两种治疗途径的疗效相当。而当使用短效ESA时，皮下注射因半衰期相对较长而更胜一筹。然而，由于静脉用药可以免去皮下注射带来的痛苦，且血液透析有较为方便的血管通路，故对于血液透析患者更主张静脉用药。而对于CKD 3~5期的患者或者接受腹膜透析治疗的患者，皮下注射是唯一常规推荐的用药途径。

ESA的使用频率取决于该药物的使用途径、半衰期等药代动力学特点，同时还要考虑治疗的有效性、便捷性和舒适度。接受EPO静脉注射治疗的血液透析患者，推荐每周应给药三次。非透析CKD患者和腹膜透析患者，给药频率可以减至每周2次。

2006年KDOQI指南建议ESA纠正贫血的剂量为个体化剂量，其起始剂量以及剂量的调节需参考患者初始血红蛋白水平、靶目标值、血红蛋白的增长速度以及临床情况来决定。在治疗过程中需要密切监测血红蛋白水平以调整剂量。如发生漏输现象应当及时补充；而在逐渐下调剂量时，尽量不直接停药。

皮下注射rHuEPO的初始剂量一般为每周100~120U/（kg·w），分2~3次/周注射，而静脉注射半衰期短，常常要较皮下注射的剂量增加三分之一，为每周120~150U/kg。因此，在改变给药途径时，需要进行相应的剂量调整。而对于使用达依泊汀的患者，在变换注射途径时，无需调整剂量。在制订患者的初始剂量时，有些特殊患者还需要特别的考虑，建议从小剂量开始用起，包括控制欠佳的高血压患者、伴有严重心血管疾病的患者以及糖尿病的患者。而对于严重贫血的患者，例如<70g/L（7.0g/dl），则应当适当增加初始剂量。

坚持根据患者血红蛋白水平的增长速率调整ESA剂量的原则。初始治疗时，血红蛋白增长速度应控制在每月10~20g/L（1.0~2.0g/dl）的范围内稳定提高，4个月达到靶目标值。如果每月血红蛋白增长的速度<10g/L（1.0g/dl），需首先除外其他可能导致贫血的原因，应增加ESA剂量25%；如果每月血红蛋白增长速度>20g/L（2.0g/dl），应减少ESA剂量的25%~50%，必要时，也可能需要暂时停用。在维持治疗期，血红蛋白水平的每月的变化若>10g/L（1.0g/dl）或高于靶目标范围，应酌情增加或减少ESA剂量的25%。

D. ESA的副作用：ESA的主要副作用包括高血压、血管通路血栓形成、头痛、流感样症状、癫痫、肝功能异常、高血钾等，偶有过敏、休克、高血压脑病、脑出血、脑梗死及心肌梗死。

在ESA治疗中，血压升高是最常见的副作用，其机制可能与全血黏滞度增加、外周血管阻力增高、血管内皮释放的内皮素的增加、一氧化氮产物相对衰竭以及直接的缩血管作用等有关。因此，所有接受ESA治疗的患者均需要密切监测血压，尤其是治疗前血压控制欠佳、贫血较重或贫血纠正过快的患者，部分患者需要调整降压治疗方案。例如CKD患者可以通过开始降压治疗或增加已有的降压药物的种类或数量来增强降压效果；透析患者可以通过增加超滤以减少细胞外液量来降低血压。

接受ESA治疗的少部分血液透析患者，可能发生血管通路栓塞。虽然，目前还没有足够的证据证明达到目前血红蛋白的靶目标值会增加血管通路血栓形成的风险。但有研究显示随着血红蛋白水平的增加，血管通路的血栓形成风险增加。故而，仍建议在ESA治疗期间，血液透析患者需要监测血管通路情况。

E. ESA低反应性的原因和处理：在临床治疗中，当皮下注射rHuEPO达到每周300IU/kg（20 000IU/w），或者静脉注射rHuEPO达到每周500IU/kg（30 000IU/w），或者Darbepoetin-α超过1.5μg/kg（100μg/w），治疗4个月后，血红蛋白水平仍不能达到或者维持靶目标值，称为EPO低反应性。2007年美国FDA的数据分析提示，ESA剂量与死亡率相关。ESA剂量越大，反应性越低，患者的死亡率也越高。

临床上，常因以下原因导致ESA低反应性（表18-6-2）。

表18-6-2　ESA低反应性的常见原因

铁缺乏	多发性骨髓瘤
炎症性疾病（例如通路感染、外科炎症、艾滋病、系统性红斑狼疮）	恶性肿瘤
慢性失血	营养不良
甲状旁腺功能亢进	溶血
纤维性骨炎	透析不充分
铝中毒	ACEI/ARB和免疫抑制剂等药物的使用
血红蛋白病	脾功能亢进
叶酸或维生素B$_{12}$缺乏	EPO抗体介导的纯红细胞再生障碍性贫血（PRCA）

铁缺乏：无论患者是否开始了ESA的治疗，均应监测其铁储备和铁利用情况，在适当时机正确使用铁剂，并维持充足的铁储备，以保证ESA的疗效。有关铁剂的使用详见后面的描述。

炎症性疾病：在透析患者患有炎症性疾病时，会导致多个细胞因子的升高，包括白介素6，肿瘤坏死因子α以及干扰素γ等，这些因子会通过上调铁调素mRNA的表达而导致铁调素病理性升高，抑制肠道铁吸收和促进巨噬细胞铁储留，阻止了铁的释放和利用，导致相对铁缺乏，从而阻碍血红蛋白的合成和红细胞的生成，将进一步加重贫血。治疗上需要积极控制感染。

EPO抗体介导的纯红细胞再生障碍性贫血（pure redcell aplasia, PRCA）：虽然PRCA发病率很低，但是其后果通常很严重，因此需要足够关注、早期诊断、及时给予针对性治疗。当rHuEPO治疗超过4周并出现了血红蛋白水平快速下降，下降速度为每周5~10g/L（5.0~1.0g/dl），或需要输红细胞以维持血红蛋白水平；而血小板和白细胞计数正常，且网织红细胞绝对计数<10000/μl，则应该怀疑PRCA。其确诊必须在血清中检测到抗rHuEPO抗体；且骨髓穿刺显示红系增生显著低下，有核红细胞<5%。

在接受rHuEPO治疗的患者中，PRCA发生率为（1~33）/10万。其中，主要为皮下注射给药的患者，其发病率为19.8/10万，静脉注射为0.68/10万。迄今为止，全球总共有108例相关病例报道，其中107例来自接受rHuEPO-a治疗的患者，1例为rHuEPO-b治疗的患者。其发病机制有可能与皮下注射增强了该药物的抗原性、与药物的佐剂、赋形剂或辅药成分有关，或者合并了自身免疫性疾病，如系统性红斑狼疮。

关于PRCA的治疗，目前尚无公认的标准。在疑诊或确诊PCRA的患者中，首先应停药，包括任何rHuEPO制剂，原因是抗rHuEPO抗体与其他制剂亦会有交叉反应。有报道在停药后,抗rHuEPO抗体的效价会缓慢下降,部分患者血红蛋白水平有可能恢复正常,而有些患者可能需要间断输注红细胞以维持血红蛋白水平。糖皮质激素治疗有助于加速抗体效价的下降,多数患者可以维持正常的血红蛋白水平,也有免疫抑制剂治疗有效的个案报道(环磷酰胺或者环孢素等),但临床尚无临床治疗的规范可循。当抗体效价下降,可否再次使用rHuEPO或者更换剂型是否会再次复发,尚缺乏证据,需密切监测其抗体效价及血红蛋白水平。成功的肾移植术后,PCRA往往能够得以治愈。

其他:失血也是ESA低反应性的常见原因之一。显性失血可能较容易被发现,例如手术失血、妇女月经失血和透析管路、透析器凝血等;相比较而言,隐性失血往往容易被忽略,例如消化性溃疡导致的慢性失血。因此,建议透析患者,尤其是存在ESA低反应性的患者,需定期进行粪便潜血的化验检查以排除胃肠道慢性失血。

近些年,随着对于铝中毒认识的逐渐深入,限制了铝制品的应用,存在铝中毒的透析患者已经不那么常见了。铝中毒的影响主要是铁利用障碍,患者临床表现为小细胞低色素性贫血。单纯检测血铝水平不足以诊断铝中毒,可以通过去铁胺刺激试验和骨髓活检来协助诊断。由于铝主要来自于含铝的磷结合剂以及日常生活中铝制品的接触,因此,治疗上首先要停药和停止接触,并可以通过静脉注射去铁胺促进铝排出体外。

由于甲状旁腺功能亢进导致的骨髓组织纤维化也构成了ESA低反应性的常见原因之一,应当加强针对甲状旁腺功能亢进的治疗。

4)铁剂的使用

A. 铁状态的评估和目标值: 来自K/DOQI指南对于铁状态评估频率的推荐:对于尚未使用ESA治疗的患者,至少应当每3个月检测一次;对于ESA诱导治疗、维持治疗阶段或者因贫血加重调整治疗阶段的患者，应当每个月检测一次。在临床某些特殊情况下，需要更加频繁地检测铁状态，包括ESA初始治疗时，ESA治疗后血红蛋白水平尚未达标时，近期有失血、手术、住院等事件，ESA治疗呈现低反应性或为观察铁剂治疗后的反应时。

有关铁状态评估参数主要包括以下两个方面。铁储备的评估：血清铁蛋白，血液透析患者的目标值为200ng/ml，腹膜透析患者的目标值为100ng/ml，其上限不超过500ng/ml。降低常常提示铁储备不足。铁利用的评估：血清转铁蛋白饱和度（transferrin saturation，TSAT）和网织红细胞血红蛋白含量（celluar hemoglobin reticulocyte，CHr）。在临床应用中，前者较后者更加常用，其目标值为20%，上限不超过50%，其降低提示铁利用障碍，也可以理解为用于红细胞生成的铁充分性不足。

其他还可用以评估铁状态的参数包括低血色素红细胞百分比、锌原卟啉和可溶性转铁蛋白受体，但尚未在临床推广。

值得注意的是，需将以上铁状态的评估参数结合血红蛋白水平以及ESA剂量综合分析，以调整肾性贫血的治疗。例如，低血清铁蛋白水平结合正常或者降低的转铁蛋白饱和度提示绝对铁缺乏，常由于铁摄入不足或者丢失过多引起，需要补充铁剂治疗；血清铁蛋白水平正常，而转铁蛋白饱和度降低，为相对铁缺乏；血清铁蛋白水平正常，而转铁蛋白饱和度增高，往往因营养不良引起；血清铁蛋白水平增高，同时转铁蛋白饱和度也升高时，往往见于补铁过量；当血清铁蛋白水平增高，而转铁蛋白饱和度下降时，要警惕炎症的存在，应当完善感染相关参数的筛查。

B. 口服铁剂：血液透析和腹膜透析的患者均可以选用口服补铁治疗，通常每日需要的剂量为200mg元素铁，每日分2~3次口服。可选择的铁剂有硫酸亚铁、琥珀酸亚铁、葡萄糖酸亚铁和富马酸亚铁。由于铁剂吸收部位主要在空肠和回肠上段,胃酸、维生素C、高蛋白饮食等可以促进铁剂的吸收,而食物、抑酸剂、碳酸氢钠等会抑制铁剂的吸收。因此,铁剂在空腹及不与其他药物同服时吸收最好,例如空腹或者餐后两小时。如果对于铁剂不耐受的患者,可以小剂量多次口服或者递增口服剂量。

C. 静脉铁剂:当口服铁剂疗效欠佳、出现不良反应或者进行血液透析的患者(有血管通路),均可以选择静脉铁剂的治疗。静脉铁剂的使用可以较快地提高血清铁蛋白水平,在维持同等血红蛋白水平的同时,减少了ESA的用量,因此,得到了医生及患者的认可。但是,我们要认识到,使用静脉铁剂纠正肾性贫血时,需监测血清铁蛋白水平,以防铁剂治疗过量。铁超负荷不仅会导致铁剂在心脏、肝脏和胰腺等器官的沉积,造成脏器损害;而且会增加感染、心血管疾病的发病率;增加氧化应激反应,导致死亡率增高。同时,任何种类的静脉铁剂在静脉注射时都可能发生严重的变态反应,分为急性和迟发性,均有可能危及生命,因此,必须保持高度警觉。其发生急性变态反应的发生率由高到低依次为:高分子右旋糖酐铁、低分子右旋糖酐铁、非右旋糖酐铁。在首次使用静脉铁剂时,指南建议首先给予试验剂量,并备好复苏急救药品,缓慢静滴,严密监测患者30~60分钟,如无不良反应,则可继续静脉铁剂治疗。如需检测血清铁蛋白水平,要在静脉注射铁剂后间隔相应时间后采血,以避免误差。

5)输血:①虽然输血可以在短期内纠正贫血状态,但是由于反复输注红细胞可以导致人类白细胞抗原(leukocyte antigen, HLA)抗体的产生,常常产生不利的影响,导致移植肾功能延迟恢复,甚至肾移植失败。因此,对于肾移植排队的患者,为了减少移植失败率,尽量不输血。②输血还可能存在其他副作用,例如铁负荷过重、输血反应、引发输血相关的感染性疾病和急性肺损伤。③补充足够的铁剂,恰当使用ESA可以减少患者对于输血的需求。因此,临床建议尽量避免输血治疗,而输注红细胞的指征仅为当患者出现了与贫血有关的症状时,例如心功能不全、心绞痛发作、活动耐力下降等,可考虑。

6)左旋肉碱:①肉碱是一种氨基酸,它是脂肪酸氧化作用过程中一个重要的辅酶,参与能量代谢。由于其分子量很小,普通透析即可清除高达70%。因此,透析患者的血浆及组织中的肉碱水平明显低下,并由此导致脂肪酸代谢紊乱。其机制可能与线粒体功能障碍、胰岛素抵抗和自由基过度生成有关。②有一些小样本研究提示,脂质过氧化使红细胞膜发生变形,暴露于氧化应激时渗透脆性增加,导致ESA低反应性。使用左旋肉碱可以减少脂质过氧化物和自由基的产生,从而改善患者对于ESA的反应性,减少ESA用量。

7)维生素C:血液透析患者常常发生维生素C不足,有些肾脏病医师推荐无论是否使用ESA,均常规补充维生素C,口服剂量50~200mg/d,或者更高剂量。最近有研究表明,通过静脉使用维生素C(每周3次,每次透析后用药300mg),透析患者对于ESA的反应性有所提高,ESA剂量有所减少,其作用机制为维生素C增强了骨髓摄取铁的能力,改善了铁的利用。因此,临床怀疑维生素C缺乏的患者,需口服维生素C 1~1.5g/w,或静脉使用维生素C 300mg,每周3次,透析后用药。但由于维生素C代谢产生大量草酸,会引起草酸盐沉积,需挑选合适的患者,并在治疗过程中进行监测。

2. **溶血**　溶血(hemolysis)是指红细胞破裂,血红蛋白逸出,即红细胞溶解,简称溶血。溶血的原因很多,在一般人群中,可由低渗、低温、过酸或过碱等多种理化因素和毒素引起。在终末期肾脏病患者中,由于尿毒症毒素的影响,红细胞膜的稳定性差,红细胞寿命明显缩短,更易发生溶血。当发生ESA低反应伴随血清乳酸脱氢酶、游离胆红素水平的升高,应考虑溶血的可能。血液透析的患者亦可能在透析期间发生急性溶血,患者会突然出现背痛、胸闷、呼吸急促等临床症状,血管通路中的血液可呈现葡萄酒色。其可能的原因为动脉管路打折、透析液中残留的氯、复用处理后未冲洗干净的消毒液、透析液过热或低渗等。此时,必须立即停止血泵,夹闭血管通路,停止血液透析,严密监测患者生命体征,完善辅助检查,包含心电图、血常规、乳酸脱氢酶、胆红素、高铁血红蛋白等,并对症处理。已经发生溶血的血液由于钾含量高,不能再回输到患者体内。可疑透析液相关性溶血时,需同时留取透析液样品送检。

3. **凝血机制异常** 出血是终末期肾脏病患者常见的有潜在生命危险的严重并发症,最常见的有穿刺点出血、鼻出血、胃肠道、泌尿生殖道出血和硬膜下血肿。其出血的发病机制是多因素的,起主要作用是血小板功能异常(磷酸腺苷和5-羟色胺水平下降,以及血栓素A_2缺陷)以及血小板和血管壁的相互作用受损。同时,血液透析过程中,血小板还会因为与透析膜、抗凝剂的接触而被不断活化。除此之外,有研究提示尿毒症毒素、异常的血小板花生四烯酸代谢、增高的甲状旁腺激素水平以及贫血也加重了终末期肾脏病患者的失血。尽管血小板功能降低,但是值得注意的是,这些患者的心血管疾病和血栓性并发症的患病率仍较高。其凝血机制异常的预防和治疗方案包括充分透析、使用促红细胞生成素纠正贫血。此外,还可以采用冷沉淀,起效迅速(小于1小时),但是作用时间短;血管升压素同样可以在短时内起效;共轭雌激素起效时间慢(约6小时),但是维持时间较长,可持续2周。输注红细胞可能部分减少出血时间,但是,因传播感染性疾病的风险,应慎用。

(刘 莉)

第七节　矿物质及骨代谢异常

矿物质及骨代谢异常（CKD-MBD）是全身性疾病，常具有下列一个或一个以上表现：①钙、磷、甲状旁腺激素（PTH）或维生素D代谢异常；②骨转化、矿化、骨容量、骨骼线性生长或骨强度的异常；③血管或其他软组织钙化。

1. 病理生理　肾脏具有调节矿物质和骨代谢的功能，肾衰竭打乱了钙磷稳态，从而影响骨、胃肠道和甲状旁腺，造成CKD-MBD的发生。发生机制复杂，还在不断研究探索中，主要机制见图18-7-1。

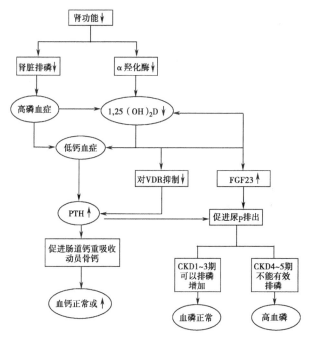

图18-7-1　CKD-MBD发生机制示意图

注：CaSR：钙敏感受体；VDR：维生素D受体；FGF23：成纤维细胞生长因子23；PTH：甲状旁腺激素

2. 实验室检查和目标

（1）甲状旁腺激素（PTH）

1）检测方法：PTH在甲状旁腺被剪切成一个84个氨基酸的蛋白（1~84PTH）并储存。释放入血后，1~84PTH的半衰期为2~4分钟。其在甲状旁腺及分泌入血后被裂解为PTH的氨基末端（N-PTH）、羧基末端（C-PTH）和中段（M-PTH），并进一步在肝脏和肾脏代谢。其中1~84 PTH具有生物活性。CKD患者中，由于肾脏清除能力降低，体内有无活性C-PTH、N-PTH和M-PTH蓄积。

经过几十年的发展，共有三代PTH检测方法。第一代采用放射免疫法，除检测有活性的1~84PTH，还检测没有活性的C-/M-PTH或N-PTH，因此，这一方法测得的PTH浓度明显增高，已被淘汰；第二代方法采用双抗体识别免疫法，一个抗体识别C末端靶抗原（39~84氨基酸），另一抗体识别N末端靶抗原（13~34氨基酸），最后检测到的是较长的肽链，称为全段PTH（iPTH）方法，目前被广泛采用。但是，这种方法也有一定的问题，其仍可检测到与1~84PTH生物活性相反的7~84PTH(无钙调节活性)，因此，检测结果是1~84PTH和7~84PTH之和；第三代方法原理与第二代相同，但更加特异，抗体结合部位分别是1~4位氨基酸和39~84位氨基酸，就避免了检测结果中包括7~84PTH的问题，被称为整段PTH（whole PTH）或生物活性PTH（Bi-PTH）方法，但目前尚未被广泛应用，也没有足够的证据表明其对骨病有更好的预测价值。后来发现，其可以检测到少部分没有活性的N-PTH。因此，2009年的KDIGO指南认为临床仍然可以采用第二代iPTH检测方法。

不同的检测方法间及样本收集和储存的差异都会影响检测结果，造成检测结果间的明显的变异。

2）检测频率和目标值：2003年K/DOQI指南和2009年KDIGO指南对PTH检测频率和目标值的建议见表18-7-1。

表18-7-1　PTH检测频率和目标值的建议

	K/DOQI（2003年）		KDIGO（2009年）	
	检测频率	目标值	检测频率	目标值
CKD3期	每12个月	35~70pg/ml	视基线水平和CKD进展情况而定	
CKD4期	每3个月	70~110pg/ml	每6~12个月	
CKD5期或透析	每3个月	150~300pg/ml	每3~6个月	正常上限的2~9倍

与K/DOQI指南意见一致，KDIGO指南建议采用iPTH水平来评价和治疗骨异常。这主要是因为绝大部分文献采用iPTH检测方法来诊断治疗骨病。但是，K/DOQI指南所基于的某些第二代检测方法已经不再使用了，且不同的检测方法间及样本收集和储存的差异都会影响检测结果，造成检测结果间的明显的变异，KDIGO工作组建议不以某一种方法测得的PTH水平作为目标值，而是以相应检测方法标准值上限的2~9倍作为透析患者的目标值。另外，KDIGO指南建议依据是否出现升高的趋势而不是根据某一次的具体值治疗。

考虑到PTH水平反映了甲状旁腺功能，而骨骼对PTH的反应性因人而异。临床上应根据患者的实际情况决定治疗方案，不可照搬指南意见。

在接受CKD-MBD治疗的患者，或指标有异常的患者，KDIGO指南建议增加检测频率，以了解变化趋势、治疗效果和副作用。

（2）血清钙

1）血钙及其检测：多使用自动生化分析仪采用比色法进行血清钙检测，临床实验室有严格的质控标准，一般检测结果准确、重复性好。

钙元素仅1%存在于细胞外间隙，余均在骨骼系统中。一般而言，血清离子钙是有生物活性的，占血清总钙的40%~50%。非离子钙与白蛋白、阴离子如枸橼酸、重碳酸根及磷酸根等结合，没有生物活性。因此，在低白蛋白血症患者，相对于总钙而言，离子钙水平增加，故检测到的血清总钙可能会低估血清中离子钙的生理活性，这时需对血清总钙进行校正，校正公式是：校正钙=总钙(mg/dl)+0.8 × [4－血清白蛋白(g/dl)]。也有研究认为，校正钙并不优于未校正总钙，且白蛋白的检测方法也会影响最终的校正钙结果。但目前离子钙测定还没有作为一种常规检测，还需要额外的花费，因此KDIGO指南仍然建议采用校正钙来评价血钙水平。

2）检测频率和目标值：2003年K/DOQI指南和2009年KDIGO指南对血钙检测频率和目标值的建议见表18-7-2。

表18-7-2　血钙检测频率和目标值的建议

	K/DOQI(2003年)		KDIGO(2009年)	
	检测频率	目标值	检测频率	目标值
CKD3期	每12个月	正常范围	每6~12个月	正常范围
CKD4期	每3个月	8.6~10.3mg/dl 2.15~2.58mmol/L	每3~6个月	
CKD5期 或透析	每个月	8.4~9.5mg/dl 2.10~2.37mmol/L	每1~3个月	

在CKD3~5期患者,没有血钙增高会增加死亡或骨折风险的数据。在CKD5D期患者,同血磷一样,增加全因死亡危险比的血钙界值在不同的研究得出不同的结果,从>2.38mmol/L到>2.85mmol/L不等。关于低限,有很少的证据表明,低于2.10mmol/L后可能会有增加的危险。但一项美国的研究表明,低血钙增加的死亡风险经校正后就消失了。KDIGO指南给出的建议是,是否治疗要基于化验结果的趋势以及考虑到所有CKD-MBD的指标,而不是某一次、某一项指标结果。

关于钙磷乘积,K/DOQI指南建议应控制血清钙磷乘积低于55mg²/dl²,而在KDIGO指南中更看重每个指标都要尽量达标。

(3)血清磷

1)血磷及其检测:无机磷参与很多正常生理功能。其主要存在于细胞内,pH值和糖浓度可影响磷的细胞内外转移,改变血清磷浓度。同血钙,血磷也采用比色法进行检测。收集样本时发生溶血会造成血磷假性升高。

2)检测频率和目标值:2003年K/DOQI指南和2009年KDIGO指南对血磷检测频率和目标值的建议见表18-7-3。

表18-7-3　血磷检测频率和目标值的建议

	K/DOQI（2003年）		KDIGO（2009年）	
	检测频率	目标值	检测频率	目标值
CKD3期	每12个月	2.7~4.6mg/dl	每6~12个月	正常范围 2.5~4.5mg/dl
CKD4期	每3个月	0.87~1.49mmol/L	每3~6个月	0.81~1.45mmol/L
CKD5期透析	每个月	3.5~5.5mg/dl 1.13~1.78mmol/L	每1~3个月	尽量接近正常范围

目前,还没有关于不同血磷目标值对临床重要结局影响的随机对照研究。一些流行病学及观察性研究表明,高于正常水平甚至是在正常值高限都会增加CKD3~5期患者的心血管疾病及死亡的风险。在ESRD患者中,单独血清磷的持续升高就与增加的死亡率相关。尽管在透析患者中,很多患者很难将血磷控制在正常范围,按照KDIGO的建议,仍应以"尽量接近正常范围"作为治疗的目标。

(4)碱性磷酸酶(ALP)

1)碱性磷酸酶及其检测:碱性磷酸酶起蛋白、核酸的去磷酸化作用。总碱性磷酸酶(t-ALP)可采用比色法检测。ALP以各种同工酶的形式存在全身,肝脏、骨骼浓度最高。特殊ALP同工酶可用于明确其组织来源。骨特异性ALP(b-ALP)可由免疫放射法进行检测。常见引起t-ALP升高的情况有:肝功能异常(同时合并其他肝酶水平升高)、骨活性增加,或骨转移。t-ALP和b-ALP在原发和继发性甲旁亢、骨软化、骨转移及佩吉特病中均有升高。检测t-ALP可以作为诊断、治疗CKD-MBD的一个辅助方法,如用于评价疗效(需注意除外肝功能异常)。在临床难以判断的时候,应检测b-ALP,代表骨来源的ALP,可以提供更特异的信息,但检测费用更昂贵。

2)ALP的检测频率和临床意义:KDIGO指南中建议CKD3期患者要检测ALP,CKD4期患者的检测频率建议为6~12个月,CKD5期或透析患者要求每3~6个月进行检测。

骨特异性ALP反映了成骨细胞的活性,是被广泛认可的最有临床价值的反映骨形成的指标,且与其他反映骨转化的指标比较,b-ALP也是唯一一个没有日间波动的指标。低b-ALP(<7ng/ml)结合低PTH提示骨骼低重塑,高b-ALP(≥20ng/ml)或同时有PTH水平升高(超过200pg/ml)对诊断高转化骨病有高敏感性和特异性。

(5)维生素D

1)维生素D及其检测:维生素D是脂溶性维生素,来源主要是皮肤的7-脱氢胆固醇经紫外线照射转化为胆骨化醇,即维生素D_3,再结合外源药物补充和很少食物含有的维生素D_2和维生素D_3,经肝脏的25位羟化,转化为25羟维生素D[25(OH)D],再经过肾脏的1位羟化,成为有活性的1,25二羟维生素D[1,25(OH)$_2$D]。

25(OH)D是指25位已在肝脏羟化的25(OH)D_2和25(OH)D_3的总和,是最好的评价维生素D状态的指标,反映了体内多种来源的维生素D,包括食物摄入和皮肤合成的,其半衰期也较长,约3周。体内25(OH)D水平随季节有波动,夏季日晒时间长,水平会更高一些。25(OH)D_3检测的金标准是高效液相色谱法(HPLC),这对检测设备、检测人员都有很高的要求,而且价格昂贵,限制了广泛使用。目前,主要采用全自动化学发光法,即DiaSorin方法检测总25(OH)D,另外,也有公司采用全自动放射免疫法和(或)酶联免疫吸附法检测,但文献中很少使用。液相色谱-串联质谱法(LC-MS/MS)也是临床检测循环25(OH)D的常用方法,可以分别测定出25(OH)D_2和25(OH)D_3,但也存在检测条件、费用和人员的问题,所以大部分临床实验室没有采用这种技术。DiaSorin方法不能区分25(OH)D_2和25(OH)D_3,但这两种形式在体内有相似的生物学效应,是否需分别检测还有很多争议。

1,25(OH)$_2$D是1,25(OH)$_2D_2$和1,25(OH)$_2D_3$的统称,半衰期短,仅4~6小时。HPLC法是检测1,25(OH)$_2$D的金标准,但仅有很少的试剂盒能用于常规测定。体内循环中1,25(OH)$_2$D水平仅为25(OH)D的1/1000。检测受很多因素影响,如25(OH)D水平及多种影响25(OH)D向1,25(OH)$_2$D转化即1位羟化的因素,比如α羟化酶,而调节钙稳态的各种因素又有调节α羟化酶活性的作用,也会调节1,25(OH)$_2$D水平。因此,考虑到很短的半衰期、检测方法没有标准化、外源给予的骨化三醇及维生素D类似物等会人为影响检测结果,以及没有证据表明检测1,25(OH)$_2$D会对指导治疗或预测预后有意义,KDIGO工作组没有推荐常规测定$1,25(OH)_2D$(表18-7-4)。

表18-7-4 维生素D及其衍生物

		D_2及其衍生物	D_3及其衍生物	统称
母体	简称	D_2	D_3	D
	全称	维生素D_2,麦角钙化醇	维生素D_3,胆骨化醇	维生素D
	来源	食物、药物	食物、药物;皮肤7-脱氢胆固醇经紫外线照射后转化而成	
第一次羟化产物	简称	$25(OH)D_2$	$25(OH)D_3$	$25(OH)D$
	全称	25羟维生素D_2, ercalcidiol	25羟维生素D_3, calcidiol	25羟维生素D
第二次羟化产物	简称	$1,25(OH)2D_2$	$1,25(OH)2D_3$	$1,25(OH)_2D$
	全称	1,25二羟维生素D_2, ercalcitriol	1,25二羟维生素D_3, calcitriol	1,25二羟维生素D

2)检测频率和目标值:目前,还没有一个公认的维生素D的正常值范围。也没有证据表明CKD患者的正常值范围不同于无CKD的患者。根据多数研究所采用的范围,可将$25(OH)D$水平低于10~15ng/ml(25~37nmol/L)定义为25(OH)D缺乏,≥10~15ng/ml但<20~32ng/ml(50~80nmol/L)定义为25(OH)D不足。

维生素D缺乏或不足在CKD患者中可能会加快肾脏

病进展、导致继发性甲旁亢、加重血管钙化的发生,另外低25(OH)D水平与患者的死亡率相关。因此,对于CKD3~5期患者,KDIGO指南建议检测25(OH)D水平,并根据基线值和治疗情况决定重复检测频率。并建议纠正维生素D缺乏或不足,治疗方案同一般人群。

总体来说,对上述指标的检测频率应基于指标是否有异常、异常程度以及CKD的进展情况来个体化决定。

3. 骨活检和骨病理 KDIGO指南指出,肾性骨营养不良仅用于描述CKD患者的骨病理表现,而CKD-MBD正如本节开头所述,内容更宽泛。

慢性肾衰竭患者中主要有五种骨病类型,即继发性甲旁亢导致的高转运骨病纤维囊性骨炎、低转化性骨软化、混合型骨病、骨软化以及无动力骨病。其他类型骨病还有铝沉积骨病、骨质疏松等。许多检测方法可评价患者是否存在骨病及骨病类型,包括血清钙、磷、PTH、ALP(t-ALP,b-ALP)、影像学检查、去铁胺试验以及骨活检。但有研究表明,骨活检结果和不同水平的PTH结果如150~500pg/ml和500~1200pg/ml并无明确相关性,故骨活检仍是诊断骨病的金标准。

为了清楚的理解、阐明骨活检结果,2006年美国国家肾脏基金会(NKF)提出肾性骨病应进行TMV分类,即如下三方面的组织学描述:①骨转化:低、正常或高;②骨矿化:正常或异常;③骨容量:低、正常或高。

(1)骨活检指征:尽管骨活检是诊断骨病类型的金标准,但其本身是一个有创性检查,且需要特殊设备,需要专业人员作出诊断评价。因此,多数医生没有选择也没有条件将其作为一个常规检测方法。如下列出了不同指南的骨活检指征,作为参考。

1)K/DOQI指南:2003年K/DOQI指南提出,大多数情况不需要行骨活检,ESRD患者发生如下情况时可以考虑行骨活检:①脆性骨折;②iPTH水平100~500pg/ml,但有难以解释的高钙血症、严重骨痛或不能解释的b-ALP升高;③根据临床症状或铝暴露史,怀疑有铝相关骨病。

2)NKF声明:2006年NKF发表声明,不建议骨活检作为常规评价骨病的检测方法。对于CKD患者,行骨活检的指征包括但不仅限于:①各项生化指标不一致,因而不能得出明确的进一步治疗方案;②不能解释的骨折或骨痛;③严重的进展性血管钙化;④怀疑有铝或其他金属超负荷或中毒;⑤甲状旁腺切除术前,存在铝暴露史或生化指标与继发性或散发性甲旁亢不一致;⑥二膦酸盐治疗前。

3)KDIGO指南:2009年KDIGO指南给出了如下骨活检指征:①不能解释的骨折、高钙血症和(或)不能解释的高磷血症;②持续骨痛;③怀疑铝中毒;④二膦酸盐治疗前。

(2)正常骨病理:正常骨由类骨质和矿化骨组成。类骨质为薄层状,适量覆在骨表面(<25%),其上覆盖成熟的成骨细胞(约40%)。骨吸收很少(<7%),破骨细胞在骨表面仅占很小的比例(<2%)。四环素发光带代表了位于类骨质表面下方的活跃矿化骨形成。

(3)纤维囊性骨炎:纤维囊性骨炎发生于继发性甲旁亢,表现为高转化、正常矿化,骨容量根据疾病严重程度可表现为中到高。继发性甲旁亢常发生于CKD3期以后,主要造成PTH分泌增多的因素包括:①血磷升高;②低钙血症;③$1,25(OH)_2D$水平降低;④甲状旁腺维生素D受体、钙敏感受体、FGF受体和Klotho表达降低。

慢性、持续PTH过高导致骨髓纤维化,编织样类骨质(woven osteoid),成骨细胞数目增多、活性增强,类骨质表面增宽,可见数个破骨细胞和吸收表面。可见四环素标记带清楚地覆盖在大部分骨表面,提示骨形成加速,不存在矿化缺失。

(4)无动力骨病:无动力或再生不良型骨病发生率越来越高,是腹膜透析和血液透析患者骨病的主要类型,特别是糖尿病患者。已基本替代了骨软化所致骨病,并超过了继发性甲旁亢导致的肾性骨病。

无动力骨病的发生与多种因素有关,PTH释放的过度抑制是最主要因素,其他还包括高龄、糖尿病等。造成PTH释放受抑的因素主要有相对大剂量的维生素D类似物的使用、含钙磷结合剂的使用等。

病理上表现为骨转化明显降低,成骨细胞和破骨细胞活性都明显下降,骨形成和骨吸收均减低,组织上表现为超薄的类骨质层,无活跃的矿化、成骨细胞失活、破骨细胞和骨表面吸收减少。与骨软化相比,成骨细胞的胶原合成率和随后的矿化都下降,因此,不同于骨软化的类骨质层增厚,无动力骨病类骨质层很薄。

这些患者的PTH水平常正常或轻微升高,由于骨骼钙沉积减少,有发生高钙血症的倾向,发生髋部骨折的风险显著升高。在儿童,无动力骨病与其他骨病类型相比,生长延缓更明显。

(5)混合型骨病:混合型骨病包括高转化纤维囊性骨炎和低转化骨软化的病理表现。光镜下表现类似纤维囊性骨炎,与之比较有更大程度的类骨质聚积。荧光下可见矿化异常,表现为弥漫的四环素沉积及在某些骨形成表面无四环素沉积。也存在矿化延迟时间(MLT)缩短。

(6)骨软化:骨软化,表现为低转化和骨矿化障碍。低转化即骨形成和骨吸收细胞数目减少,成骨细胞或骨吸收表面缺失,骨矿化障碍表现为类骨质表面增宽,荧光显微镜下很少或无四环素沉积。

铝抑制骨矿化,铝中毒是最常见的造成ESRD患者骨软化的原因。由于水处理技术的改进、含钙及其他不含铝磷结合剂的广泛使用,铝相关骨病已明显减少。

(7)骨质疏松:目前还没有病理诊断骨质疏松的定量标准。病理上主要表现为低骨容量,皮质骨变薄,骨小梁减少、变薄且互相不连接,骨转化上既可表现为低转化亦可表现为高转化。在CKD4-5D期患者,如骨密度检测T值低,还有脆性骨折,骨病理上如除外了其他类型的肾性骨病,即可诊断骨质疏松。

4. 管理矿物质及骨代谢异常 结合CKD-MBD的病理生理,合理管理CKD-MBD重点在如下几方面:①尽量控制血磷在正常范围;②限制过量钙负荷;③控制PTH在目标范围,避免过高、过低的PTH水平;④维持骨健康,避免骨折。

管理CKD-MBD可分如下步骤进行:①按前述进行血钙、血磷、25(OH)D、iPTH及ALP的检测;②CKD-MBD的启动因素为高磷血症,因此首先控制血磷;③控制血磷后仍有PTH水平增高,决定进一步是否使用维生素D类似物或拟钙剂;④调整磷结合剂、活性维生素D及其他药物的剂量,控制各项指标在目标范围内;⑤前述治疗失败,决定是否进行甲状旁腺切除治疗。第一步前文已有详细阐述,下面将分别从管理血磷、血钙、iPTH及甲状旁腺切除术方面进行介绍。

(1)管理血磷:预防和(或)纠正高磷血症主要措施有限制饮食磷的摄入、使用磷结合剂及加强透析清除。

1)限制饮食磷的摄入:CKD患者要适度限制饮食磷的摄入。控制每日摄入磷在800~1000mg。

首先,要了解哪些食物是高磷食物,要限制这些食物的总量。磷酸盐以有机酯类的形式自然存在于许多食物中,包括肉、土豆、面包还有其他谷物等。在食物中自然存在的磷是有机结合的,仅40%~60%可在胃肠道吸收。

限制饮食磷的摄入,除了要考虑食物的磷含量外,还要考虑胃肠道对不同食物中磷的吸收能力。还没有引起充分重视的就是,许多加工食品含有很多含磷的食物添加剂或防腐剂。这些游离的而不是有机结合的磷酸盐可以在胃肠道被高效吸收。典型的含有大量磷酸盐添加剂的食物包括快餐、加工的肉类、火腿、香肠、罐头鱼、烘焙食物、可乐还有其他软饮等。比较而言,一些植物中的磷不易被吸收,因为这些磷以肌醇六磷酸的形式存在,需要肌醇六磷酸酶才被吸收,而人类的小肠并不分泌肌醇六磷酸酶。

限制磷的摄入很多时候都要限制蛋白的摄入。有一部分透析患者处于营养不良的边缘,对于他们首要的是补充蛋白,而不是限制蛋白,要鼓励他们避免一些不必要的磷摄入,包括含磷的食物添加剂、奶制品、某些植物、许多加工食品以及可乐等,同时增加高生物效价蛋白,如肉、蛋等。很多人没有充分意识到食物添加剂是很重要的饮食磷的来源,应教育患者阅读食品标签,避免摄入这些食物,这一点非常重要。

2)使用磷结合剂:绝大部分透析患者需要口服磷结合剂以控制血磷。KDIGO指南建议CKD3~5期(2D)和CKD5D(2B)患者治疗高磷血症时使用磷结合剂。磷结合剂的种类要根据患者的CKD分期、是否有其他的CKD-MBD情况、伴随用药以及药物副作用等来选择。

目前,根据是否含钙可将降磷药分为两大类:含钙磷结合剂和不含钙磷结合剂。这些药物降磷效果都不错,就临床益处如死亡率或骨折发生情况而言,哪种更好也尚没有明确的结论。在CKD非透析患者中,有少量证据表明,司维拉姆较碳酸钙降低了CKD患者的死亡率。

A. 含钙磷结合剂:由于服用含铝磷结合剂后铝吸收造成体内组织铝蓄积、铝中毒,现多使用钙盐来结合肠道磷,发挥降磷作用。当患者高磷血症经饮食和透析仍不能控制满意时,可以服用含钙的磷结合剂。

目前,大部分患者使用的含钙磷结合剂是碳酸钙和醋酸钙。这两种比较而言,醋酸钙较碳酸钙降磷效果更好。碳酸钙仅在酸性条件下溶解,而许多ESRD患者有胃酸缺乏或者正在服用H_2阻滞剂,就影响了碳酸钙的溶解。而醋酸钙,在酸性和碱性环境中都是可溶的,仅需使用碳酸钙一半的钙离子剂量,但临床上这种差异并不明显,其高钙血症的发生率与大剂量碳酸钙的发生率相似。

服药剂量可以根据患者血磷控制情况进行调整,直到血磷达到目标范围,或出现高钙血症。服用含钙磷结合剂可能会造成冠脉钙化的进展。为了降低这种可能性,建议元素钙的总剂量(包括食物中的钙)不超过2000mg/d,每天服用的钙剂中元素钙不超过1500mg/d。即使是这样的剂量,在同时进行维生素D治疗时,也会造成正钙平衡,长期下来可能会有不好的后果。

磷结合剂在餐中服用效果最好。既可有效结合饮食中的磷,且被吸收的游离钙少。在两次进餐中间服用的含钙磷结合剂仅结合肠液中的磷酸盐,游离钙就更多,被吸收的钙也就更多,这种服用方法适合有低钙血症且血磷正常或偏低的患者。

高钙血症是含钙磷结合剂的一个常见并发症,易发生于同时服用维生素D制剂或因骨软化或无动力骨病导致骨转化降低限制骨骼多余钙摄取时。为了限制钙负荷,对于有血管钙化证据的患者应限制含钙磷结合剂的剂量。

推荐含钙磷结合剂不用于有高钙血症的高磷血症患者。在疑诊无动力骨病、血管钙化和持续低PTH水平的患者,要限制含钙磷结合剂的总剂量。在低PTH水平且使用含钙磷结合剂或同时使用维生素D治疗后出现高钙血症的患者,要怀疑有无无动力骨病。

长期使用含钙磷结合剂时,要注意监测血清钙浓度,对于血液透析患者,可以通过调整透析液钙离子浓度配合含钙磷结合剂的使用。

碳酸钙:500mg剂型含元素钙200mg,元素钙占40%。用于降磷时,餐中服用,从每餐1~2片开始,根据血磷和血钙水平调整剂量。用于升高血钙时两餐中间或空腹服用。优点是价格便宜,易于购买。缺点是易发生高钙血症。

醋酸钙:常见667mg剂型含元素钙169mg,元素钙占25%。服用方法同碳酸钙。与碳酸钙比较,同样剂量的元素钙醋酸钙降磷效果优于碳酸钙,升高血钙的作用更小。醋酸钙主要缺点是价格高,胃肠道副作用较碳酸钙可能要多一些。

B. 司维拉姆: 盐酸司维拉姆和碳酸司维拉姆都是阳离子聚合物,通过离子交换结合磷,不含钙、铝、不被吸收,可以有效降低血磷水平,且不会升高血钙。其剂型为400mg/片或800mg/片,800~1600mg/次,一日三次,餐中服用。可根据血磷水平增减剂量。有一项小型研究表明,每日三次和每日一次服用同样有效,简单的服用方法会大大提高患者依从性。

关于司维拉姆与其他降磷药物的比较,已有较多研究,虽然结论不尽相同,但总体而言,其优势在于其对死亡率、血管钙化、骨病和生化指标特别是高钙血症方面的益处。

死亡率: 透析临床结局再访问(DCOR)研究中,2103例血透患者随机服用司维拉姆或含钙磷结合剂,45个月后,发现两组患者全因死亡率和心血管死亡率无显著性差异,但再分析后发现司维拉姆组全因住院或住院天数下降。在前瞻性随机RIND研究中,平均随访44个月的死亡率司维拉姆组明显低于含钙磷结合剂组(5.3/100患者年对10.6/100患者年),多变量分析得出服用含钙磷结合剂有更高的死亡风险(HR3.1)。在非透析CKD患者中的研究也发现与碳酸钙比较,司维拉姆可以降低死亡率。这种死亡率的下降很可能与司维拉姆能够将血磷水平控制得更低,血钙水平更低、更少发生高钙血症有关。另外,这种生存优势也可能与其降低C-反应蛋白、总胆固醇和LDL胆固醇等有关。

血管钙化: 在前瞻性随机"Treat-to-Goal"和RIND研究中,司维拉姆组较含钙磷结合剂组冠脉钙化进展更少。但是在Calcium Acetate RenagelEvaluation(CARE)-2研究中,发现醋酸钙和renagel组冠脉钙化进展相似。在上述三个随机研究中,36个月时多层CT检测的新发冠脉钙化司维拉姆组明显低于碳酸钙组(13%对82%)。

骨活检: 就骨组织病理而言,司维拉姆和含钙磷结合剂间没有大的差异。

血钙、PTH水平：司维拉姆较含钙磷结合剂更少发生高钙血症，不容易发生低PTH。在"Treat-to-Goal"研究中，200例维持性血液透析患者随机进入司维拉姆组和含钙磷结合剂组，研究1年时，两组血磷水平控制相同，但司维拉姆组高钙血症发生率低（5%对16%），血钙水平更低（2.35mmol/L对2.43mmol/L），低PTH发生率低（30%对57%）。

最初使用的盐酸司维拉姆有可能加重代谢性酸中毒，碳酸司维拉姆与其比较升高碳酸氢根水平，避免了这个问题，且二者降磷作用相同。尽管有上述临床益处，但与含钙磷结合剂相比，司维拉姆最大缺点就是价格昂贵，很大程度上限制了广泛临床使用；另外，有少数患者发生低钙血症，需要补充钙剂。

C. 碳酸镧：碳酸镧是不含钙、铝的磷结合剂。其在消化道酸性环境下解离，与食物中的磷酸盐结合形成磷酸镧抑制磷的吸收，可有效降低血磷。剂型为250mg/片、500mg/片、750mg/片、1000mg/片。可以从500mg/次，三次/日起始，根据血磷水平增减剂量，不建议超过1250mg/次，三次/日。

与含钙磷结合剂和司维拉姆比较，碳酸镧对死亡率和血管钙化的作用还没有相关研究结果。有研究评价了其对骨和生化指标的影响。就对骨病的影响来说，几个随机前瞻性研究都没有得出一致的益处或副作用，但含钙磷结合剂与碳酸镧比较，会增加钙负荷、相对增高无动力骨病的发生率和血管钙化。生化指标方面，多个随机前瞻研究都表明，与含钙磷结合剂比较，碳酸镧高钙血症发生率低，不容易发生低PTH。

副作用主要为胃肠道反应，发生率同碳酸钙。未发现明显的肝毒性。但是碳酸镧对骨和其他器官的长期安全性还不清楚。对尿毒症大鼠的动物研究发现，喂食碳酸镧110天后，多个器官有镧蓄积，特别是肝脏。

就碳酸镧和司维拉姆而言，选择哪一种，目前主要决定因素是药物价格和患者的耐受性，还需要更多的研究证据和经验。

D. 其他磷结合剂：氢氧化铝使用了很多年，服用后在肠道形成不溶性、不被吸收的磷酸铝，有效降低血磷。但在20世纪80年代开始，发现长期服用会引起铝在体内蓄积，发生铝中毒（详见铝中毒部分），累及肌肉、中枢神经系统以及骨，导致骨软化、难治性贫血、骨骼、肌肉痛以及痴呆等。因此，目前铝剂已不作为常规降磷药物，仅作为合并高钙、高磷血症患者的短期使用。需引起注意的是，同时服用含枸橼酸的物质如枸橼酸钙、果汁等时，会明显增加肠道铝吸收，可能会诱发铝神经毒性或症状性骨软化。

含镁磷结合剂如氢氧化镁或碳酸镁等一般也不再使用，主要因为含镁磷结合剂增加了发生高镁血症的危险及常发生腹泻等。

E. 新型降磷药物

烟酰胺：是烟酸（维生素B_3）的代谢产物，通过抑制胃肠道和肾脏的Na/Pi共转运系统减少磷的吸收，从而降低血磷。在一项对20例透析患者的初步研究中发现，给予Niaspan（烟酸缓释剂型）并缓慢增加剂量，治疗12周后可明显降低血磷水平，并升高血清HDL胆固醇。对33例患者的随机安慰剂对照交叉设计发现，烟酰胺（逐渐从500mg/d增加到1500mg/d）也可明显降低血磷。主要副作用就是胃肠道不适，也有个别报道发生轻微血小板减少。

多核铁-氢氧化物（PA21）：在一项多中心随机研究中比较了PA21与司维拉姆，5g/d和7.5g/d的PA21与4.8g/d的司维拉姆具有同等的降磷效果。PA21的常见不良反应是低磷血症、腹泻等。与司维拉姆比较，二者的不良反应发生率相似。

这些新型降磷药物的广泛使用还需要更多的临床研究结果的支持。

F. 加强透析清除：每次4小时的透析可清除约800~900mg的磷。常规每周三次的普通透析清除磷的能力有限。这主要与磷的体内分布有关,由于体内的磷主要存在于细胞内,需要不断的细胞内磷流向细胞外,才能实现透析清除磷的目的。因此,采用大透析器、高效透析器等方法并不能增加磷的清除。但是,有证据表明,长时透析或短时每日透析可以明显增加磷的清除。对于口服降磷药等控制效果不佳的严重高磷血症患者,可以通过增加透析次数或延长透析时间来达到降低血磷的目的。

(2)管理血钙

1)血钙的目标值见前述。

2)合理选择透析液钙离子浓度:在2003年K/DOQI指南中建议,为了减低钙负荷,血液透析或腹膜透析患者的透析液钙离子浓度应为1.25mmol/L。在2009年的KDIGO指南中,建议血液透析或腹膜透析患者的透析液钙离子浓度应为1.25~1.5mmol/L。

由于影响透析患者血流动力学耐受性,HD中的钙平衡对于短期的心功能很重要。透析液使用低钙离子浓度的患者容易发生心律失常、透析过程中心功能不稳定及透析中低血压。

另外,透析液钙离子浓度对于患者整体的钙平衡有很大影响。使用1.25mmol/L的透析液钙离子浓度一般不会造成体内钙负荷的增加,如果透析液钙离子浓度为1.5~1.75mmol/L,一般会超过体内血浆钙离子浓度,会导致正钙平衡,增加患者出现高钙血症的危险,一次常规4小时的透析,如果使用1.75的钙离子浓度,估计会有900mg的钙进入体内。

体内可被透析的钙离子比例有限,评价钙平衡的研究也很少。每次透析清除的钙离子不仅与透析液钙浓度有关,也与患者的离子钙水平、超滤率等有关。有研究测定了透析后的废弃透析液中的钙离子,发现采用1.25mmol/L的透析液钙浓度,正好达到钙平衡。也有一些新的研究检测透析液更频繁,发现使用1.25mmol/L的透析液钙离子,平均钙流动(-187±232)mg[(-46±58)mmol]。在52例患者中仍有6例存在正钙平衡。这也说明透析中,钙离子的体内外流动是有很大的个体差异的。

因此,透析液钙离子浓度应根据患者的整体钙负荷进行个体化设定。理论上,要对无动力骨病和骨外钙化的患者降低钙负荷,改善骨病,而对低钙血症的患者增加钙负荷。

对于腹膜透析患者,也同理。由于是维持性腹膜透析,腹透液钙离子浓度对患者钙负荷的影响会更大,应尽量避免使用高钙透析液(1.75mmol/L), KDIGO指南也推荐使用1.25~1.50mmol/L的腹透液钙离子浓度。

3)合理选择和使用含钙磷结合剂:高钙血症患者,如合并持续高磷血症,为了避免骨外软组织钙化,应减少或停用含钙磷结合剂,而换用司维拉姆或碳酸镧等不含钙的磷结合剂。

低钙血症的患者,可增加补充钙剂。每日补充元素钙的剂量也不受1500mg的限制。

需注意的是,如果是以降低血磷为目的,含钙磷结合剂应在餐中服用,若是为了升高血钙,则应空腹或两餐间服用。

(3)管理甲状旁腺激素

1)管理低PTH水平:很多原因可以造成iPTH降低,包括自身免疫性疾病、基因异常、浸润破坏或甲状旁腺全切术后等。这里主要谈及的是CKD-MBD中的iPTH水平低于150pg/ml。原因大多与过度治疗造成甲状旁腺过度抑制有关。应避免iPTH水平过低,以避免发生无动力骨病。

低血钙可刺激PTH分泌,升高PTH水平,应控制低PTH患者的血钙在正常偏低水平(2.10~2.37mmol/L)。如果血钙正常或偏高,应尽量避免含钙的磷结合剂,以免进一步抑制PTH。

在不会导致过低血钙的前提下,可以使用1.25mmol/L

或更低的透析液钙离子浓度,以刺激PTH分泌和腺体增生,但是应注意这种低钙透析造成的透析中急性并发症,如低血压。

低血磷抑制PTH分泌和甲状旁腺增生,对于这些低PTH的患者,尽量避免发生低磷血症。血磷水平轻度偏高可能有利于刺激PTH分泌,纠正低PTH状态。

在保证血钙水平在安全范围的前提下,由于活性维生素D会进一步抑制PTH和甲状旁腺增生,应尽量避免使用。维生素D类似物如维生素D_2、维生素D_3或胆骨化醇等没有使用禁忌。

PTH(1~34)是一种合成的PTH类似物,骨质疏松患者使用后可以明显增加骨密度。是否可以用于无动力骨病患者,是否可用于透析患者,还需要进一步的研究证据。

2)管理高PTH水平:继发性甲旁亢PTH水平高于目标值时,主要通过降低血磷、使用维生素D类似物及拟钙剂来降低PTH。

A.高磷血症是刺激PTH分泌的重要因素,因此应严格控制血磷。具体方法如前述。

B.活性维生素D及其类似物:当PTH高于目标值,且血磷、血钙控制满意时,建议使用活性维生素D及其类似物治疗继发性甲旁亢。目前,关于多种活性维生素D及其类似物,没有足够多的研究证明哪一种更好,所以这几种药物均可选用,具体药物及其特点如下。

骨化三醇(calcitriol)即$1,25(OH)_2D_3$,同体内产生的活性维生素D,之前被作为临床首选。有口服和静脉注射两种剂型,这两种给药途径在抑制PTH和不良反应方面没有什么差异。目前,还需要更多的研究来明确选择哪种给药途径、给药剂量和频率以及开始治疗的时机。腹膜透析患者由于没有静脉通路,主要口服给药。有研究表明冲击治疗和每日给药在抑制PTH方面效果相同。

帕立骨化醇(paricalcitol)即19-nor-1-α,$25(OH)_2D_2$,

是第二代维生素D类似物。仅有一项前瞻性多中心随机研究比较了帕立骨化醇和骨化三醇,在263例血透患者中,PTH高于300pg/ml且钙磷乘积低于75的患者随机服用两种药物,并根据PTH、血钙和钙磷乘积调整药物剂量。研究发现,首要终点即PTH较基线下降50%,两种药物没有差异,进而,对次要终点即钙磷乘积两种药物也没有差异,都会升高钙磷乘积。在一项历史性队列研究中比较了二者对死亡率的影响,随访三年后,发现帕立骨化醇和骨化三醇组的死亡率分别是每患者年18%和22.3%,前者明显优于后者,另外,帕立骨化醇组升高血钙和血磷的作用也明显差于骨化三醇组,但这个研究不是随机入组、基线数据包括年龄、种族、透析时程等两组间有显著性差异,因此,尚不能根据这个研究的结果就得出帕立骨化醇优于骨化三醇的结论,仍需要进一步的随机对照研究的证据。

度骨化醇(doxercalciferol)口服或静脉给药耐受性好,并可有效降低PTH水平。其口服剂型Hectorol已在美国上市。其与骨化三醇和帕立骨化醇的比较还需要更多的研究明确。一项小的回顾性研究没发现三者间在死亡率方面的差异。

阿法骨化醇(alfacalcidol)即1(OH)D,25位羟化后即形成有活性的骨化三醇,与安慰剂比较,可抑制PTH水平,还没有研究与骨化三醇进行比较。

奥沙骨化三醇(22-oxacalcitriol)有研究表明,其可明显抑制PTH水平。与骨化三醇比较,其降低PTH的作用稍差,升高血钙的作用稍优于骨化三醇,对血磷的影响二者无差异。

给药剂量使用活性维生素D时多大剂量疗效最佳、毒副作用最小要根据是否同时使用拟钙剂、含钙磷结合剂以及药物的选择性等来确定。现在主要根据经验,调整维生素D类似物,使PTH水平控制在靶目标水平,而钙结合剂中的元素钙每日不超过1.5g。

为了有效控制PTH水平,可上调活性维生素D剂量直至超生理浓度,但带来的问题就是高钙血症、高磷血症。生理或低剂量活性维生素D联合拟钙剂同样可以控制PTH水平,且发生高钙或高磷血症更少。对血液透析患者的研究发现,需要大剂量活性维生素D控制PTH的患者,转为服用生理剂量的活性维生素D联合拟钙剂后,高剂量与生理剂量活性维生素D控制PTH水平达标的比例没有显著性差异,但钙磷乘积在目标范围的患者比例生理剂量组明显高于高剂量活性维生素D组(表18-7-5)。

表18-7-5　活性维生素D及其类似物常用剂量

	与拟钙剂合用时的生理剂量	超生理大剂量	最大耐受剂量
骨化三醇	每次透析后0.5µg	每次透析后1.5µg	7~8µg/w
帕立骨化醇	每次透析后2µg	每次透析后6µg	
度骨化醇	每次透析后1µg	每次透析后3µg	

剂量调整周期一般为4~8周。早期对骨化三醇有反应的患者在最初用药后的1~3个月,PTH可有明显下降。之后可按照50%的比例减少剂量。出现血钙>2.55mmol/L时,应停用活性维生素D,待高钙血症缓解后,可按之前的半量治疗。

活性维生素D的禁忌证包括:活性维生素D及类似物不应用于有高磷(P>1.78mmol/L)和高钙(Ca>2.36mmol/L)的患者。否则会促进转移性钙化,增加血管钙化的危险。不用于低PTH患者。

内科治疗抵抗约一半严重甲旁亢的患者服用骨化三醇治疗后PTH不下降。可能与甲状旁腺腺瘤样增生、甲状旁腺细胞钙敏感性改变、因高钙、高磷血症不能使用大剂量活性维生素D等有关。这些患者可能需要拟钙剂或甲状旁腺切除治疗。

C. 拟钙剂：拟钙剂主要是增加甲状旁腺钙敏感受体（CaSR）对钙的敏感性。CaSR是调节甲状旁腺PTH分泌和增生的主要因素，由于作用靶点完全不同，其可与维生素D类似物（作用于VDR）同时使用达到互补作用或协同抑制PTH。

西那卡塞是目前唯一一个拟钙剂。研究发现，在现有治疗基础上，另外给予西那卡塞可以增加患者PTH、血钙、血磷达标率。进一步的研究也发现，与安慰剂相比，西那卡塞治疗可以降低甲状旁腺切除、骨折和心血管住院的风险。

另外，活性维生素D类似物增加循环FGF23水平，而西那卡塞配合小剂量活性维生素D使用可降低FGF23水平。

但在唯一一个随机研究（评价西那卡塞治疗对降低心血管事件的效果，EVOLVE）中，西那卡塞没能降低血液透析患者大的心血管事件或死亡率。

有效性研究在有轻到重度甲旁亢的维持性血液透析患者中，很多项前瞻性研究发现，拟钙剂治疗可以降低PTH和钙、磷水平，且呈剂量依赖性，可明显降低甲状旁腺切除的概率。有些因高钙、高磷不能继续服用活性维生素D的患者，可以联用西那卡塞和活性维生素D、磷结合剂和钙剂。

西那卡塞对死亡率和心血管结局的益处还不清楚。尽管在一个前瞻性观察性研究中发现使用西那卡塞可改善透析患者生存，但是，在EVOLVE研究中，西那卡塞没能降低血液透析患者死亡或大心血管事件的风险。

西那卡塞的不良反应主要是低钙血症和胃肠道反应。西那卡塞组肿瘤发生率有高于对照组的趋势（2.9/100患者年对2.5/100患者年）。但是试验本身有一些问题，西那卡塞组掉队率62%，而对照组有20%的患者终止试验改服西那卡塞。

适应证：PTH>300pg/ml、血钙>2.1mmol/L的透析患者，不同于维生素D类似物，高磷血症不是禁忌证。

剂量：起始剂量30mg/d，逐步增加到60mg/d、90mg/d和

180mg/d。未达目标前,可每隔四周上调剂量。

禁忌证: ①血钙低于2.1mmol/L。西那卡塞可引起低钙血症,常无症状,调节含钙磷结合剂、维生素D制剂或降低西那卡塞剂量即可。要频繁监测血钙和PTH水平,低钙血症可引起seizures和QT间期延长。②恶心、呕吐是最常见的副作用,食物可减轻症状,继续使用有些可逐渐缓解。

D. 甲状旁腺切除的指征: 目前缺乏比较药物和手术治疗严重继发性甲旁亢长期疗效的随机、对照研究。终末期肾病(ESRD)患者的甲状旁腺切除主要在一些PTH显著升高、药物治疗效果不好且有高PTH相关症状的患者中进行。对于没有症状的患者,没有充足的证据支持仅根据血清PTH水平进行手术切除。具体指征如下: 严重高钙血症; 经放射学或组织学证实的进展性和debilitating甲旁亢骨病; 药物或透析治疗无反应的皮肤瘙痒; 与高磷血症(对口服磷结合剂无反应)相关的进展性骨外钙化或钙化防御,这种情况下,PTH诱导的骨磷释放导致血清磷浓度持续升高,甲状旁腺切除可以降低血钙、血磷,减慢钙化; 其他不能解释的症状性肌病。且临床上应认为这些异常是由继发性甲旁亢导致的,故常伴有PTH水平高于800pg/ml。

除改善上述症状,甲状旁腺切除可改善营养和体液、细胞免疫,对血压的影响研究结果不一致。腺体很大的ESRD患者(超过500或1000mg,正常30~40mg),可以考虑早期进行甲状旁腺切除。

其他指征: 继发性甲旁亢造成的骨髓纤维化和高PTH对红细胞生成的直接抑制作用可导致促红素抵抗,甲状旁腺切除后可能会改善,但是这种贫血经静脉骨化三醇治疗仍然有效,因此,单纯难治性贫血不能作为手术的指征。经充分骨化三醇药物治疗后仍有持续中度升高的PTH水平(200~800pg/ml)的患者是否应行手术治疗,也没有明确的结论,还没有评价持续中度甲旁亢的长期危险的对照研究,目前这些患者仍常采用药物治疗。

对于肾移植受者，伴有持续甲旁亢并高钙血症和（或）进展性及不能解释的肾功能受损的患者有甲状旁腺切除的指征。是否严重甲旁亢的患者应在肾移植前行甲状旁腺切除还有争议。一方面，成功移植后多数人甲旁亢都能缓解；且甲状旁腺切除后移植肾功能可能会突然恶化（这种情况也可发生在有残肾功能的ESRD患者，机制尚不清楚）。另一方面，移植后持续甲旁亢对肾功能又有负面影响。总体来说，等待肾移植有严重继发性甲旁亢的患者更倾向于不行手术切除治疗。

铝暴露及其他骨病：铝相关低转化骨病和无动力骨病可以有类似甲旁亢的高钙血症、骨痛和同样的影像学表现，因此，在评价是否行甲状旁腺切除时，要考虑到铝暴露的程度和是否有其他类型的肾性骨病。而且，普遍认为甲状旁腺切除会使患者更易于发生铝相关骨软化和无动力骨病，特别在诱发甲状旁腺功能低下后。因此，建议术后PTH水平仍应高于100pg/ml。

甲状旁腺切除可加重铝相关骨软化。虽然铝蓄积不再是一个普遍问题，但在甲状旁腺切除术前除外过量铝蓄积仍然非常重要。不建议所有患者行术前骨活检，特别是对于PTH显著升高且既往无明显铝暴露的患者。骨活检应在不确定骨病类型或存在铝负荷的患者中进行。对于有中到重度铝沉积的患者，应在去铁胺治疗降铝后才行甲状旁腺切除。

解剖学问题正常甲状旁腺重30~40mg，增生腺体可重达2~3g。多数人有4个腺体，13%的患者腺体数目多于4个，有些有6个或更多。另外，腺体的位置也有变异，应仔细在上纵隔、甲状腺、颈动脉鞘和食管后区域探查，找到所有腺体。若腺体切除不全，约14%的患者会发生复发或持续甲旁亢。可采用核素扫描来帮助检测增生的甲状旁腺。锝甲氧基异丁基异腈（technetium-sestamibi）扫描，已在原发性甲状旁腺增生中有广泛研究，但在继发性甲旁亢中的准确性还不清楚。

3）甲状旁腺切除方式：可手术切除或无水乙醇注射。手术切除有三种方式：甲状旁腺次全切；甲状旁腺全切加自体移植；甲状旁腺全切。

A. 手术切除：次全切与全切+自体移植。

次全切仅留下40~60mg增生最不明显的甲状旁腺组织，其余全部切除。主要缺点是持续继发甲旁亢和（或）疾病复发，而复发后如需再次颈部探查会合并更多的疾病率。

有些学者更倾向于全切+少量组织在前臂肱桡肌内移植，也可移植到胸锁乳突肌、前臂或胸骨柄皮下组织及腹部脂肪组织。这种方法好处在于可以对复发的患者很轻易地通过局部麻醉在移植部位清除增生腺体。

上述两种方法都可以短期内有效控制继发性甲旁亢。另外，长期随访也显示在维持正常PTH水平、复发性甲旁亢和持续甲状旁腺功能低下的发生率方面很相似。发生中到重度复发性甲旁亢需再次手术的比例均为6%~14%，若移植了结节性增生的甲状旁腺组织，更容易发生复发性甲旁亢。

复发部位全切加自体移植后很难确定导致复发性甲旁亢的甲状旁腺组织的部位。在一项研究中，仅一半患者是移植物复发引起的，而另一半是由于颈部或纵隔增生的甲状旁腺组织造成的。确定复发部位的方法有：①双侧前臂PTH梯度，如双侧PTH水平没有明显差异，说明复发病灶可能还在颈部；②全缺血阻断（total ischemic blockade）技术，暂时阻断移植侧前臂血液进入循环，前臂缺血10~20分钟后，血清PTH水平可降低46%~87%，达到"暂时移植物切除"的作用，明确移植物有无功能亢进；③通过静脉取血、超声、磁共振显像或^{99m}锝-甲氧基异丁基异腈扫描等技术检测颈部残余组织。

甲状旁腺全切：全切不移植可以将发生持续和（或）复发性甲旁亢的概率降到最小。但是存在以下问题：发生无动力骨病和骨软化；持续甲状旁腺功能低下；缺乏PTH及其对合成代谢的作用导致骨愈合受损；需长期服用钙剂和活性维生素D。

但大部分行甲状旁腺全切的患者经长期随访可以检测到PTH，也没有明确骨病。在一项对20例全切患者的长期随访中发现，有6例发生持续低钙血症，其中5例无症状，1例依从性不好，未补钙，发生了两次低钙抽搐；20例患者有6例低PTH、7例正常PTH和7例高PTH。

全切后检测到的PTH来源还不是很清楚。可能有些是额外腺体，全切时未切除，也有可能是手术中遗留下来的小的甲状旁腺细胞团，又发生了增生。

总之，缺乏比较这三种术式优劣的证据。每种术式有其优缺点，临床上难以给出明确建议。

术中快速PTH检测已广泛用于原发性甲旁亢，以让外科医生了解是否已经切除全部功能亢进的甲状旁腺组织。但在继发性甲旁亢中的作用还没有被很好的研究。在一项对13例继发甲旁亢尿毒症患者的研究中，快速PTH术中检测表明在甲状旁腺切除后PTH水平有84%的下降。这种术中PTH监测的方法可以帮助明确检测额外腺体及确认甲状旁腺已被完全切除。

B. 无水乙醇注射：超声引导下无水乙醇注射已被认为是一种安全、简单的治疗继发性甲旁亢的方法。可在超声引导下，对最大的腺体进行无水乙醇注射，1周后检测血清iPTH水平，若高于200pg/ml，可再次对同一腺体或下一个最大的腺体进行注射，如此反复，直至血清iPTH水平低于200pg/ml。目前为止，无水乙醇注射的经验有限，并发症风险还不确定。对于单一腺体增大或次全切后复发的患者可能更适用。

有日本学者直接将骨化三醇注射入增大的甲状旁腺，早期结果显示低疾病率及很好的长期疗效。

C. 术后疾病率和死亡率

骨饥饿综合征：这是甲状旁腺切除后最常见的早期并

发症。表现为术后血钙、磷浓度的急剧下降,继而发生手足抽搐或低钙惊厥,可能会导致大的骨折。术前3~5天补充骨化三醇,可每次透析后静注或口服2μg,也有人建议术前2天每日口服钙2~3g。术后需密切监测血钙、血磷、血镁、血钾等。术后即刻补充元素钙可达每日2~4g,根据血钙情况可静脉用药。如果血磷低或正常,应在两餐中间服用钙,避免血磷进一步降低。术后还需密切监测血镁,纠正低镁血症,也有利于纠正低钙血症。由于磷进入体内与钙结合,会进一步降低血钙,不要补充磷来纠正低磷血症。

骨折:甲状旁腺切除后对骨折风险的长期影响数据很少。虽然很多单中心报道术后会增加骨密度,但没有评价对骨折的影响。一项对透析患者的回顾性病例对照研究表明,甲状旁腺切除可以降低髋部骨折风险。

存活:这方面的数据很少。最大相关研究基于USRDS的数据,对匹配的两个队列进行了比较,4558例透析患者接受了第一次甲状旁腺切除,对照组未接受手术治疗。短期死亡率手术组高于对照组(术后30天死亡率3.1%对1.2%),但是长期死亡率有明显改善,中位生存期分别是53和47个月。这种长期预后改善的可能原因包括:对心血管疾病的正向影响、血压控制更好及更好地控制了PTH和血磷水平。

5. 其他问题

(1)钙化性小血管炎:钙化性小血管炎,临床也称钙化防御,最常发生于透析的ESRD患者,表现为全身动脉中层钙化。既往少见,但随着认识的深入和对其临床表现及危险因素的识别,发生率也有升高的趋势。钙化防御的发病机制还不甚清楚,可能同ESRD患者的血管和软组织钙化,只是一个严重类型,因此,继发性甲旁亢、维生素D治疗、高磷血症和高血钙水平等都与钙化防御的发生有关。

钙化防御的典型表现是真皮、皮下脂肪、肌肉(少见)的缺血坏死。缺血可导致网状青斑和(或)紫色痛性斑片样皮下结节,随后可进展为缺血/坏死性溃疡,伴结痂并常继发感染。临床表现上要注意与胆固醇栓塞、华法林坏死、冷球蛋白血症、蜂窝织炎及血管炎等鉴别。

目前缺乏特异的实验室诊断指标,特征性的缺血性皮肤病变及其分布可对临床有提示作用。如无禁忌,建议经皮肤活检确诊。皮肤活检表现为小动脉闭塞、钙化且无血管炎改变。骨扫描和X线等无创检查也有助于诊断。

最佳治疗是预防。严格控制血磷、血钙可能会有助于避免钙化防御的发生。已发生的患者,可采取如下措施:①严格进行伤口护理和充分止痛,避免局部组织创伤(包括皮下注射),透析不充分者要增加透析剂量。②纠正异常的血钙、血磷水平;血液透析患者血磷高于1.78mmol/L者,建议给予不含钙的磷结合剂,如司维拉姆或碳酸镧。③PTH水平高的透析患者,建议使用西那卡塞,不使用维生素D类似物。④难治性继发性甲旁亢患者,如透析和药物都难以控制血钙、磷异常,建议行甲状旁腺切除。⑤硫代硫酸钠目前已更多地用于治疗钙化防御,推荐剂量是30~60分钟内给予25g,每周三次,一般是在血液透析的最后一个小时给药,这种治疗应该一直持续到病变完全缓解。⑥接受华法林治疗的患者,应权衡继续华法林治疗造成钙化防御的风险,评估利与弊;已经有进展性钙化防御的患者,除应严格控制骨矿物质异常、伤口护理和使用硫代硫酸钠外,应尽量停用华法林。

目前缺乏肯定的治疗方式,预后差。

(2)铝中毒:由于曾使用铝剂纠正ESRD患者的高磷血症,发现随着铝在体内的吸收和储存会导致慢性铝中毒。近年来,随着含铝磷结合剂使用明显减少、水处理明显改善以及高通量透析器的使用,透析患者铝中毒发生率已经明显降低。多年缓慢铝蓄积可引起许多临床问题,包括骨软化、骨痛和肌肉痛、铁抵抗的小细胞性贫血、高钙血症和神经系统异常。也可见致命性急性铝神经毒性。

(甘良英)

第八节　感　染

1. 尿毒症免疫功能异常　免疫功能障碍及由此而引起的各种感染并发症是影响长期透析患者生存率和致残率的主要并发症之一。免疫缺陷是导致透析患者感染和肿瘤高发的主要原因。移植登记报告表明,感染是仅次于心血管并发症的、导致我国透析患者死亡的患者第二位常见原因。尿毒症的免疫功能异常包括:①生理防御屏障破坏,如患者皮肤干燥、汗腺分泌乳酸减少,病原微生物极易入侵。手术后伤口愈合延迟或容易裂开。呼吸道、胃肠和泌尿生殖道黏膜功能损害。单核细胞和巨噬细胞清除和抵御入侵微生物和外来异物的能力降低。②体液免疫异常,如尿毒症患者B淋巴细胞数目减少, B细胞产生免疫球蛋白的能力降低,故接种流感或乙型肝炎病毒疫苗后生成抗体的反应低下;尿毒症患者T淋巴细胞总数下降,特别是T4显著减少, T4/T8比值下降;单核细胞功能障碍,血液透析患者循环单核细胞的凋亡较正常人明显加速,并与单核细胞吞噬功能减退相关;多形核中性粒细胞功能障碍;自然杀伤细胞功能障碍和红细胞免疫功能障碍。

2. 尿毒症体温调节异常　尿毒症患者体温通常较普通人群低,机制不明,而且对致热源的反应较差,因此,有时患者即使感染,发热的症状也不十分明显。

3. 透析患者细菌感染　尿毒症患者由于免疫功能低下,各种感染的发生率明显高于一般人群。感染已成为患者死亡的常见原因。

（1）置管部位感染:血液透析患者细菌感染并发的败血症28%~60%来源于血管通路,是感染最常见的原因。中心静脉导管感染的致病菌谱主要为金黄色葡萄球菌和表皮葡萄球菌,其次为其他革兰阳性细菌,革兰阴性细菌和真菌。血管通路相关性感染与血管通路的类型、部位、留置时间以及穿刺次数及穿刺技术等因素有关。中心静脉插管较内瘘及人造血管感染率高。使用带涤纶套的双腔硅胶管感染发生率比无涤纶套的其他导管感染发生率低。血管通路相关性感染或败血症与留置导管的部位和留置时间亦密切相关,股静脉导管保留72小时以内很少并发感染,但如存留3~7天以上感染率明显增高,颈内静脉导管保留3周以上感染率也明显增加。

金黄色葡萄球菌是透析患者导管相关菌血症的常见致病菌,由金黄色葡萄球菌所致菌血症的死亡率高达14%。血透患者金黄色葡萄球菌菌血症的发生率与血管通路的类型有关,及这类患者鼻腔金黄色葡萄球菌慢性携带状态有关。鼻腔和(或)皮肤携带金黄色葡萄球菌者菌血症的发生率较无携带者增加3倍。

根据中心静脉置管感染的位置可分为皮肤出口感染,皮下隧道感染和管腔内感染。

1)皮肤出口感染和皮下隧道感染:多由于插管操作不严格或者日常护理不当造成,局部红肿热痛,可有脓性渗出。处理包括局部抗感染、加强换药、引流;全身使用抗生素治疗3周;治疗无效则拔管。

2)管腔内感染(导管相关菌血症):由于每次透析时无菌操作不严格造成。典型表现为与血透相关的脓毒血症表现。不典型表现为长时间低热、营养不良、意识模糊、神志淡漠、嗜睡等。处理:无论有无全身症状和体征,均应给予非肠道抗生素(根据细菌培养)3周以上,如果有全身症状且持续超过36小时或者临床状态不稳定的患者,应当拔管。若血中保持着杀菌的抗生素浓度,经治疗稳定,没有症状且出口及隧道无感染的患者,可以在导丝引导下更换导管,并全身使用抗生素3周,并定期监测血细菌培养,观察效果。抗生素封管用于预防感染还是治疗感染,目前国际上尚无同一看法,如果能早期诊断导管内感染并有细菌学证据,可以考虑应用抗生素封管结合全身静脉抗生素,常用封管抗生素为头孢唑林、万古霉素、头孢他啶10mg/ml；庆大霉素5mg/ml。

3）菌血症和致热源反应的鉴别：透析患者菌血症和致热源的鉴别比较困难。原则是首先考虑菌血症，进行血培养及相关检查，寻找感染部位，认真除外感染，才考虑为致热源反应。菌血症时，患者通常有寒战和发热，有内毒素血症的症状，可找到相关的感染部位。致热源反应通常和透析过程相关，表现为低热，透析开始前体温正常，透析中出现发热，透析后体温自行降至正常。通常使用高通量透析器或透析器复用时，致热源反应的发生率增加。但是透析患者使用静脉插管感染透析发生感染，也可仅表现为透析相关的发热，因此透析患者发热时，首先要认真的排除感染，考虑致热源反应。

4）预防性使用抗生素：预防性使用抗生素是否能降低感染的发生率，没有定论。通常透析患者在接受有创性检查和治疗时，可考虑短期预防性使用抗生素。

（2）其他感染

1）常见感染部位

呼吸道：肺炎是此类患者常见的感染原因和死亡原因。除常见的社区感染型肺炎外，在医院透析的患者，应注意革兰阴性菌的感染。临床症状和普通患者类似。尿毒症患者肺动脉钙化明显时，可有肺部渗出，透析不充分时，可存在尿毒症相关的肺炎和胸膜炎，甚至出现胸腔积液，需注意和感染鉴别。

腹腔内感染：见腹膜透析

泌尿系：由于透析患者免疫力低下，同时尿量减少，冲刷的作用减少，透析患者的尿路感染发生率较高，特别是糖尿病神经性膀胱患者和多囊肾的患者。表现的症状为尿路刺激征，伴或不伴发热，治疗原则同肾功能正常的患者，但是要选择药物的减量问题。

2）特殊感染：尿毒症是结核病的易感人群。是一般人群的10~15倍。结核病发病年龄以30~39岁组多见。血透患者的结核感染65.9%在透析后1年内发生。患者合并的结核多数为肺外结核,此外非典型分枝杆菌感染增多。

临床表现无特异性。结核病的常见症状,如疲劳、厌食、体重减轻和发热等常归咎于尿毒症或透析的致热源反应或其他细菌感染,因此易延误诊断。常规检查中,由于贫血等因素,血沉增快已失去诊断价值。尿毒症合并活动性结核患者的结核菌素皮试阳性率仅5.3%。细菌学检查,包括痰、支气管灌洗液、浆膜腔积液的结核菌检出率低于20%。尽管CRF患者的免疫功能低下,但对结核感染的特异性体液免疫反应并无缺损,免疫抑制剂也不影响血清抗PPD-IgG水平。尿毒症合并活动性结核患者血清抗PPD-IgG阳性率稍高。TB-DOT检测的抗结核抗体阳性率类似。

结核病的诊断除依据临床表现外,下列表现1项以上:①检出病原菌;②病理学证实为结核;③不明原因发热超过4周,正规抗生素治疗无效,抗结核治疗后内出现明显疗效;④血清或浆膜液抗PPD-IgG阳性。

透析患者并发结核感染后,由于肾功能减退影响抗结核药物的排泄、血液净化影响部分抗结核药物的清除,因此必须对抗结核药物治疗的方案加以调整。否则将会影响疗效或发生严重的不良反应。

异烟肼仍是抗结核治疗的主药,它可杀灭生长活跃的细菌。异烟肼乙酰化后,大部分自肾脏排泄,异烟肼的半衰期随其乙酰化速率不一而不同,且受肝功能影响。它可被透析清除,5小时血液透析可清除总量的73%,肾衰竭患者包括透析者应用常规剂量每天300mg(5~6mg/kg),透析日应在透析后给予。主要不良反应是神经毒性,可常规加服维生素B6。

利福平可杀灭活动代谢期短的细菌。在血浆中80%与蛋白结合,主要从胆汁排泄,仅小部分自肾脏清除。每天剂量450mg时,肾衰竭对其清除的影响极小。透析不影响其药代动力学。由于利福平可诱导肝药酶活性,因此它降低血环孢素A的浓度。它可降低血浆地高辛的浓度而促进心衰。常用剂量为450mg/d,清晨顿服。

吡嗪酰胺可杀灭在酸性环境中生长速率很低的细菌。口服后吸收良好,吸收后被代谢,仅3%~4%以原形自尿中排出,代谢途径是将氨基水解生成吡嗪酸,50%的吡嗪酸以原形自尿中排泄,吡嗪酸抑制尿酸的分泌,因此关节痛为此药的主要不良反应。目前认为在肾功能不全时最好的投药方法是每周3次,每次40mg/kg;或每周2次,每次60mg/kg,这样既可在血清内达到有效浓度又可大大降低关节痛的发生率。血液透析可有效地清除吡嗪酰胺、吡嗪酸、5-羟基吡嗪酸胺和5-羟基吡嗪酸。血液透析患者应在透析后给药。

乙胺丁醇可以防止耐药菌株的产生,但其灭菌效能低,在血浆中20%与蛋白结合,80%以原形自肾脏排泄。乙胺丁醇的最大不良反应为球后视神经炎,剂量为25mg/kg时仍有一定的发生率,低于15mg/kg时很少发生。Mitchison推荐在每周透析3次的患者,透析前4~6小时给予25mg/kg,每周透析2次者,透析前4~6小时给予45mg/kg,透析一次者加至90mg/kg。

目前国际上通用的方案是开始两个月用异烟肼、利福平和吡嗪酰胺,以后4个月用异烟肼与利福平。此方案具有如下优点:效果快;对异烟肼、链霉素耐药的菌株亦有效;无效者极少,且停药后不易复发,即使复发后再用上述疗法仍有效,仅需延长疗程;毒性低,加吡嗪酰胺后也没有增加肝脏毒性。在耐药菌株比较常见的人群中,开始两个月可加用链霉素或乙胺丁醇。经过20年的临床实践,发现乙胺丁醇的抗结核效能远远低于链霉素,且其不良反应失明要比眩晕更严重,因此在肾衰竭患者需加第四个药物时尿毒症用链霉素为妥。

CRF并发结核感染者的预后决定于能否早期诊断、及时治疗。此外,结核侵犯的部位亦有一定关系。国内报道血液透析患者并发结核的死亡率为20%。

4. 病毒感染

（1）甲型病毒性肝炎：A型病毒性肝炎多为急性，粪口途径传播，发病率在透析患者与普通人群无显著差异，临床特点和转归类似，治疗相同，透析患者发生A型病毒性肝炎后，应隔离治疗，避免人群传播。

（2）乙型病毒性肝炎

1）感染途径：输入污染的血液或血浆代用品；经针头、注射器、穿刺点及共用瓶装的注射药品导致传播；经黏膜或破损皮肤与污染的物品或环境等传播。

2）临床特点：乙型肝炎病毒（HBV）可以造成急性或慢性肝炎。急性感染的潜伏期一般45~160天（平均120天）。血液透析患者的发病常常隐匿，多无症状。如果出现症状，主要为乏力、食欲下降、恶心、呕吐、腹痛及黄疸。新发生的获得性HBV感染成人，如果免疫功能正常，绝大多数（94%~98%）可以完全恢复，对以后的HBV感染产生免疫性。未能恢复的乙肝病毒感染者则转为慢性，表现为持续HBsAg及抗HBc阳性。

3）发病情况：美国1988—1995年血透患者HBV感染的发生率为0.1%~0.2%。我国为16%~28%。但在某些血液透析中心HBV感染暴发的情况时有发生。

4）预防措施：美国疾病控制和预防中心的血液透析单位预防HBV感染的控制指南具有参考价值（表18-8-1）。

表18-8-1 透析室内HBV感染的预防措施

1. 规范的预防感染措施：

2. 加强对血源的检测，对肾性贫血患者尽量应用rhEPO，减少输血

3. 工作人员接触患者、透析机及附属装置，测血压，注射盐水、肝素，采集血标本时均应戴手套

4. 操作不同的患者要洗手、换手套,避免交叉感染

5. 患者间不要合用注射治疗药物,治疗盘、血压袖带、止血钳等非一次性物品专人专用,或用后清洁、消毒,再用于他人

6. 要有专门的药品准备间

7. 清洁区与污染区要分开,清洁与污染物品要分开区域放置

8. 每一班透析结束后,对透析设备及非一次性物品、透析椅、透析床、经常接触的物品或环境表面、患者血可能污染的区域进行常规的清洁与消毒

9. 每日对房间包括地面、桌面等采取符合标准的清洁消毒措施

对HBV感染者还需执行下述措施:

1. HBsAg阳性患者实行地域、透析机、透析物品和护理分开

2. HBsAg阳性患者不复用透析器

3. 透析患者及工作人员定期进行HBsAg及HBsAb的检测,包括进入透析前、开始透析后每半年~一年检测一次。当患者出现可疑症状或肝功能异常时,应随时检测

4. 对HBsAg及HBsAb均阴性的患者应给予乙肝疫苗注射, HBsAb效价>10mIU/ml为有效。一般在0、1、2、6个月注射,每次40μg,上臂三角肌部位肌内注射,不推荐臀部肌内注射,因其成功率低。慢性肾衰竭和透析患者接种后,仅53%~78%的患者产生保护性抗体,明显低于健康人(90%以上)。北京大学第一医院血液透析中心采用低剂量(5μg)重复皮内注射(每2周一次)基因重组疫苗,直至产生有效保护性抗体,结果显示,采用与健康人接种相当的剂量,成功接种率为61%。乙肝疫苗的接种使HBV感染的发生率降低了70%

（3）丙型病毒性肝炎

1）感染途径：丙型肝炎病毒（HCV）感染的途径除了经输血途径引发的感染（输血前未行抗HCV检测），主要为经皮肤或黏膜与血液的接触，包括注射途径、性生活、围生期的暴露等。已有的证据显示，随着透析程的延长，HCV感染的危险性增加，提示积累的暴露可能是重要的。

2）流行病学：HCV感染率差别很大，1%~50%，除了跟透析室管理有关，也与缺乏特异性诊断方法及诊断标准有关。

3）临床表现：HCV感染可以造成急性或慢性肝炎。HCV感染的潜伏期14~180天（平均6~7周）。新近发生的急性HCV感染多无症状或仅轻度不适，常伴有丙氨酸转氨酶（ALT）水平的升高，其往往先于出现抗HCV血清转换，病程长短不一。继发于急性病型肝炎的暴发性肝衰竭罕见。α干扰素单独或联合应用利巴韦林已被美国FDA批准用于慢性丙型肝炎的治疗。但是联合治疗对于肌酐清除率<50ml/min的患者一般是禁忌的。但目前已有单独应用α干扰素导致了持续低病毒反应率的报道。

4）预防措施：HCV可在血液透析单位患者中传染，主要与没有严格执行感染预防控制措施有关，如共用设备及物品的消毒。有学者建议将抗HCV抗体阳性与阴性的患者分开透析及专用透析机，但尚未达成一致意见。首先抗HCV抗体阳性并不能区分目前是否存在感染，而且丙肝患者血中HCV的效价较低，不像HBV那能有效的传播。如果将所有抗HCV抗体阳性患者放在一起，势必增加了他们再感染的机会。现有研究表明，只要严格执行规范的感染控制措施，能够预防HCV感染的发生。因此认为对抗HCV抗体阳性患者不需要分开房间及机器透析，而且可以进行透析器的复用。

5. 疫苗使用 尿毒症透析患者对疫苗的反应强度可能会低于正常人，是否需要常规给患者使用疫苗没有定论，但是并不反对患者接种肺炎、流感疫苗和乙肝疫苗。通常流感疫苗和肺炎疫苗免疫时的剂量和方式同普通人群,乙肝疫苗通常需要常规剂量的2倍。

6. 透析患者的抗生素使用

（1）集中常见药物的介绍

1）青霉素:青霉素类药物通常以肾脏清除为主,透析可中等程度清除,因此通常需要减量使用和透析后补充。一些肝肾双通道代谢的青霉素族药物,在肝功能正常时,无需减量。目前应用的青霉素族药物会加入β内酰胺酶的抑制剂,如克拉维酸,在尿毒症患者,半衰期延长,但是多数可被透析清除,需要调整剂量,对于加了酶抑制剂的药物,在调整剂量时要同时考虑。

2）头孢菌素:头孢菌素通常经肾脏清除,大多数可经透析清除,因此同样需要调整剂量,有些长效的头孢类药物,可以每周使用3次。

3）喹诺酮类:喹诺酮类药物使用方便,可口服静脉使用,尿毒症透析患者应注意用药剂量和服药间隔。

4）氨基糖苷类:透析患者使用氨基糖苷类抗生素应十分慎重,该类药物肾脏清除率达90%以上,药物的透析清除效率十分重要,要注意服药剂量和服药间期的调整。有残余肾功能的患者应尽量避免使用,由于该类药物的肾毒性,十分容易造成残肾功能迅速下降。

（2）临床常用药物使用方法一览表:肾脏替代治疗患者的药物清除量等于机体的清除量与替代治疗清除量之和。如果替代治疗清除量较大,除了需要根据肾功能状况调整药物剂量外,还要根据透析的清除量对剂量进行调整或补充:血液透析是一种间断治疗,应每次透析后补充被清除的药物;腹膜透析是一种持续治疗,应根据机体清除量与腹膜透析清除量之和调整药物剂量和用药间隔。

血液透析过程中,药物通过弥散从血中清除,其清除率决定于药物特性、患者特征以及所选择的治疗模式。分子量<500Da的非蛋白结合药物可以自由通过普通透析膜,蛋

白结合率＞90%或药物分布容积很大的药物难以通过血液透析清除。高通量透析能清除分子量较大的药物。可通过选择大面积透析器、提高血流速和透析液流速、延长透析时间来提高药物的清除率。对于非蛋白结合的药物，透析清除率可以计算为：

$$透析清除率=尿素清除率 \times \frac{60}{药物分子量}$$

而高通量透析时，由于透析器的膜孔径较大，而大多数药物的分子量＜1500Da，因此药物清除主要和药物的分布容积以及蛋白结合率有关，当然也和透析能达到的Kt/V有关。由于持续肾脏替代治疗（CRRT）也常常使用高通量滤过器，因此，影响CRRT对药物清除的因素和普通高通量透析相似，由于药物清除与尿素清除成比例，因此，可用尿素清除率估计药物清除率。

腹膜透析与血液透析相比，清除药物的能力较低，一般来说，如果血液透析不能清除的药物，腹膜透析也不能清除。腹膜透析的药物清除率可计算为：

$$透析清除率=尿素清除率 \times \frac{\sqrt{60}}{\sqrt{药物分子量}}$$

由于药物的分子量各不相同，蛋白结合率也不尽相同，因此难以用单一公式表述单次透析药物的清除量。作为参考，本节选列了一些药物剂量的调整方案（表18-8-2）。但是，由于患者的个体差异，并不能说仅仅依照该表进行药物调整就能达到安全、有效。对于治疗窗窄并且不良反应大的药物，应当及时检测患者对药物的反应，必要时进行血药浓度监测。为了更好地监测血药浓度，一般在用药4~5个半衰期后，达到稳态血药浓度时进行。在用药并药物分布均匀后立即采血可获得血药峰浓度，而在下次用药前采血可获得血药谷浓度，用于判断稳态血药浓度是否在要求的治疗窗，并帮助调整下次给药的间隔和剂量。

表18-8-2 肾衰竭及透析患者用药剂量表

中文名	药物	剂量/方法	GFR<10 ml/min	HD后补充	CAPD	CRRT
丁胺卡那霉素	Amikacin	D, I	20%~30%, 每24~48小时1次	2/3剂量	15~20mg/(L·d)	30%~70%, 每12~18小时1次
羟氨苄西林	Amoxicillin	I	每24小时1次	HD后补充	0.25g,每12小时1次	不适用
两性霉素	Amphotericin	I	每24~36小时1次	不用	每24~36小时1次	每24小时1次
两性霉素B胶液	Amphotericin B colloidal	I	每24~36小时1次	不用	每24~36小时1次	每24小时1次
两性霉素B脂质体	Amphotericin B lipid	I	每24~36小时1次	不用	每24~36小时1次	每24小时1次
氨苄西林	Ampicillin	I	每12~24小时1次	HD后补充	0.25g,每12小时1次	每6~12小时1次
氨力农	Amrinone	D	50%~75%	无资料	无资料	100%
阿奇霉素	Azithromycin	D	100%	不用	不用	不用

续表

中文名	药物	剂量/方法	GFR<10 ml/min	HD后补充	CAPD	CRRT
阿洛西林	Azlocillin	I	每8小时1次	HD后补充	每8小时1次	每6~8小时一次
氨曲南	Aztreonam	D	25%	0.5 HD后补充	25%	50%~75%
头孢克洛	Cefaclor	D	50%	0.25g, HD后补充	0.25g, 每8~12小时1次	不适用
头孢羟氨苄	Cefadroxil	I	每24~48小时1次	0.5~1.0g, HD后补充	0.5g/d	不适用
头孢孟多	Cefamandole	I	每12小时1次	0.5~1.0 HD后补充	0.5~1.0每12小时1次	每6~8小时1次
头孢唑林	Cefazolin	I	每24~48小时1次	0.5~1.0g, HD后补充	0.5g, 每12小时1次	每12小时1次
头孢吡肟	Cefepime	I	每24~48小时1次	1.0g HD后补充	每24~48小时1次	不推荐
头孢克肟	Cefixime	D	50%	0.3g, HD后补充	0.2g, 每日1次	不推荐

续表

中文名	药物	剂量/方法	GFR<10 ml/min	HD后补充	CAPD	CRRT
头孢甲肟	Cefmenoxime	D, I	0.75g, 每12小时1次	0.75g, HD后补充	0.75g, 每12小时1次	0.75g, 每8小时1次
头孢美唑	Cefmetazole	I	每48小时1次	HD后补充	每48小时1次	每24小时1次
头孢尼西	Cefonicid	D, I	0.1g	不用	不用	不用
头孢哌酮	Cefoperazone	D	100%	1.0g, HD后补充	不用	1.0g, 每日1次
头孢雷特	Ceforanide	I	每24~48小时1次	0.5~1.0g HD后补充	1g, 每日1次	1g, 每12小时1次
头孢噻肟	Cefotaxime	I	每24小时1次	1.0g, HD后补充	1g, 每日1次	0.75g, 每12小时1次
头孢替坦	Cefotetan	D	25%	1.0g HD后补充	1g, 每日1次	
头孢西丁	Cefoxitin	I	每24~48小时1次	1.0g, HD后补充	1g, 每日1次	每8~12小时1次
头孢泊肟	Cefpodoxime	I	每24~48小时1次	0.2g, HD后补充	每24~48小时1次	不适用

续表

中文名	药物	剂量/方法	GFR<10 ml/min	HD后补充	CAPD	CRRT
头孢罗齐	Cefprozil	D, I	0.25g, 每24小时1次	0.25g, HD后补充	0.25g, 每24小时1次	0.25g, 每24小时1次
头孢他啶	Ceftazidime	I	每48小时1次	1g, HD后补充	0.5g, 每日1次	每24~48小时1次
头孢布烯	Ceftibutin	D	25%	0.3g HD后补充	25%	50%
头孢唑肟	Ceftizoxime	I	每24小时1次	1g HD后补充	0.5~1.0g, 每d	每12~24小时1次
头孢曲松钠	Ceftriaxone	D	100%	HD后补充	0.75g, 每12小时1次	100%
头孢呋辛酯	Cefuroxime axetil	D	100%	HD后补充	100%	不适用
塞利洛尔	Celiprolol	D	75%	不明	不用	100%
头孢氨苄	Cephalexin	I	每12小时1次	HD后补充	每12小时1次	不适用
头孢噻吩	Cephalothin	I	每12小时1次	HD后补充	1g, 每12小时1次	1g, 每8小时1次

续表

中文名	药物	剂量/方法	GFR<10 ml/min	HD后补充	CAPD	CRRT
头孢吡硫	Cephapirin	I	每12小时1次	HD后补充	1g,每12小时1次	1g,每8小时1次
头孢拉定	Cephradine	D	25%	HD后补充	25%	不适用
西诺沙星	Cinoxacin	D	避免	避免	避免	避免
环丙沙星	Ciprofloxacin	D	50%	0.25g,每12小时一次	0.25g,每8小时1次	0.2g,每12小时1次
克拉霉素	Clarithromycin	D	50%~75%	HD后补充	不用	不用
克林霉素	Clindamycin	D	100%	不用	不用	不用
红霉素	erythromycin	D	50%~75%	不用	不用	不用
氟罗沙星	Fleroxacin	D	50%	0.4g,HD后补充	0.4g,每日1次	不适用
庆大霉素	Gentamicin	D, I	20%~30% 每24~48小时1次	2/3剂量	3~4mg/L	30%~70%, 每12小时1次

续表

中文名	药物	剂量/方法	GFR<10 ml/min	HD后补充	CAPD	CRRT
左氧氟沙星	Levofloxacin	D	25%~50%	25%~50%	25%~50%	50%
林可霉素	lincomycin	I	每12~24小时1次	不用	不用	不适用
洛美沙星	Lomefloxacin	D	50%	50%	50%	不适用
美罗培南	Meropenem	D，I	0.25~0.5g，每24小时1次	HD后补充	0.25~0.5g，每24小时1次	0.25~0.5g，每12小时1次
甲氧西林	Methicillin	I	每8~12小时1次	不用	不用	每6~8小时1次
甲硝唑	Metronidazole	D	50%	HD后补充	50%	100%
拉氧头孢	Moxalactam	I	每24~48小时1次	HD后补充	每24~48小时1次	每12~24小时1次
呋喃妥因	nitrofurantoin	D	避免	不适用	不适用	不适用
诺氟沙星	Norfloxacin	I	避免	不适用	不适用	不适用
氧氟沙星	Ofloxacin	D	25%~50%	0.1g，Bid	25%~50%	0.3g，每d

续表

中文名	药物	剂量/方法	GFR<10 ml/min	HD后补充	CAPD	CRRT
青霉素G	Penicillin G	D	25%~50%	HD后补充	20%~50%	75%
盘尼西林VK	Penicillin VK	D	100%	HD后补充	100%	不适用
舒巴坦	Sulbactam	I	每24~48小时1次	HD后补充	0.75g~1.5g，每日1次	0.75g，每12小时1次
磺胺甲噁唑	Sulfamethoxazole	I	每24小时1次	1g HD后补充	1g/d	每18小时1次
万古霉素	Vancomycin	D, I	0.5g 每48~96小时1次	0.5g 每48~96小时1次	0.5g 每48~96小时1次	0.5g 每24~48小时1次

注：HD：血液透析；CAPD：持续不卧床腹膜透析；CRRT：连续肾脏替代治疗；D：调整用药剂量；I：调整用药间期。该表译自Aronoff GR.Drug dosing in chronic kidney disease.//Pereira BJG, Saegh MH, Blake P(ed).Chronic kidney disease, dialysis & transplantation.Philadelphia: W.B.Sauders Company,2005: 857-867

（陈育青）

第九节 神经系统疾病和睡眠障碍

1. 中枢神经系统异常 透析患者中主要的中枢神经系统异常包括：①与透析无关的神志障碍，如尿毒症脑病；②透析过程中或透析后很快发生的神志障碍；③慢性痴呆；④亚临床认知障碍。

（1）与透析无关的神志障碍

1）尿毒症脑病：严重的尿毒症患者在未治疗前可发生中枢神经系统功能异常，即尿毒症脑病。根据肾衰竭发生的程度和速度，症状有轻有重，主要有精神、神经及运动异常。精神功能异常轻者出现感觉模糊、迟钝、失眠、疲乏、情感淡漠、近期记忆力丧失及注意力不集中等，随病情进展逐渐出现意识模糊、感觉不良、幻觉、兴奋、癫痫发作，最终昏迷、死亡；神经系统紊乱早期表现为发声困难、震颤、扑翼样震颤，晚期表现为肌阵挛和手足搐搦。运动异常早期表现为行动笨拙，行走或完成某一精细工作时动作不稳，有些患者的一些原始反射可被引出。随着开始充分的肾脏替代治疗，中枢神经系统症状可以在数天或数周逐渐减轻。进展性尿毒症脑病，包括意识障碍、癫痫发作及扑翼样震颤是开始透析的绝对指征。但由于这些严重情况可能会造成致命的严重后果，应该在发生前急行透析治疗。

2）急性铝中毒：表现为精神异常、昏迷、癫痫发作，有高死亡率。常因透析液含高浓度铝导致。表现为一个透析中心有多名患者出现异常，且血浆铝浓度明显升高，常升至 $400\sim1000\mu g/L$。另外，非透析的严重肾功能异常患者[GFR $<30ml/(min\cdot1.73m^2)$]，在同时服用铝剂和枸橼酸钠时也容易发生，这是由于枸橼酸一方面通过形成枸橼酸铝增加铝的溶解，另一方面可在肠腔内与钙形成复合物，进而显著增加肠道铝吸收。另外，急性铝中毒也可见于体内有大量铝沉积的患者，在接受去铁胺治疗后。

3）其他：其他可能的原因包括中枢神经系统感染、高血压脑病、脑出血、药物过量（如使用经肾排泄药物未减量）、促红素治疗及韦尼克脑病等。可以通过详细地问病史、体格检查及相关辅助检查等确定诊断。

（2）透析中或透析后很快发生的神志障碍

1）透析失衡综合征（DDS）：是一种中枢神经系统异常，可能由脑水肿引起。常发生于新入透析的患者，特别是尿素氮水平过高的患者（≥60mmol/L）。其他危险因素包括严重代谢性酸中毒、老龄、儿童患者及伴有其他中枢神经系统疾病等。经典的DDS是指在透析过程中或透析后即刻发生的急性症状，包括头痛、恶心、方向障碍、坐立不安、视觉障碍及扑翼样震颤等。严重症状有意识模糊、癫痫发作、昏迷，甚至死亡。另外，在透析治疗快结束时，有一些症状如肌肉痉挛、恶心、头晕等也可能是DDS的表现。在透析中或透析后出现上述症状时要考虑DDS，但是，也要注意除外其他问题，如硬膜下血肿、代谢异常（低钠血症、低血糖症）及药物性脑病等。

要预防DDS的发生，特别是对于新入高危透析患者。最初要经过缓慢的诱导透析逐渐降低BUN水平。应低血流量（150~200ml/min）、短时（2小时）、小透析器（0.9~1.2m^2）及频繁透析，并逐渐过渡至常规透析。其他预防措施包括使用碳酸氢盐透析液，糖尿病患者使用含糖透析液，避免低血糖。对于特别高危的患者可以预防性使用苯妥英钠（负荷剂量1000mg，随后300mg/d，直至尿毒症控制后），或在透析中予以每小时12.5g高张甘露醇静脉滴注。

2）颅内出血：与透析失衡综合征最重要的一个鉴别诊断就是颅内出血，透析抗凝可诱发或加重颅内出血。典型的是自发性硬膜下出血，但颅内或蛛网膜下腔出血也不少见。虽然DDS和颅内出血早期均可表现为头痛，二者病程完全不同。所以，对于临床过程不典型的DDS应进一步检查明确或除外颅内出血。透析患者发生颅内出血与普通患者治疗相同。出血后应行无肝素透析。

3)其他：一些其他问题也可以有类似表现，应注意鉴别。包括高渗状态、高钙血症、低血糖症、低钠血症等代谢异常；脑梗死；因过量超滤或心律失常、心肌梗死及过敏等导致的低血压等。另外，透析液铝污染可导致患者透析中或透析后急性铝中毒的表现，也应注意。

（3）透析痴呆：透析痴呆是仅在透析患者中发生的一个进展性神经系统疾病。铝蓄积是主要原因，这些患者体内血浆和脑的铝浓度增高。随着水处理技术和透析用水质量的提高，以及不含铝磷结合剂的使用，透析痴呆的发生率已经明显下降。透析痴呆的临床症状或提示点包括计算障碍、读写困难、运动障碍、书写困难、记忆力受损、肌阵挛性抽搐甚至癫痫。脑电图有铝中毒的相关改变。

如果除外铝中毒因素后，透析患者发生的进展性痴呆要注意如下问题：脑多发梗死、慢性硬膜下血肿、脑水肿（可能继发于蛛网膜下腔出血）、代谢异常（高钙血症、低血糖脑损伤、低钠血症脱髓鞘综合征、尿毒症脑病、维生素B_1缺乏）、药物中毒、贫血、阿尔茨海默病、抑郁性假性痴呆、慢性感染等。

（4）亚临床认知障碍：慢性透析患者如果透析不充分可能会发生亚临床尿毒症脑病。各种造成透析不充分的原因均可引起，如依从性差、血管通路功能不良等。另外严重抑郁焦虑状态会损伤认知功能，可行细致、规范的神经心理测评来明确。其他情况，像铝蓄积、贫血等也可引起，应注意鉴别和除外。

（5）颈部神经受压：长期透析患者β_2微球蛋白蓄积造成的淀粉样变有可能导致进展性颈部不稳定和颈索受压，如有相关症状，可行磁共振显像（MRI）明确。具体参见淀粉样变及其并发症。

2. 睡眠障碍　一个对17项研究的系统回顾发现，平均44%的ESRD患者受到睡眠问题的困扰，是最常见的症状，但长期未受到肾脏病医生的重视。这些睡眠异常包括失眠、过量睡眠、睡眠呼吸暂停、不安腿综合征（RLS）以及周期性肢体运动（PLM）等。

（1）失眠：ESRD血透和腹透患者失眠发生率波动于19%~71%，与高死亡率相关。造成失眠的因素包括RLS、PLM、睡眠呼吸暂停、代谢因素如尿毒症、贫血、高钙血症、骨痛、皮肤瘙痒、焦虑和抑郁、昼夜节律异常、一些药物的影响以及不良睡眠习惯，包括日间透析时睡觉等。体内促觉醒物质的升高以及系统性炎症可能也会导致ESRD患者失眠。

失眠患者可表现为入睡、维持睡眠困难及早醒。除了这些主观症状，客观上，常规每周三次透析可能也会造成睡眠不足和睡眠中断。对ESRD患者进行多导睡眠监测发现，ESRD患者总睡眠时间缩短（每晚4.4~6小时），有高觉醒频率（多至30次/小时），使得睡眠效率下降。有一项研究比较了常规血透患者和匹配的非ESRD对照，ESRD患者更容易发生短时睡眠和低效睡眠。一般而言，与非ESRD患者相比，ESRD患者的1、2期非快眼运动（NREM）睡眠增加，而慢波睡眠和REM睡眠减少。

对于ESRD患者失眠的治疗同非ESRD人群，肾脏替代治疗方式的调整是否会改善睡眠还没有定论。

（2）睡眠呼吸暂停：指患者在睡眠中停止呼吸的一种慢性疾病。两种睡眠呼吸暂停在ESRD患者中均可见，即阻塞性睡眠呼吸暂停（OSA）和中枢性睡眠呼吸暂停（CSA）。OSA是指在睡眠中上呼吸道间断关闭，CSA指间断呼吸动力缺失，即间断无胸腹呼吸运动。

睡眠呼吸暂停低通气指数（AHI）可用于评价睡眠呼吸暂停的严重程度。AHI描述每小时睡眠中呼吸暂停（完全无气流≥10秒）和低通气（气流部分降低≥10秒）频率。

除加重CKD症状外，睡眠呼吸暂停可加重ESRD患者心血管系统并发症，增加ESRD患者死亡风险。在ESRD患者，睡眠时缺氧与夜间高血压、左心室肥大、交感迷走平衡受损和心血管并发症风险增加相关。

ESRD患者睡眠呼吸暂停较普通人群更常见。报道的ESRD患者睡眠呼吸暂停的发生率高于50%（普通人群2%~20%）。血透和腹透患者睡眠呼吸暂停的发生率相似。ESRD患者更易发生OSA。

危险因素：普通人群中OSA明确的危险因素有肥胖、面颈部异常和上呼吸道软组织异常，潜在危险因素包括遗传、吸烟、鼻塞、糖尿病、年龄和性别。有些研究认为ESRD患者的危险因素同普通人群，也有研究认为这些危险因素在ESRD人群中更弱。

发病机制：ESRD患者睡眠呼吸暂停（OSA及CSA）的发病机制既包括中枢通气控制不稳定也包括呼吸道阻塞。ESRD患者对高碳酸血症的敏感度增加与呼吸暂停的严重度相关。另外，一些患者出现水超负荷后通过引起间质水肿和增加了颈部和咽周组织的液体量而导致咽部狭窄。这在正常人群和心衰患者中也有发现。在透析患者中，更好的水分清除可以减轻咽部狭窄、增大咽部面积，改善睡眠呼吸暂停。因糖尿病或尿毒症引起的神经或肌肉病变导致上呼吸道扩张肌功能不全，也是造成ESRD患者咽部狭窄的原因。

临床表现：打鼾、呼吸暂停、晨起头痛、白天瞌睡及精神不集中等。在ESRD患者，有些症状如乏力、瞌睡等常归因于肾衰竭，因此，更需要对高度怀疑患者进行客观监测来明确诊断。

诊断：更需要客观方法来进行评价和明确，评价方法同普通人群。

治疗：治疗方法同普通人群。是否为了降低心血管风险进行治疗要根据每位患者的情况个体化，还没有研究表明治疗后可降低ESRD患者的死亡率。另外，改变肾脏替代治疗的方式可能有效，有研究表明，由常规透析改为每日夜间透析可降低AHI(从46/小时降至9/小时)。CAPD患者改为夜间腹透机自动腹透可以改善呼吸暂停的严重度。这些方式改变的治疗效果还主要归因于更充分的清除水分及对上呼吸道的影响。

3. 不安腿综合征 不安腿综合征(RLS)是指自发的、持续的肢体运动,伴感觉不适。有强烈的活动下肢的愿望,且症状在休息时或晚上加重,活动后缓解。常伴有睡眠障碍,并伴有睡眠时不自主下肢急速伸直运动,即睡眠中周期性肢体运动(PLMS)。

(1)流行病学:透析患者中RLS常见,发生率报道不一,在6%~60%。

(2)发病机制:特发性RLS的发病机制不清。但40%为常染色体显性遗传,提示了RLS发生的遗传学基础。通过对脑多巴胺代谢的研究提出了下丘脑多巴胺能细胞功能异常致RLS发生的假说,另外,脑铁代谢可能也发挥了一定的作用。继发性RLS可继发于铁缺乏、尿毒症、糖尿病、风湿性疾病和静脉功能不全等。

透析患者发生RLS除上述因素外,可能与贫血有关,有报道小剂量促红素治疗可以显著缓解RLS症状。另外,铁缺乏可能也与RLS的发生有关,在一项双盲、安慰剂对照的随机研究中,有功能性铁缺乏而非绝对性铁缺乏的患者予以右旋糖酐铁治疗后1~2周,RLS症状有明显改善。还有研究发现,透析患者RLS与低血清PTH水平有关。

(3)临床表现:休息时下肢明显不适,活动后可即刻缓解。异常感觉主要分布在膝盖以下,多双侧,有些病例症状不对称,严重病例上肢也可受累。患者描述的症状包括虫爬感、蚁走感、牵拉感、瘙痒、紧张感,都定位在深部,而非皮肤。多不伴有类似痛性外周神经病变的疼痛和刺痛感,无皮肤触碰过敏。RLS症状随着一天时间的结束进一步加重,夜间最重。严重病例可以在白天就坐后出现症状。轻者在床上卧立不安,通过踢腿或两腿摩擦缓解症状,重者必须下床走动。神经系统查体无阳性体征。

PLMS是一种常常伴随RLS存在的睡眠时不自主的下肢急速伸直运动。常表现为大姆趾伸展和踝、膝，有时还有臀的局部弯曲。每次运动持续0.5~5秒，每20~40秒重复一次。典型表现为持续数分钟至1小时的集中发作。患者自己常意识不到这些运动。睡眠监测发现大部分RLS患者有PLMS。但在有些患者，PLMS导致睡眠中觉醒，导致失眠及白天嗜睡。这种情况称为睡眠中周期性肢体运动异常（PLMD）。

（4）诊断：国际不宁腿综合征研究委员会（IRLSSG）提出的诊断标准中四条必须标准是：①双腿不适（有时无不适感）迫使患者活动下肢，有时也会累及上肢和肢体的其余部分；小腿通常先受累，且小腿的症状比其他部位明显；②休息或不活动（如躺着或坐着）时，症状开始出现或加重；③只要运动（如行走或伸展、捶打、按摩）持续，不适感可部分或全部缓解；④不适感仅发生在晚上，或晚上比白天严重。RLS的支持诊断标准有：①RLS家族史：在有家族史的第一代亲属中RLS发生率比无家族史者高3~5倍。②多巴胺能药物治疗反应：几乎所有的患者对低于传统剂量的左旋多巴或多巴胺能受体激动剂敏感，但长期治疗疗效降低。③觉醒或睡眠时周期性肢体活动（PLMS）：85%以上的患者在睡眠中出现PLMS。

需要多导睡眠监测诊断PLMD，有如下标准：有睡眠紊乱或白天乏力的临床表现；多导睡眠监测有持续0.5~5秒、间隔20~40秒的重复运动；多数成人睡眠中有每小时15次以上、儿童有每小时5次以上的周期性肢体运动；这种周期性肢体运动不能用其他疾病解释。

鉴别诊断：需与外周神经病变、腰骶神经根病和普通的下肢痉挛鉴别，这些情况疼痛更明显。另外还需与一些吩噻嗪类抗精神病药引起的静坐不能等鉴别。

（5）治疗

1）非药物治疗：有铁缺乏的患者要补充铁剂；避免各

项加重因素(吸烟、饮酒、咖啡等)；运动；下肢按摩；热疗；肾衰竭患者调整透析模式，如每日短时透析、增加对流清除或吸附清除等；透析患者肾移植。

2)药物治疗：多巴胺受体激动剂，如普拉克索、罗匹尼罗等，较其他药物副作用小，其他还有培高利特、卡麦角林等；复方多巴胺制剂，如左旋多巴等；阿片制剂如羟可酮、美沙酮、曲马多；抗癫痫药，如加巴喷丁、卡马西平、可乐亭等。

PLMS如果不影响睡眠，可以不治疗。有症状的PLMD治疗同RLS，特别是PLMD伴随RLS时。无RLS时，常用苯二氮䓬类、普拉克索和罗匹尼罗等治疗。

4. 神经病

（1）尿毒症神经病：尿毒症神经病是终末期肾病患者远端对称的混合性感觉、运动神经受累的多神经病变。这种外周多神经病变是开始透析的指征之一，也可发生于已经充分透析的患者。

1)病理和病理生理：轴突变性是主要病理异常，并继而导致节段性脱髓鞘，这些病变远端最严重。引起尿毒症神经病变的代谢和化学基础仍未阐明，可能与硫胺缺乏、转酮醇酶活性下降、血浆生物素和锌浓度下降、血中苯酚和肌醇升高及继发甲旁亢有关。

2)临床表现：更常见于男性。轴突越长的神经越先受累，所以下肢症状更突出。感觉神经受累症状包括感觉异常、烧灼感及疼痛等常发生于运动神经受累之前。最初是足趾位置觉和振动觉的丧失及深反射减弱，当感觉症状开始累及膝盖以上时，双手可开始受累。感觉功能异常亦可表现为不安腿综合征、灼足综合征及反常热感觉。运动神经受累一般发生在更晚期，运动功能丧失可导致肌肉萎缩、肌阵挛及最终瘫痪。

3)诊断：与其他同时导致肾衰竭和周围神经功能异常的疾病难于鉴别，如糖尿病、系统性红斑狼疮、骨髓瘤及淀粉样变等。神经电生理检查是检测尿毒症神经病变的最敏感的方法。约80%的患者有神经功能损伤的表现,这些患者中仅一半有临床症状。运动神经传导速度的下降常平行于肌酐清除率的下降,当肌酐清除率低于10ml/min后,50%以上的患者有异常。感觉神经传导速度在检测早期功能异常上更敏感,但未广泛使用。

4)治疗:未透析患者开始透析可以稳定病情或改善症状。治疗效果与开始透析前功能异常的程度和累及范围直接相关。仅有轻度感觉异常的患者可能能完全恢复,但电生理检查仍可发现亚临床异常。一些患者透析后症状仍改善不好与开始透析太晚或透析不充分有关,因此,应更早透析及充分透析以降低尿毒症神经病的发生率。即使对于严重病例,肾移植肾功能恢复可较透析更好的改善神经症状。

(2)尿毒症单神经病:终末期肾病患者肢体的感觉异常也可能由单神经病变引起,最常累及的是前臂神经,特别是正中神经和尺神经,典型表现是腕管综合征。

腕管综合征的起始症状包括手部沿正中神经分布的麻木、刺痛和烧灼感,也可有前臂的感觉异常,透析中可能会加重,这可能与同侧的内瘘有关。查体可见Tinel征阳性,严重病例可见近端手掌肌肉萎缩。神经电生理检查可见经过腕管区域的运动和感觉神经传导延长。腕管综合征的发生可能与多个与血管通路相关的因素损伤正中神经相关,其他机制也包括淀粉样物质的沉积。

ESRD患者的其他单神经病变可影响第Ⅶ、Ⅷ对脑神经、腓神经和股神经。一些病例可能与药物(如氨基糖苷类或红霉素)或遗传性肾炎的直接耳毒性有关。也可由于血管通路的合并症,如股静脉置管伤到了股神经,或动静脉内瘘穿刺时伤到了桡神经等。

5. **癫痫**　血液透析患者中癫痫并非罕见,严重尿毒症状态需急诊透析的患者更易发生,随着更早更及时开始透析,这些患者中的癫痫发生率有所下降。

由于血流动力学和生物化学的改变,癫痫发作常发生于透析中或刚透析后,对于有易患因素的患者要有预防措施。

(1)病因:多种病因可导致尿毒症患者发作癫痫。这些因素单一存在或混杂在一起可导致严重的中枢神经系统功能异常。由于尿毒症、多种电解质异常患者的癫痫发作阈值下降,若存在另一种中枢神经系统(CNS)损害就可能导致癫痫发作。下面是一些对透析患者较特异的病因:

1)尿毒症脑病,见本节第一部分。

2)透析失衡综合征,见本节第一部分。

3)促红细胞生成素(EPO):使用EPO后血压的快速升高可导致高血压脑病,发生癫痫。没有证据表明使用EPO后血压正常者也更易发生癫痫。使用前很难提前预测谁会发生,如在开始EPO治疗后前几周或几个月发生前驱症状(持续头痛或视觉异常等),特别是之前正常血压者,一定要加以重视。

4)药物和毒物:在血透患者,除EPO外很多药物也会促发癫痫发作,包括:①青霉素和头孢类抗生素:特别是大剂量时;②哌替啶:透析患者应避免使用,其毒性代谢产物去甲哌替啶在体内蓄积,会增加神经肌肉不稳定性及癫痫的危险。如果有过量或不正确给药,可行紧急透析清除;③甲氧氯普胺:吩噻嗪类会降低癫痫阈值,对敏感患者会促发癫痫;④锂毒性;⑤阿昔洛韦:如不根据肾功能调整剂量,可诱发严重神经毒性,包括癫痫、谵妄及昏迷等。

5)乙醇中毒或戒断,二氧二甲基嘌呤、L-多巴、金刚烷胺大剂量静脉使用,造影剂,卡马西平过量:可能会导致癫痫和昏迷,可通过高效透析治疗。食用杨桃:可能导致重度神经功能异常,包括癫痫和死亡;血流动力学不稳低血压是透析中或临近透析结束时最常发生的并发症,如果持续存在或严重时,就可促发癫痫,特别是在同时存在容量下降、渗透压改变、心功能异常或潜在中枢神经系统异常时。另外,严重的透析中高血压也会在有易发因素存在的患者促发癫痫发作。

6)脑血管疾病由于老龄、加速的动脉粥样硬化、高血压、糖尿病、营养不良、高脂血症等造成透析患者有更高的脑血管疾病风险,包括高血压脑病、一过性脑缺血发作、脑梗死、颅内出血和硬膜下血肿。这些可能都会造成癫痫发作。

高血压脑病:指由于血压的严重或突然升高,突破脑血管的自身调节能力,导致脑水肿而出现的一系列表现,包括头痛、恶心、呕吐、意识障碍和精神状态异常,还包括癫痫的局灶或大发作。初始治疗目的是降低舒张压,最初2~6小时内下降不超过25%,这种水平的血压控制可使坏死血管病变逐渐愈合。不必更强化降低血压,以免血压低于自身调节范围,导致缺血事件。透析患者容量超负荷常是高血压脑病的主要原因,应控制容量负荷,降低干体重。若短期内难以达到干体重,或达干体重后仍血压过高,特别是有心脏或神经系统症状,可静脉用药降压。硝普钠等扩血管药可根据目标血压调整剂量,可作为用药选择,推荐剂量是0.25~10μg/(kg·min)。用药过程中要常规血压监测。但需注意,由于产生的代谢产物硫氰酸盐需肾脏排泄,故用药不要超过48小时。也可选择柳氨苄心定(盐酸拉贝洛尔),可静注或静点。注意要在静脉用药同时开始口服降压治疗,以缩短静脉用药时间。

一过性脑缺血发作(TIA):指由于缺血造成的短暂的神经系统异常,24小时内缓解。临床表现与受累血管供血范围有关。透析中低血压也可促发TIA诱发的癫痫。

脑梗死和出血:可继发于血栓或栓塞,神经系统症状决定于受累的范围和部位。透析患者卒中危险显著升高。大的梗死会导致水肿或出血,特别是用肝素或有高血压的患者,应注意尽量减少肝素剂量及更好的控制血压。

硬膜下血肿:在血透患者可自发出现或在常规透析后

或外伤后。症状上与透析失衡综合征、高血压脑病或透析痴呆相似。疑诊的患者可行CT明确。

7)透析痴呆:是透析患者发生的一种进展性神经系统异常。铝蓄积是主要原因。随着非铝磷结合剂的使用,发生率已明显下降。其症状包括计算困难、读写障碍、运动障碍、书写困难、肌肉阵挛性抽搐、癫痫等。脑电图可见相应异常。

(2)预防:预防要做到识别和尽量减轻或去除如下危险因素。

1)尿毒症脑病:进展性尿毒症脑病是开始透析的绝对指征,但一旦发生,就有致命的危险,因此,应在发生前就开始透析。

2)透析失衡综合征:特别是对于新入高危透析患者,要合理诱导透析,如低血流量、短时、小透析器等,逐渐下调尿素氮水平。具体见透析失衡综合征。

3)避免透析后快速酸碱和渗透压改变。

4)避免或及时纠正容量超负荷及潜在的心肺疾病,以防发生缺氧。

5)低血压和血流动力学不稳定:要尽量避免。

6)透析中清除了抗癫痫药:苯巴比妥和扑米酮(去氧苯巴比妥)可被透析清除,为了维持治疗浓度要透析后补充。其他更常用的药物如苯妥英钠、卡马西平和丙戊酸不被透析清除。

7)EPO治疗:要根据治疗指南用药,如最初每周剂量不超过150IU/kg;有高血压或癫痫史的高危患者用药后应严密监测,且应缓慢增加剂量;严重或未控制的高血压患者要在血压控制后开始EPO治疗。

(3)治疗:透析患者发生癫痫的紧急处理:停止透析;开放气道;稳定循环。要留取血样,检测血糖、血钙、血钠、镁和其他电解质,以便于寻找病因。如怀疑低血糖,特别是糖尿病患者,要静脉用糖。如果癫痫持续,要使用苯二氮草类药物,如5~10mg地西泮缓慢静推。可5分钟后再次用药,最大总剂量20~30mg。注意要备有地西泮的拮抗药氟马西尼,一旦发生呼吸抑制可以使用。经过开始的地西泮治疗后,可随后给予负荷剂量的苯妥英钠(10~15mg/kg),不高于50mg/min的速度静注,静注过程中,要进行心电监测。

抗癫痫药的代谢:肾衰竭可能会影响药物的分布、代谢和清除。苯妥英钠和丙戊酸都有高蛋白结合率。在肾衰和低白蛋白血症患者,尽管血清药物总浓度低,但游离药物浓度高,即有生物学作用的药物浓度是高的。但多数临床实验室仅检测总浓度,所以在这些患者检测到的低药物浓度,临床上要综合评价。注意,透析中使用的肝素可激活脂蛋白酯酶,使丙戊酸的蛋白结合率进一步下降。在终末期肾病患者,无需调整苯妥英钠和丙戊酸剂量,肌酐880μmol/L的患者苯妥英钠治疗浓度(总的药物浓度)从正常肾功能的10~20mg/L降至4~10mg/L。

维持治疗:可逆因素造成的癫痫发作无需维持用药。非可逆因素需苯妥英钠、卡马西平或丙戊酸维持用药,以免反复发作。DDS造成的癫痫发作对苯二氮䓬类药物特别是氯硝西泮反应好,无需调整剂量,每日剂量是1.5mg。苯妥英钠是透析患者最常用的治疗癫痫药物。负荷剂量如上所述,血液总浓度应该在4~10mg/L,但最好监测游离药物浓度(目标是1.0~2.5mg/L)。

(甘良英)

第十节 血清酶类及肿瘤标记物水平解读

1. **急性心肌梗死相关指标解读** 普通人群的急性心肌梗死的心肌酶谱及其动态变化有一定规律可循,而在终末期肾脏病患者中,心肌酶谱的变化因受到肾功能的影响,有其特殊性。

研究显示肌酸激酶（CK）在慢性肾衰竭患者，包括透析患者中均会升高，尤其是男人和黑人，可能与肌肉质量有关。因此，对于胸痛的鉴别意义不大。

透析患者血清CK-MB、心肌肌钙蛋白T（cTnT）和肌红蛋白（MYO）的水平往往也会升高，并且有研究显示MYO和CK-MB均与肌酐清除的患者率相关。cTnT的升高在血液透析患者中可以占到71%，在腹膜透析患者中为57%，在非透析患者中为30%，在心肌病患者中为18%。这些升高并非均来自急性心肌损害，而可能是慢性心肌损害或骨骼肌损害。cTnT水平与左室质量指数（LVMI）正相关，其水平可能反映左室肥厚和（或）心肌缺血。另有研究显示cTnT的升高与尿毒症性心肌病、静脉滴注铁剂和升高的铁蛋白水平有关，不能用来判断患者的预后。

以上各个指标的特异性均较差，除了当CK-MB升高超过正常上限的2.5倍以上时，诊断急性心肌梗死有一定的特异性。而血清cTnI特异性高，其水平可以作为终末期肾脏病患者心肌损害的标志物，用于鉴别肾衰竭患者的胸痛症状。同时，经多因素分析，cTnI升高3倍以上提示预后不良，是个远期死亡高风险的独立预测因子。

血液透析不影响血清心肌肌钙蛋白I（cTnI）和肌酸激酶同工酶（CK-MB）的测定。

2. 急性胰腺炎相关指标解读 血清胰淀粉酶是急性胰腺炎的重要指标，而慢性肾衰竭患者中，常见高胰淀粉酶血症，有报道可达68%~75%，无尿的患者胰淀粉酶水平更高，其原因为20%的胰淀粉酶需经肾脏排出体外。有研究提示24%的终末期肾病患者的胰淀粉酶超过正常上限的两倍，但一般不超过3倍。因此，当血清胰淀粉酶水平升高超过3倍以上或腹透液中出现胰淀粉酶，并有临床症状时，均应考虑合并急性胰腺炎可能。

血液透析并不影响总淀粉酶水平或胰淀粉酶的活性的

测定。

3. **肿瘤标记物水平解读**　由于肾功能下降导致某些肿瘤标志物的排泄减少,其血清水平会升高。据报道,在血液透析患者中,组织多肽抗原升高的比例可高达92.5%,癌胚抗原为29.8%,甲胎蛋白为6.5%。因此,使用这些标志物在终末期肾脏病患者中做肿瘤性疾病的诊断时,需证据。其中,肾脏病有肿瘤依据的终末期肾病患者中,血清鳞状细胞癌抗原(SCC)、神经元特异性烯醇化酶片段(NSE)、细胞角蛋白片19(CYFRA 21-1)、胃泌素释放肽前体(ProGRP)、糖类抗原15-3(CA15-3)和糖类抗原19-9(CA19-9)均有不同程度的升高,有的与血肌酐或肌酐清除率相关;癌胚抗原(CEA)则通常为正常值或达正常值上限;而有关甲胎蛋白(AFP)和糖类抗原125(CA125)的研究报道不一致。例如,在血液透析及尿毒症患者中的报道,AFP的水平在正常范围内,而有的研究显示AFP与肌酐清除率显著相关,随肌酐清除率的下降而升高。

总前列腺特异性抗原(tPSA)分子不能通过高、低通量透析膜,但是透析膜可以吸附少量tPSA;游离前列腺特异性抗原(fPSA)仅能通过高通量透析膜。因此,在以fPSA和f/tPSA指导患者前列腺肿瘤的筛查时,仅适用于使用低通量透析膜透析的患者。tPSA诊断前列腺肿瘤的意义与透析膜无关,可以作为接受血液透析治疗的终末期肾病患者前列腺肿瘤的标志物。

(刘　菊)

第十一节　内分泌异常

肾脏不仅是一个重要的泌尿器官,而且是一个重要的内分泌器官。肾脏通过分泌以下激素来调节人体的钙、磷、水盐代谢,包括肾素和醛固酮分泌、1,25(OH)$_2$二羟维生素D_3、促红细胞生成素、激肽释放酶、前列腺素A_2和E_2

等。此外,肾脏还是多种内分泌激素作用的部位以及代谢、排泄的主要场所。胰岛素、胰高血糖素及甲状旁腺激素等均需在肾脏进行降解。因此,当肾功能受损时,这些内分泌激素的合成、代谢及排泄均可受到显著影响,内分泌功能就会出现紊乱,可能发生肾性骨病、高血压、肾性贫血、生长发育迟缓、甲状腺功能障碍以及性腺功能障碍等病症。

1. **胰岛素** 终末期肾病患者中,胰岛素抵抗是引起糖代谢紊乱的主要原因,表现为血浆胰岛素水平多正常或偏高。其发病机制很多,其中一致的观点有拮抗胰岛素的降解和利用障碍、尿毒症毒素、运动耐受力下降、维生素D缺乏等。终末期肾病患者的胰高血糖素的水平可达正常人的3倍,还常常伴有生长激素、糖皮质激素和儿茶酚胺等激素水平的升高。尿毒症毒素的影响也得到了证实。经过血液透析治疗后,B细胞对高血糖的反应性和组织对胰岛素的敏感性均得到了改善,考虑与透析清除了马尿酸盐和假尿嘧啶核苷等可能抑制葡萄糖利用的尿毒症毒素有关。此外,终末期肾脏病患者的运动耐受力下降也是胰岛素抵抗的原因之一。适当的耐力训练计划,有助于提高胰岛素敏感性。$1,25(OH)_2D_3$时,可以纠正透析患者的胰岛素抵抗。$1,25(OH)_2D_3$的缺乏可能是胰岛素抵抗的一个因素。另一方面,由于终末期肾脏病患者的食欲下降、热量摄入减少,肾脏利用和降解胰岛素的能力减弱,胰岛素半衰期延长,糖尿病患者还有可能反复发作低血糖。因此,针对胰岛素抵抗的治疗不建议使用胰岛素增敏剂,如二甲双胍和PPAR-γ。应积极鼓励终末期肾病患者使用胰岛素治疗,同时要努力避免药物治疗所引起的低血糖症。

2. **甲状腺功能障碍** 慢性肾衰竭对于甲状腺的结构、功能以及甲状腺激素的分泌和代谢有多方面的影响,可能与血浆中的尿素、肌酐、吲哚类以及酚类物质的蓄积有关。如果下丘脑、垂体和甲状腺没有疾病，患者血清T_3、T_4和促甲状腺激素（TSH）水平可正常、升高或降低，但血清甲状腺激素水平较低伴较高的TSH水平比较常见。这种激素水平的变化并不一定与肾衰竭程度平行，而主要与营养不良有关。甲状腺功能减退的症状常与慢性肾衰竭患者的临床表现类似，表现为乏力、畏寒、嗜睡、思维迟钝、体重增加、皮肤干燥、便秘、听力下降、眼睑及下肢水肿等。因此，测定甲状腺功能，包括血清总T_4、游离T_4和TSH有助于鉴别诊断。由于甲状腺制剂可能使患者分解代谢率增高，导致蛋白氮的过度丢失，因此甲状腺制剂的替代疗法一般只用于诊断明确的原发性甲状腺功能减退的终末期肾病患者。

3. 肾上腺皮质功能障碍　终末期肾脏病患者的皮质醇基线水平往往偏高，可能机制为肾小球滤过率下降，皮质类固醇代谢清除率降低所致。促肾上腺皮质激素（ACTH）水平一般是正常的或偏高，ACTH刺激试验及地塞米松抑制试验呈正常反应。

该类患者的血浆醛固酮往往受到血钾水平、钠的摄入量和细胞外液量的影响，水平可以降低、正常或升高。

4. 性腺功能障碍　终末期肾脏病患者的性腺功能障碍十分常见。小儿性成熟将延迟数年出现。男性患者表现为性欲减退、勃起功能障碍、阳痿、精液减少、精子数目减少且活动能力下降、生育能力降低。血浆催乳激素常增加，可发生男子乳房发育症。女性患者常表现为月经不调、经量减少或闭经、性欲减退、缺乏性高潮、无排卵性月经、生育能力下降、不孕、流产或早产。其性腺功能障碍的原因有很多，包括营养不良、尿毒症毒素、药物副作用、神经血管病变、内分泌功能障碍、自主神经病变、锌缺乏和神经精神因素等。化验往往提示睾酮、促黄体生成激素（LH）、促卵泡成熟激素（FSH）和催乳素代谢紊乱，多数患者血清睾酮水平降低。阳痿患者使用睾酮治疗常无效。透析疗法可部分改善上述症状,而成功的肾移植是恢复正常性功能最有效的手段。

5. 甲状旁腺功能异常 终末期肾病患者常伴随甲状旁腺的增生,组织学显示腺体内主细胞增生为主,为甲状旁腺激素(PTH)水平升高提供了解剖学基础。同时,有多个因素共同参与,导致了PTH增高。其中,导致PTH分泌增加的因素有:低血钙、高血磷;肾衰竭时,1,25(OH)$_2$维生素D$_3$生成减少,钙在肠道的吸收减少;骨骼对于PTH的抵抗,骨钙释放减少,PTH过度分泌;钙调定点上移。导致PTH降解减少的因素主要是PTH通过肾脏的排泄减少。甲状旁腺功能亢进可以导致纤维性骨炎、血管及软组织出现钙化、增加心血管疾病的风险、增高死亡率。甲状旁腺激素水平降低时骨骼常表现为低转运性骨病,伴随高钙血症,死亡风险亦高。

6. 维生素D代谢异常 维生素D$_3$是脂溶性维生素,主要来自饮食和紫外线照射皮肤而形成。在维生素D的代谢产物中,活性最强的是1,25(OH)$_2$维生素D$_3$,它的生物学作用是:促进肠道对钙、磷的吸收;促进肾小管对尿钙以及尿磷的再吸收,减少尿钙及尿磷的排泄;抑TH的分泌。终末期肾病患者常因肾组织被破坏,肾小管1α羟化酶的合成与活性明显下降,而导致活性维生素D$_3$缺乏,肠道钙的重吸收减少,低钙血症,PTH过度分泌,导致继发性甲状旁腺功能亢进性骨病。

(刘 莉)

第十二节 消化系统异常

消化系统症状常常是终末期肾脏病患者就诊的首要主诉。在慢性肾脏病早期就可能出现中上腹的饱胀感、胃部不适、厌食、恶心、呕吐等症状,有时可能会被误诊为消化道疾病而进行了系列的检查以及长期对症治疗,未见好转而耽误了病情。在这些患者中,消化道病变往往广泛累及全消化道,从口腔至胃、肠、肛门都可以,包括水肿、炎症、溃疡、出血等。因此,食管炎、胃炎、胃溃疡、十二指肠炎、肠炎和结肠炎的发病率都很高,有些患者还可以同时合并两种以上的病变。尿毒症晚期时,临床表现更为突出,严重者常有胃肠道出血、腹泻等。肾移植患者较容易发生食管炎、复杂性消化性溃疡、小肠溃疡、穿孔和急性胰腺炎。

1. 常见症状

(1)食欲差:是终末期肾脏病患者常见的早期消化道症状,继之可能发生恶心、呕吐。这些症状可以随着透析和尿毒症毒素的清除而消除,故考虑其发生机制可能是由于尿素从消化道排出增加有关,严重者口腔会散发出尿素味样气味。患者往往因此而致热量摄入不足,体重下降、营养不良。

(2)便秘:在终末期肾脏病患者中也是常见的主诉之一。有多个因素导致了便秘的发生,例如胃肠蠕动减慢、液体摄入的限制、含钙磷结合剂的使用、补铁制剂的使用、高纤维素蔬菜摄入减少等。长期顽固性便秘可能导致粪块阻塞,甚至肠穿孔。接受腹膜透析治疗的患者还可能会因为长期便秘致透析液引流障碍,影响透析效果。增加膳食中的纤维素的含量或者使用润肠剂、刺激剂、高渗性乳果糖、聚乙醇等可以缓解便秘。严重时,需使用肥皂水或自肾脏病灌肠治疗。

(3)终末期肾病患者也会发生腹泻。但如果出现持续性腹泻,同样需要与其他疾病导致的腹泻相鉴别,例如吸收不良、应激综合征、糖尿病自主神经病变等。有些患者表现为便秘、腹泻交替,可能与粪块堵塞有关,应以治疗便秘为主。

2. 上消化道疾病　经上消化道内镜检查证实,66%~83%的终末期肾脏病患者有不同程度的胃肠道黏膜病变,常见表现为胃炎、十二指肠炎和糜烂。终末期肾脏病患者的幽门螺杆菌感染的比例与普通人群类似,认为其胃消化不良和胃排空延缓症状与幽门螺杆菌感染无关。其发病因素有尿毒症毒素的刺激、胃肠黏膜激素分泌不当以及治疗用药。

3. **上消化道出血** 在终末期肾脏病患者中也很常见，常常表现为少量出血，临床容易被忽视，由粪便潜血试验阳性而被发现，但也可以是大出血。出血的原因多是由于胃黏膜糜烂或消化性溃疡，以前者最为常见。除此之外，终末期肾脏病患者易发生消化道出血，也和吸烟、使用抗血小板药物、血小板功能异常和出血倾向有关。辅助检查中，胃镜可以在检查的同时进行治疗，较单一的消化道钡剂造影更有意义。与普通患者的上消化道出血相同，治疗包括经鼻胃管负压吸引、抑酸(质子泵抑制剂或H_2受体阻滞剂)，严重时需输血或者手术治疗。有研究提示，低剂量的氨甲环酸可能会改善血小板功能，提高血红蛋白水平，作为出血的辅助治疗之一，但尚需大样本量研究进一步证实其长期疗效。此外，在终末期肾脏病患者中，还有一个不太常见的现象导致消化道出血——胃窦血管扩张症(GAVE综合征)，又称"西瓜胃"，因其病理形态而得名。往往需要手术治疗。

4. **胃排空障碍** 胃排空障碍是终末期肾脏病患者常见的重要并发症，与血清清蛋白和前清蛋白水平等营养指标有关。研究显示，其患病率高达80%~95%，对其营养状况往往产生严重的不良影响。其病因是多因素的，而与原发性肾脏疾病、幽门螺杆菌感染无关。来自腹膜透析的报道，可能与葡萄糖和氨基酸的吸收有关，而不是灌液量。使用胃动力促进剂可以缩短胃排空时间，改善血清白蛋白水平。其中，甲氧氯普胺需经肾脏排泄，故应减半使用。而使用西沙必利或甲氧氯普胺无效的患者，可以尝试红霉素。对于腹膜透析患者，每2L透析液加入红霉素100mg，有可能改善症状。

5. **胆囊疾病** 终末期肾脏病患者慢性胆囊炎和胆石症的患病率明显高于普通人群，并随GFR的下降逐渐上升。胆石症的患病率可高达普通人群的10倍以上(25%)，与是否已经开始透析治疗或透析方式均无关。其原因可能与胆囊运动能力下降和胆汁成分变化有关。另有研究发现与增高的甲状旁腺激素水平相关。大多数胆石症均没有症状，可经超声检查诊断。有症状的患者，可以行腹腔镜下胆囊切除术或者传统胆囊切除术治疗。

6. 下消化道疾病　经肠镜检查诊断的结肠憩室的患病率为24%，常累及升结肠，是肠源性腹膜炎的危险因素，但并没有相关研究支持憩室可以影响腹膜炎的预后。结肠炎可以见于各个阶段的慢性肾脏病患者。缺血性结肠炎，常在透析初期发生，可能与反复的低血压发作有关。肾移植患者更常见与机会性感染和药物有关的结肠炎，霉酚酸酯（MMF）可能是主要的罪魁祸首之一。终末期肾脏病患者中结肠癌的患病率与普通人群类似，无需更密切的监测。

7. 腹水　透析相关性腹水的特异性的机制包括容量负荷过重致毛细血管静水压升高、低蛋白血症致血浆渗透压降低、淋巴引流障碍和腹膜通透性升高（不一定是腹膜透析所致）等。约有15%的腹水是由于其他原因所致，例如充血性心衰、肝硬化等，因此其诊断首先需要排除其他原因引起腹水的可能。最有效的治疗手段可能是肾移植。

8. 胰腺炎　腹膜透析患者中急性胰腺炎发病率为每年0.03次/人，血液透析患者中为每年0.01次/人，与死亡率升高有关。当患者主诉上腹或背部疼痛伴有升高的血清淀粉酶和脂肪酶时，应怀疑急性胰腺炎可能。尿毒症或透析相关性急性胰腺炎的诊断是肾功能丧失伴有胰酶的改变。其治疗与普通人一样，包括禁食、抑酸、抑制胰酶分泌、解痉镇痛、选择性使用抗生素以及营养支持等对症治疗。

（刘　蔺）

第十三节　泌尿生殖道异常

1. 腰痛　因终末期肾脏病行透析的患者常合并腰

痛。在一项血透患者的横断面调查中发现腰痛的患病率达36.1%，是普通人群的4~5倍。而腹透患者由于腹腔压力增大，腰部受力增加，腰痛的患病率可能更高。

透析患者发生腰痛的原因可能与慢肾衰竭患者常存在体力下降、活动耐力下降、肌肉无力（特别是下肢、下腰、躯干部位）、肌肉乏力综合征等有关。有研究发现肌力下降患者发生腰痛的危险是肌力正常患者的14倍。平衡能力缺陷的患者发生腰痛的危险是9.3倍。而透析患者常合并贫血、糖尿病神经病变、心脑血管疾病，也导致患者活动能力下降。透析龄较长的患者也常常合并骨和关节的病变，如肾性骨病、骨囊肿、滑膜炎和腱鞘炎，这些因素均可导致腰痛的产生。而腰痛本身也会导致患者抑郁发病率增加，技术失败率增加。

对于透析患者腰痛的治疗常需采取综合治疗手段。例如，积极加强锻炼可以增加肌肉力量，从而改善腰痛症状。Sakkas等发现，经过6个月有氧锻炼，透析患者的肌肉形态学得到明显改善。Van Vilsteren等发现血透患者在透析间期行踏车运动可以显著改善肌力。一些针对脊柱疾病患者的关于活动能力与姿势的培训和教育项目也许会对透析患者的腰痛有效。有些学者甚至发现，适当的健身培训和辅助保护措施有助于预防腰痛的发生。对于腹透患者来说，除了上述措施，减少日间存腹量或透析方式改为APD可能会有效果。

2. **结石**　透析人群泌尿系统结石的主要临床表现与普通人群无异，包括梗阻、尿路刺激征和感染。普通人群泌尿系统结石的患病率为10%左右，而透析人群泌尿系统结石的患病率在不同研究中相差较大。血透患者泌尿系结石的发病率为5%~13%，腹透人群中为5.4%。上述患病率的差异可能与检测手段密切相关。例如，Koga等对45例血透患者利用腹部CT检查发现51%患者均有程度不等的结石，而有症状患者仅占13%。

透析患者发生尿路结石的机制目前并不明确。值得注意的是,这些尿路结石患者中97%既往并无尿路结石病史。Oren等对腹透患者的研究发现其尿草酸盐浓度显著高于健康对照者,可能导致这些患者更易发生草酸盐结石。与普通人群以钙结石为主不同的是,Ozasa等分析透析患者尿路结石成分后发现其主要成分是β_2微球蛋白、溶菌酶、淀粉样蛋白P、清蛋白和Tamm-Horsfall蛋白。而Daudon等把透析患者的结石分成4种类型:蛋白结石、草酸钙结石、蛋白和草酸钙混合结石、尿酸铝镁结石,其中以蛋白为主要成分的结石最常见。Watanabe等检测尿路结石与无尿路结石的透析患者的血尿β_2微球蛋白无差异,所以认为可能与β_2微球蛋白的形成及沉积有关。尿酸铝镁结石可能与透析患者服用含铝的磷结合剂有关。

对于发生尿路结石的透析患者,应给予详细的血和尿生化检查以及结石成分分析,有助于查明结石原因,有效治疗和预防复发。有学者建议每年对于透析患者应进行B超检查筛查结石,并补充枸橼酸和镁,密切随访观察患者实验室指标和尿电解质。由于92%的尿路结石可自行排出,无需干预,因此有学者建议初始应给予保守观察治疗,必要时可以考虑体外碎石。对于反复发作的患者,建议双肾切除,以避免感染和缓解疼痛。

3. 尿路感染　透析患者免疫功能受损,常发生感染性疾病。泌尿系感染是透析患者最主要的感染性合并症之一。透析患者由于尿量减少,尿急、尿频、尿痛等症状常常不显著,导致早期诊断较困难。

尿白细胞检测是普通人群泌尿系感染的初筛诊断手段,但在透析人群中的应用却存在争议。既往研究发现透析人群中尿白细胞数升高的患病率达50%左右,甚至有研究发现可达72%~100%。虽然个别研究认为尿白细胞与尿培养的结果符合率较好,可以作为泌尿系感染的标志物,但多数研究发现不足1/3的尿白细胞数升高的透析患者经尿培养证实为泌尿系感染，因此认为尿白细胞检测对于透析患者并不是一个适宜的诊断指标。Fasolo等回顾既往文献后认为有很多混杂因素会影响尿白细胞对于透析患者的诊断价值，包括尿量减少、膀胱内尿液淤滞、基础肾脏病的影响（例如慢性肾间质疾病）等。考虑到尿白细胞在诊断泌尿系感染的特异性较差，有学者建议对于透析患者应使用尿培养而非尿常规来诊断泌尿系感染。

虽然通常泌尿系感染以大肠杆菌为主，但也有研究发现透析患者尿路感染的病原菌以肠球菌为主。因此，在透析患者诊断泌尿系感染后，应结合尿培养结果调整抗生素使用。对于诊断及时的泌尿系感染抗生素治疗效果较好，但如果诊断治疗不及时，可能会导致严重并发症如膀胱积脓、肾周脓肿，甚至肾切除或死亡。

4. 获得性肾囊肿 获得性肾囊肿（acquired cystic kidney disease, ACKD）是指以往无肾脏囊肿疾病患者，由于不同原因导致肾衰竭而行慢性透析过程中出现肾囊肿的一种疾病。现已知该疾患不仅在透析患者中，即使在未行透析的ESRD患者中也可出现。囊肿可出现在患者原有的肾脏，也可发生在慢性排斥的移植肾上。一般认为是肾衰竭本身而非透析导致了肾囊肿的发生，但随着透析时间的延长ACKD的发生率逐渐增高。据报道，ESRD患者进入透析时有20%存在ACKD，透析至4年时有60%~80%的患者存在ACKD，透析至8年时90%的患者存在ACKD。

ACKD的发生机制目前不清楚，可能的病因包括肾小管基底膜性质的改变，因纤维化、草酸盐结晶或上皮增生引起的肾小管阻塞，尿毒症代谢或毒性产物以及来自透析管的塑料成份。也有学者推测可能与肾脏萎缩后反应性产生的一些促肾因子（renotropicfactor）有关。当患者成功接受肾移植后，原有肾脏不再出现囊肿或原有的囊肿消失或退缩。

多数情况下，ACKD没有临床症状。随着肾囊肿的形成，患者肾性贫血反而得到了改善，可能与其内源性促红细胞生成素产生增加有关。但部分患者会发生囊肿继发感染,临床表现为发热、腰痛,有时伴有血尿。部分患者可因囊内出血出现肉眼血尿、腰痛等表现,严重者可因后腹膜出血导致休克。出血原因与尿毒症的出血倾向,透析时肝素应用,以及萎缩肾脏血管缺乏支持易破裂等有关。另外,10%~20%的ACKD患者会发生肾肿瘤,比正常人群高51~134倍。

根据患者病史及影像学检查,诊断一般不难。ACKD需注意与多囊肾相鉴别。后者一般有多囊肾家族史,而前者没有。后者常伴有肾脏体积增大以及其他部位的囊肿如肝囊肿,前者一般肾脏体积减小,且无其他部位的囊肿。

ACKD的主要治疗原则为对症。囊肿继发感染给予抗生素治疗。轻度出血仅需卧床休息,而严重出血引起血流动力学改变时需考虑肾切除或肾动脉栓塞。囊肿较大导致临床压迫症状较严重时可行经皮囊肿穿刺抽液术。对ACKD患者应给予规律随访,以便及早发现肾脏恶性肿瘤变,有学者认为透析3年以上患者应常规行肾肿瘤筛查。

5. 泌尿系统肿瘤　随着透析技术的发展,ESRD患者的生存期明显延长,因而长期透析的并发症例如肿瘤的发生率亦呈上升趋势,使得肿瘤已成为影响ESRD患者预期寿命的重要因素。虽然死于肿瘤的透析患者仅占4%,远低于心血管疾病的患者,但在某些人群中,肿瘤对于患者的预后具有重要意义。例如,年轻患者发生肿瘤特别是泌尿系统肿瘤的风险显著高于老年患者。泌尿系统肿瘤虽然在普通人群患病率不高,但在透析人群是常见肿瘤。例如有学者发现,膀胱肿瘤在血透患者的发病率达28.5%。一项对美国、欧洲、澳大利亚和新西兰的831804名透析患者的调查显示,肿瘤患病率为3%,其中13%~26%的肿瘤发生在膀胱和肾脏,膀胱癌和肾癌的发生危险分别增加1.5倍和3.6倍。一项荟萃分析显示,10项包含72484例尿毒症患者的研究发现透析患者患恶性肿瘤的危险比正常人群平均增加7.6倍,特别是ACKD与肾癌显著相关。

透析患者的泌尿系统肿瘤发生率增高可能与下述因素有关：①透析人群的年龄趋向于老龄化，而年龄是透析患者肿瘤发生危险的独立预测因素。很多流行病学研究发现年龄与肾癌、膀胱癌、前列腺癌的发病率呈线性相关。②药物：大多数肾小球肾炎或肾移植术患者使用免疫抑制剂增加了患恶性肿瘤的可能性；长期服含有马兜铃酸的药物如龙胆泻肝丸、冠心苏和丸等，除了引起肾脏损害外，还可继发膀胱癌、肾盂癌及输尿管移行上皮细胞癌等泌尿系统肿瘤。③某些基础肾脏病本身发生肿瘤的危险较高，例如获得性囊肿性肾病、巴尔干肾病、止痛剂肾病等。Ianhez等对1375例肾移植患者的8年随访发现10例患者发生肾癌，而这些患者全部患有ACKD。④尿毒症透析患者中普遍存在免疫抑制状态，从而导致免疫监测缺损，自然杀伤细胞的活性明显降低，继而导致频发感染及恶性肿瘤的发生。

ESRD患者应高度警惕并发肿瘤的可能性。定期作超声及CT检查，以早期发现肾囊肿及肿瘤的存在。对无症状的获得性囊肿性肾病并不急于作特殊处理，但应对囊肿形态进行追踪观察。有学者发现肾移植后获得性囊肿性肾病发生率明显下降23%，提示肾移植可以预防肾癌的发生。

对于透析患者这一特殊人群，目前缺乏肿瘤治疗方面的临床研究。透析患者的肿瘤治疗应由外科、肿瘤科、肾内科、透析室共同讨论给予个体化治疗。通常一旦诊断泌尿系统肿瘤，手术是最佳的治疗方法。透析患者常合并贫血、高血压心脏病、心肺功能不良等并发症，对手术创伤及失血的耐受性较差，所以要尽量减少手术的创伤，缩短手术时间。有研究发现发生肿瘤的透析患者行手术治疗死亡率与非透析患者近似，但术后并发症如高钾血症、心律失常、肺炎等发生率更高。由于透析患者的移行上皮细胞癌术后复发率更高，有研究建议对此类人群进行双肾输尿管切除和膀胱根除术。目前多数研究认为透析患者可以耐受标准方案的化疗，但化疗时需要考虑清除率、给药剂量和化疗药物的透析损失率，以及合理安排透析与化疗给药的时间。透析患者如接受放疗，也应严格计算放射性元素的剂量，还需要考虑到为接受放疗的患者提供透析服务的医务人员的安全性。

6. 性功能异常 性功能障碍是尿毒症患者临床普遍存在的问题。男性透析患者常出现睾丸功能异常及精子产生异常，表现为射精量减少，精子量和活力缺乏，从而导致不育。睾丸的组织学改变包括精母细胞减少，成熟障碍，精子产生能力显著下降，部分患者会出现输精管异常、间质纤维化及钙化。女性患者常表现为月经失调、闭经和排卵异常，有的患者甚至可能因月经过多而导致贫血甚至需输血治疗，内分泌激素水平异常在女性常表现为催乳素、促卵泡成熟素和促黄体生成素的升高和排卵前雌二醇峰值下降。有研究表明男性与女性透析患者性功能障碍的患病率均在80%以上。目前，性功能障碍尚无统一的诊断标准，诊断主要依据各种不同的量表，如国际勃起功能指数，女性性功能简明指数等。

透析患者发生性功能障碍的机制包含多种因素：①生理因素：肾性贫血常使患者易疲劳，是性欲减退发生的危险因素；慢性肾功能不全患者下丘脑-垂体-性腺轴功能紊乱十分常见，可引起性功能障碍；高血压和脂质代谢紊乱所引起的外周血管及周围神经病变，也是导致患者性功能障碍不可忽视的原因之一。另外，有报道甲状旁腺功能亢进与男性患者的性功能障碍密切相关。②心理因素：焦虑、抑郁在透析患者中较常见，可导致患者对性生活缺乏自信心，甚至患者或其配偶担心其肾功能损害加重，刻意禁止性生活或对性生活有恐惧感，这些都造成了患者的性功能障碍。③治疗相关：透析管路塑化剂可能会影响睾丸功能；应用β受体阻滞剂可能通过影响中枢神经系统导致性欲降低。

治疗主要应致力于改善透析充分性，纠正并发症和合并症。促红细胞生成素可以纠正贫血以及已经紊乱的垂体激素的负反馈机制,从而改善患者的性功能。有报道合并继发性甲旁亢的男性肾衰竭患者,甲状旁腺切除术后其性生活次数明显增加、满意度提高。应用RASS阻滞剂能增加生殖器海绵体的压力和舒张平滑肌,调节外生殖器的血流,调控来自于大脑本身和脊神经的神经传导信号,从而改善性功能。西地那非可作为勃起功能障碍的一线治疗,对于性腺功能下降的患者,雌激素或睾酮治疗可能有效。对于高泌乳素血症的患者,可以考虑使用溴隐亭治疗。

(许 戎)

第十四节 妇产科异常

1. **生育问题** 透析患者通常伴有下丘脑-垂体-卵巢轴的功能紊乱,常导致性欲下降,生育率减低和异常的子宫出血,妊娠的概率大大降低,但还是有怀孕的可能。对于一些十分渴望生育的透析患者,孕前、孕中和分娩等过程要进行充分的准备和必要的处理。但对于大多数透析患者来说,还是应该避免怀孕。特别是对下列慢性肾脏病女患者在怀孕时,应该进行慎重并且严格的控制措施:①本人不希望受孕;②很难确定患者是否存在高危妊娠;③在透析阶段经常怀孕;④慢性肾衰竭还没进入透析;⑤曾经月经很规律,但在透析后已经闭经多年的妇女突然怀孕。

(1)避孕:透析患者最佳的避孕措施是使用工具避孕。口服避孕药在一些有静脉血栓史的患者要慎重,红斑狼疮患者也应该避免使用。宫内节育器对血液透析患者有增加子宫出血的危险,应该避免,在腹膜透析患者,也有增加腹膜炎的可能,也应该注意。

(2)妊娠的管理:透析患者的妊娠期管理有着比较复杂的特殊性,主要有以下几点要注意:

1)高血压:透析患者大多数本身就存在着高血压,妊娠过程中高血压会变得更难以控制并会导致严重的妊娠合并症,给孕妇和胎儿带来风险。应该教会患者每日测量血压并记录,一旦有急剧进展的高血压需要入院监护控制。

A. 容量控制:与非妊娠的患者一样,血压控制的第一步是确定患者的容量状态。但怀孕的透析患者体重增加的监测有些困难。最难的是如何确定这些孕妇在透析间期的体重增加中,哪部分是与妊娠相关的体重增加,哪部分是多余的液体。正常孕妇在怀孕整个期间的体重增加是12~16kg,头3个月一般仅增加1.6kg。到了孕中期和孕晚期,体重增加一般推荐为每周0.3~0.5kg,可以参考这个数值进行干体重的评估。如果每日透析,两次透析间期液体的增加可能很少,但体重变化的主要部分还是液体。应该每周对孕妇进行仔细的体检,以便发现液体负荷过重的征象。如果每日透析,容量相关的高血压可以减少到最小,此时如果有任何的血压增高,特别是在透析过程中的血压增高,要考虑是否出现了先兆子痫。

B. 降压药物:ACEI/ARB在孕妇是禁止使用的,因为在动物实验有明显致畸和流产发生率。即使在孕前,此类药物也应该停用半年以上。甲基多巴、拉贝洛尔、钙离子通道阻滞剂可以使用。α受体和β受体阻滞剂的经验不多,但应该也是安全的。

高血压危象的患者可以使用静脉注射肼屈嗪,5~10mg/20~30min。当出现先兆子痫时,硫酸镁是首选,注意透析后要追加,最好监测血浓度。硫酸镁与钙阻滞剂合并使用的时候常导致低血压,必要时可停止使用钙阻滞剂。

2)透析方案:近来研究表明,血液透析比起腹膜透析,孕产妇和新生儿的生存率要高一些,这是因为血液透析很容易增加剂量。很多腹膜透析的患者,在孕期也需要合并使用血液透析。

A. 强化透析:研究表明,每周至少20小时的血液透析可以增加新生儿的存活率。因此应该每周透析6天,或者每日透析。这样可以减少每次透析的脱水量,减少低血压的发生,孕妇还可以进食更多的蛋白质,食物以保证胎儿发育。而腹膜透析增加透析剂量则有些困难,特别是到孕晚期,腹腔容积减少还使得超滤率下降,一般需要增加每日的透析次数,甚至夜间也需要进行透析。

B. 透析液:胎盘可以产生一定量的骨化三醇,故可以使血钙升高一些。如果使用1.25mmol/L的钙的透析液,孕妇每日需要补充2g钙。含钙的磷结合剂对孕妇是安全的,每日透析的孕妇如果血磷低,则可以不用,甚至需要往透析液里加入磷(4mg/dl)。目前尚不知道碳酸镧对孕妇是否安全。

用标准透析液进行每日透析有发生碱中毒的危险。最好使用25mmol/L的碳酸氢根浓度,如果不能得到,可以使用增加超滤的方式,多脱出的部分使用生理盐水补充。如果血钠高,会感到口渴,可以在透析的时候饮用足够的水以降低血钠。

C. 抗凝:孕妇存在高凝状态,容易导致管路凝血。而肝素不会通过胎盘,除非伴有阴道出血,一般不需要减少抗凝剂使用量。

3)贫血的管理:怀孕会加重贫血。促红细胞生成素尚未有导致胎儿器官发育异常的报告,也不好确定是否与孕妇的高血压有直接关系。因此孕期促红素的剂量应该增加,可以加倍。铁剂、叶酸和维生素B_{12}的补充也需要增加。

(3)分娩和生产:透析患者妊娠大多数会早产。早产的原因可以是产程提前、母体高血压和胎儿问题。特布他林、硫酸镁、硝苯地平和吲哚美辛可以使一部分产程提前得到治疗,但这些药物的副作用要格外注意。出生前胎儿的监测和评价很重要。一些生理学指标、超声等可以用于评估胎儿出生后是否能存活。

新生儿出生后需要进行高危监护,因为新生儿在母体内血肌酐与母亲是一样的高水平,出生后容易产生溶质性利尿,需要密切注意水和电解质的平衡。

腹膜透析患者可以行腹膜外剖宫产,腹透管的位置可以保留,手术后24小时即可恢复透析。开始的交换量要小一些,48小时后可恢复正常。

2. 性功能异常　大多数处于性活跃年龄的女透析患者患有性功能障碍,表现为性欲下降、快感缺失。多由于雌激素缺乏、高泌乳素血症,也和阴道干燥甚至阴道炎有关。其他方面导致性功能异常的原因还有性腺功能异常、抑郁状态、甲状旁腺功能异常和体型异常。雌激素缺乏的患者可以靠补充外源性雌激素得到缓解,如阴道使用雌激素栓剂、口服雌孕激素等。由于透析患者的雌激素代谢减慢,补充的剂量要适当减少。多巴胺激动剂溴隐亭可以改善高泌乳素血症,但尚未广泛应用,因为此药可以使透析患者更容易发生低血压。首剂1.25mg,通常夜间给药,以后可以缓慢增加,2.5mg每日两次可以抑制泌乳素的分泌。

3. 功能异常性子宫出血　很多慢性肾衰竭的女患者会闭经,开始进入透析后,一部分会恢复月经。大多数透析患者的月经周期是没有规律的,功能异常的子宫出血比较常见。值得注意的是这也许是子宫内膜癌的早期征象,应进行相关排查。失血会造成严重贫血,尽管这些患者正在使用促红细胞生成素。

对异常的子宫出血患者,一定要排查恶性疾病,排查方式主要取决于年龄和是否已经闭经。

(1)40岁以上并且已经闭经1年以上的女患者,突然出现间断的子宫出血,恶性肿瘤的可能性会增大,有必要诊断性刮宫。

(2)40岁以上的女患者闭经时间短于1年,出现出血,患恶性疾病的可能性是中等程度的,不必要常规进行刮宫,但一些内膜活检可能是有必要的,以便排查恶性疾病。

(3)40岁以下的女患者出现出血,恶性疾病的可能性较小,巴氏涂片检查就足够了。

抗凝剂在月经期间的透析时尽量少用,无肝素或者枸橼酸抗凝也是比较好的选择。

腹透患者,血性腹水有时候在月经期或者排卵期可以见到,一般不需要特殊处理,除非需要在腹透液中加入肝素的时候要注意。有时候,排卵可以导致直接的腹腔积血,这时候有必要进行抑制排卵处理。也有报道,在排卵期和月经期可以发生感染性腹膜炎。血性腹水还可以发生在一些妇科操作之后。

排除恶性疾病后,口服避孕药常作为一线用药,甲羟孕酮、促性腺激素释放激动剂、大剂量雌激素静脉注射,垂体升压素等也可以使用。

非甾体抗炎药有报道有效,但要注意消化道副作用。

药物治疗无效的患者,内膜电烧或者子宫切除术可能是最后的选择。

4. 激素替代治疗 很多更年期后妇女采用雌孕激素进行替代治疗以减轻骨质疏松,已经证实这类药物可以增加绝经后妇女患乳腺癌、肺栓塞、深静脉血栓以及冠心病和脑血管病的风险,透析患者的心脑血管疾病发生率是显著高于非透析患者的,这一点必须要注意。雌激素还可以增加狼疮复发、多囊肝恶化等风险。激素剂量要比非透析患者减少一半。使用前也需要向患者交代可能存在的风险。

5. 妇科肿瘤 尽管研究表明,透析女患者妇科肿瘤的发生率不高于非透析人群,但有些女透析患者还是存在着一些高危因素,如免疫抑制剂的使用史,易患病毒性疾病等。对这些患者,肿瘤的排查是有必要的。不管是有过肾移植还是其他疾病的免疫抑制治疗,或者存在AIDS,都应该每6个月进行一次巴氏涂片检查。

子宫内膜癌常有子宫出血,卵巢肿瘤可以出现一些非特异的腹部症状,以后会出现卵巢肿块。一些腹部不适、恶心、体重下降等经常与尿毒症或者透析的表现相混淆。腹透患者可以出现血性腹水或者腹水颜色的变化。一旦怀疑卵巢肿瘤应该尽早予以明确诊断以便得到及时的治疗。

针对妇科肿瘤的有些检查,透析患者需要注意,如超声检查需要充盈膀胱,但透析患者往往无尿难以做到,必要时可使用带气囊的导尿管,向膀胱注入盐水。当然,如果可行,经阴道超声是不错的选择。需要进行肠道准备的患者要注意泻药造成的血容量变化。CT增强检查的对比剂可能会造成患者高渗和血容量变化,必要时CT后立即进行透析治疗,当然,无症状患者也可以次日进行透析治疗。

腹膜透析患者的妇科手术一般可以保留腹透管。但要常规使用抗生素预防感染。术后可以每天3次,每次500ml腹透液冲洗导管,直到液体颜色不再是血性的后改为每天一次。术后两周左右不要使用导管进行腹膜透析,这段时间可以使用血液透析过渡。

肿瘤化疗时药物的剂量调整请参阅手册的药物剂量调整部分。

(金其庄)

第十五节 风湿性疾病和骨骼肌肉疾病

1. **透析相关淀粉样变(DRA)** 透析相关淀粉样变是β_2微球蛋白形成的淀粉样纤维在组织沉积造成的。肾功能下降后肾脏对β_2微球蛋白清除减少,导致血中浓度升高及慢性组织沉积。发生率与透析龄相关,研究发现透析13~20年后100%会发生透析相关淀粉样变。

(1)发病机制:DRA的淀粉样蛋白由β_2微球蛋白构成。染色特点同其他类型淀粉样物质,即刚果红染色阳性,偏光显微镜下为苹果绿折光。β_2微球蛋白对胶原有高亲和力,这可能是DRA主要累及关节和骨的原因。形成的淀粉样物质含多种相关分子,如氨基多糖、蛋白多糖和ApoE等,这可能与其形成及沉积部位相关。

终末期肾病患者即使有很少的残余肾功能都足以清除和代谢β_2微球蛋白,避免发生DRA。无残余肾功能的透析患者，β_2微球蛋白不能充分有效清除。例如一个70kg的无尿患者，年净β_2微球蛋白潴留分别是：低通量透析111g，高通量透析97g，短时每日透析77g，夜间透析53g，短时每日血液滤过51g。腹膜透析对β_2微球蛋白的清除很少。透析本身可刺激透析中β_2微球蛋白的产生。使用生物相容性不好的膜材质如铜仿膜的患者，其外周血单核细胞培养会有β_2微球蛋白的产生增多。另外透析液有内毒素污染也会刺激白细胞和单核细胞释放β_2微球蛋白。但这种透析中β_2微球蛋白产生对DRA发病的意义还不是很清楚。

淀粉样组织沉积会伴有大量活化巨噬细胞的聚集，但是这些巨噬细胞并不能充分吞噬沉积的β_2微球蛋白，这种沉积和反应性炎症就有可能参与破坏性脊柱关节病的发生。另外炎症介质的增多也跟血液与透析膜或有内毒素等污染的透析用水的相互作用有关。β_2微球蛋白也通过直接刺激破骨细胞导致骨破坏。在淀粉样沉积物中可见糖基化的β_2微球蛋白，这可以进一步通过刺激细胞因子的分泌以及作为趋化因子等加重病变的进展。

（2）临床表现：DRA主要临床表现包括腕管综合征、骨囊肿、脊柱关节病、病理性骨折和关节肿痛如肩周炎等。DRA最常见的两个症状是腕管综合征和肩痛。这些都与淀粉样物质在骨、关节、滑膜的沉积相关。作为一个系统性疾病，还可沉积在皮下组织、皮肤及直肠黏膜、肝、脾及血管等。但不同于原发性淀粉样变，DRA的内脏受累很少有相应症状。

腕管综合征：是最常见的表现。平均发生时间是透析后8~10年，有时间依赖性。其发生是多因素的，压迫和缺血也是促发因素，如一些患者透析中症状加重可能就是由于内瘘导致的动脉窃血现象造成正中神经缺血，此外两次透析间期细胞外液的增加会导致水肿及正中神经受压。最常见症状是麻木、刺痛、烧灼感等。常为正中神经分布范围受累，即拇指、示指、中指和环指的桡侧，有时也会有整个手的感觉异常。酸痛的感觉也可能会放射至前臂。患侧手可感觉僵硬、肿胀。症状常在夜间、透析中及需腕部反复屈伸时加重,易发生在内瘘侧。检查:早期可能没有感觉丧失和肌肉力量的丧失,可通过叩击腕管的掌侧(Tinel征)或让患者腕部屈曲90° 保持1分钟(Phalen征)诱发症状。在更严重的病例,正中神经分布区域对轻触、针刺、温度或两点鉴别上会有感觉的减弱。拇短展肌肌力可能会变弱,长时间大鱼际可能会萎缩。临床上要和一些疾病鉴别,包括低位颈椎强直、胸廓出口综合征、多神经病变或单神经病变,内瘘患者的桡动脉窃血综合征等。除早期病例外,可通过肌电图和神经传导速度明确诊断。

肩周炎:肩部是透析多年患者最常受累的关节。由于DRA仅是导致慢性关节痛的多种原因之一,还应与滑囊炎和肩袖撕裂等鉴别。常为双侧,透析10年以上的患者有84%会受累,常为肩膀前侧疼痛,在平卧特别是透析中或晚上症状最重。喙突肩峰韧带和肱二头肌沟可有触痛。肩部运动范围特别是外展时可能会受限,可有肩关节囊周围炎。

渗出性关节病:透析8年以上的患者有可能发生。渗出常为双侧,特别是双膝和双肩。穿刺液常为浆液性,细胞数少,也可为血性。

脊椎关节病:淀粉样物质可沉积于颈椎,继而引起脊椎关节病和神经根病。颈部疼痛是最初的临床线索。可行MRI检测评估受累范围,低位颈椎常最先受累,常表现为椎间盘间隙变窄、椎体边缘被侵蚀,也可见软骨下硬化。严重的可导致马尾神经受压和瘫痪。

骨病:常发生在长骨的远端,为囊性改变。有可能会与严重继发性甲旁亢骨病的"棕色瘤"混淆。囊性病变内含有淀粉样物质,随时间会变大,可能会导致腕骨、指骨、股骨及肱骨头、髋臼、胫骨坪和桡骨远端的病理性骨折。

胃肠道疾病:并不常见。结肠最常受累,有可能导致吸收不良、结肠扩张或穿孔。也可累及舌、食管、胃和小肠。

其他受累部位: 心脏、肺、皮肤的受累很少见。

（3）辅助检查

β_2微球蛋白水平: 透析患者可见β_2微球蛋白水平升高, 可达30~50mg/L, 远远高于0.8~3.0mg/L的正常水平。仅有这一条不能诊断DRA, 还要结合临床和其他检查。

组织病理学: 在骨囊肿内或滑囊液中可发现淀粉样物质, 刚果红染色阳性, 偏光下可见苹果绿折光。淀粉样物质的成分是β_2微球蛋白。

影像学检查: 传统影像学检查可用于筛查或初步诊断, 可见透放射线病变、骨囊肿, 常伴有薄硬化边缘, 随时间进展, 病变可扩大或数目有增多。CT和MRI对于检测平片看不到的小病变或非轴向骨病变很有用。但需注意, MRI使用的钆造影剂有可能会导致肾源性系统性纤维化, 要尽量避免使用。超声可用于检测肩袖厚度及二头肌长头的滑液鞘。

（4）评估和诊断: 有特征性临床和放射学表现的透析患者要注意有无DRA。明确诊断要基于典型的临床表现, 包括淀粉样物质的组织沉积或放射学特征性的随时间增大的多发骨囊肿。活检是诊断的金标准。但临床上常通过典型症状和特征性放射学表现诊断。

（5）治疗

手术和镇痛: 手术可用于: ①腕管综合征: 由于DRA是进展性疾病, 早期手术可有效治疗腕管综合征; ②骨囊肿导致的关键部位的病理性骨折, 比如股骨颈, 可行淀粉样囊肿刮除术及骨移植, 有效缓解疼痛; ③肩部关节镜或开放手术清除滑囊淀粉样物质的浸润, 也可根据个体情况行人工关节置换, 这些措施均可缓解疼痛、恢复运动能力。镇痛本身有助于缓解关节周围疼痛及骨痛。

增加β_2微球蛋白的清除: ①可通过改变透析时程、频率和（或）透析治疗的类型实现。长时间、低血流量较短时间高血流量清除好; 每日夜间透析较每周三次的常规日间透析清除效果好；短时、每日透析也较常规透析清除效果好。血液滤过和血液透析滤过可明显增加β_2微球蛋白的清除。②肾移植：成功肾移植后血浆β_2微球蛋白水平可恢复正常，关节痛可很快缓解，但骨囊肿的恢复要慢很多。随时间延长，淀粉样沉积可能会再反复。③日本临床上使用β_2微球蛋白柱以增加β_2微球蛋白清除，从而较普通透析更好地改善DRA。

腕管综合征的其他治疗：在晚上或透析治疗时将受累手腕用夹板固定于静息平衡位，可以暂时缓解症状，如果效果不好或不能耐受也可在腕管内注射微晶皮质类固醇酯，约30%的患者可以永久缓解，如果效果还不好或者有明显的运动、感觉功能的丧失，可行手术解压，90%以上的患者可缓解，但也有可能会复发。

2. 晶体性关节炎　由于各种晶体在关节内沉积造成的，包括二羟焦磷酸钙、单钠尿酸盐、草酸钙等。临床表现常相似，需要检查关节液晶体成分来区别。

（1）假痛风性关节炎：本病为二羟焦磷酸钙结晶沉积引起的无菌性炎症反应，较单钠尿酸盐结晶更易引起透析患者的痛性关节炎。继发性甲旁亢控制不好的患者更易发生。临床表现上常累及大关节或中等大小的关节，如膝关节等。急性发作的时候可有关节红、肿、热、痛。关节液可见多数中性粒细胞，经偏光显微镜检查，可见到单斜晶或多斜晶的晶体，缺少或呈现微弱的阳性双折射。受累关节X线可见软骨钙化。

治疗上，急性期治疗包括关节制动、关节抽液、反复冲洗，以减少关节液中焦磷酸盐的浓度，之后注入肾上腺皮质激素微晶混悬液。在半月板已明确钙化并出现类似半月板绞锁的患者应行半月板切除术，同时对关节腔探查以切除骨赘及摘除游离体等妨碍关节活动的因素，尽量避免形成骨关节炎。非甾体抗炎药（NSAIDs）及秋水仙碱常可迅速控制急性发作。

（2）痛风：痛风是指由单钠尿酸结晶引起的关节、骨和软组织的无菌性炎症反应。可有急性发作，也可表现为慢性痛风性关节炎。在尿毒症患者，痛风性关节炎的急性发作不常见。如果患者肾衰竭前有过急性发作，在进入透析后症状也会明显减轻。临床表现上与假痛风性关节炎相似，但小关节如第一跖趾关节是最好发部位。关节液发现针状或杆状结晶、偏光显微镜检查无双折射可明确诊断。

治疗上多种抗炎药物对急性痛风均有效，包括NSAIDs、秋水仙碱、全身或关节内糖皮质激素以及一些抑制白介素-1β（IL-1β）的生物学制剂。但ESRD患者多选用糖皮质激素，特别是有残余肾功能的患者要尽量避免使用NSAIDs。透析患者要避免使用秋水仙碱。急性期治疗原则是尽早，发作前没有降尿酸治疗者，急性发作期间不要降尿酸治疗。别嘌醇可用于透析患者降低血尿酸水平，但要减量。

（3）与碳酸磷灰石结晶相关的关节病：磷灰石是含钙磷酸盐总称。碳酸磷灰石结晶在透析患者也可导致关节痛和关节肿胀，高钙、高磷时更易发生。近年来，随着高磷血症和继发性甲旁亢的有效控制，钙化性关节周围炎已明显减少。肩部最常受累，其他如手、髋、腕、踝及肘等亦可受累。磷灰石的沉积在放射线下可见，随着沉积的增多，可增大至可被触及或可见的结节。关节液内结晶在偏光显微镜下不可见，但茜素红染色阳性。治疗主要是受累关节制动和使用NSAIDs药物。局部应用糖皮质激素或封闭治疗可快速缓解症状，也可更快恢复。关键是降低血磷。

（4）与草酸钙结晶相关的关节病：草酸钙结晶可引起急性或慢性滑膜炎。肢端小关节最常受累，大关节也可能发生。受累关节的X线片可见软骨钙化。关节液偏光显微镜下可见特征性的强折光双锥形结晶，钙染色（茜素红）阳性。如果结晶沉积在血管平滑肌，可导致雷诺现象或网状青斑。这种关节病对NSAIDs、关节腔注射、秋水仙碱或增加透析频率等治疗均效果差或无效。对于这些患者,由于维生素C体内代谢产生草酸,处方维生素C时要慎重。

3. 化脓性关节炎　血透患者关节腔或关节囊细菌感染不常见。如发生,最常见的致病菌是金黄色葡萄球菌。诊断和治疗同非尿毒症患者。

4. 骨坏死　也称为骨无菌性坏死、缺血性坏死、非创伤性坏死等,是一种与多种情况及治疗干预相关的病理过程。股骨头是最常受累的部位。

5. 肌腱炎和滑囊炎

(1)自发性肌腱断裂:股四头肌肌腱最常受累,其他部位如跟腱、肱三头肌等亦有报道,多与患者继发性甲旁亢相关。应对断裂肌腱立即行手术修复,并治疗CKD-MBD。

(2)鹰嘴滑囊炎:血液透析患者血管通路侧鹰嘴处由于反复透析过程中受压,易发生鹰嘴滑囊炎。一旦发生,要注意除外感染。如反复发生,要改变透析过程中上肢的体位,避免鹰嘴处受压。

6. 肾源性系统性纤维化　肾源性系统性纤维化(NSF)是一种仅发生于肾衰竭患者的纤维化疾病。主要有两个特点:一是四肢和躯干皮肤变厚、变硬;二是真皮发生与CD34阳性纤维细胞相关的纤维化。

(1)病因:NSF的发生与行MRI检查时使用的钆造影剂相关。肾功能越差可能发生的风险也越大,也与钆的剂量相关,另外也与EPO的使用和增加剂量有关。

(2)临床表现:所有患者均有皮肤受累,有一些患者会累及器官。钆暴露后发病的潜伏期常为2~4周,也有报道最短2天,最长18个月。皮肤损害最先累及踝、下肢、足和手,继而发展到股、前臂,躯干和臀部很少发生。水肿常最先发生。患者可感到患部烧灼、瘙痒或剧烈刺痛。另外,有些患者眼睛或附近出现黄色丘疹、斑块。一些患者由于皮肤增厚阻碍了关节的弯曲和伸展,导致关节挛缩变形。内脏器官可累及肺、横膈、心肌、心包、浆膜腔及硬脑膜。

（3）治疗：目前,对NSF尚无特别有效的治疗方法。由于NSF发病率低,已经进行的研究大多病例数少,且随访时间短,难有明确的结论。通过肾移植等恢复肾功能是最有效的改善NSF的方法。物理治疗或局部、全身类固醇药物疗法都疗效不确定。免疫抑制疗法无效。血浆置换、光疗和镇静剂对某些患者的症状可有所改善。

（4）预防：如果有肾功能异常,最好避免使用钆造影剂。如果必须使用,要尽量避免使用线性螯合的几种制剂,而应选用大环状的。建议使用最小剂量。用药后要即刻透析。

7. 系统性风湿性疾病

（1）急性时相反应标志物：红细胞沉降率（血沉,ESR）：几乎所有ESRD患者ESR都高于25mm/h。有2/3患者高于60mm/h,20%高于100mm/h。显著升高多提示感染、肿瘤（特别是转移瘤）或胶原血管病。透析本身不会影响患者的ESR水平。

C-反应蛋白（CRP）：约50%的透析患者在没有活动性炎症和感染时有CRP轻度升高（10~50mg/L）,反映体内存在慢性非感染性炎症状态。如果有明显升高（>50mg/L）,较ESR更能提示活动性感染。高CRP水平在透析患者是一个死亡的独立预测因素。

（2）系统性红斑狼疮（SLE）：10%~30%的狼疮肾患者进展到ESRD。开始透析后,多数患者肾外狼疮会缓解或部分缓解,机制不清。进入透析后这些患者的预后同普通透析患者。肾移植后5年、10年移植肾存活率较其他肾移植患者无差别。但建议进入透析后3~6个月激素剂量低于10mg/d时再进行肾移植。移植后狼疮性肾炎的复发率是2%~11%,全身狼疮症状的复发率约6%。

（3）类风湿性关节炎（RA）：透析患者发生RA多先使用NSAIDs或小剂量糖皮质激素（5~15mg）。由于透析不能清除金制剂和甲氨蝶呤,应避免使用。改善病情的抗风湿药物（DMARDs）如羟氯喹（200~400mg/d）或硫唑嘌呤

（50~100mg/d）可与抗炎药物联合使用。其他生物制剂如英夫利西单抗等在透析患者中的安全性还有待更多的研究。

（4）ANCA相关性小血管炎：韦格纳肉芽肿（WG）患者透析后有50%复发。显微镜下多血管炎（MPA）患者也有复发。复发时可累及呼吸道、眼、皮肤、关节和肠道。复发后要规律治疗。

（5）混合性冷球蛋白血症：有丙型肝炎感染的透析患者30%以上血清中可检测到混合性冷球蛋白，水平常低于1%。近40%的患者可有关节痛、乏力，但有皮肤血管炎表现的很少。有症状的患者，要规范治疗丙型肝炎感染，但用药如干扰素、利巴韦林等要注意在透析患者中的剂量调整。

（6）肌肉无力：透析患者可能会出现广泛的肌肉无力，主要累及下肢近端肌肉。血清肌酶水平可在正常范围。肌电图可见异常，肌肉活检以Ⅱ型肌纤维萎缩为主。造成肌肉无力的病因有多方面，包括神经病变、维生素D缺乏、继发性甲旁亢、左旋肉毒碱缺乏、铝中毒、高钾或低钾血症、酸中毒、铁超负荷、严重低磷、药物中毒、血管钙化导致的肌肉缺血、肌肉不活动或有全身的风湿性疾病等。

（7）风湿药物在透析患者中的使用

1）非甾体抗炎药（NSAIDs）：经典的NSAIDs如阿司匹林、布洛芬、萘普生、吲哚美辛、舒林酸、奥沙普秦等均同时抑制环氧化酶（COX）-1和COX-2。但是，选择性COX-2抑制剂如塞来昔布在治疗浓度没有抑制COX-1的作用，因此不会抑制血小板产生血栓素及胃肠道前列腺素的生物合成。与经典NSAIDs比，选择性COX-2抑制剂不引起出血，并降低了诱发消化性溃疡的风险。因此如使用经典NSAIDs药物，可考虑合用质子泵抑制剂、前列腺素类似物等。但几种选择性COX-2抑制剂均与心血管合并症的风险增加有关，比如心肌梗死或卒中。所有的NSAIDs均抑制肾脏前列腺素的产生，因此有引起肾小球滤过率下降、钠潴留及高钾血症的可能。

透析患者长期使用NSAIDs方面的研究很少。所有NSAIDs都主要由肝脏代谢,仅不足10%以原型从尿排出,但吲哚美辛有15%~25%以原型从尿中排出。NSAIDs的代谢产物有40%~95%自尿中排出,但这些代谢产物的生物活性或毒性的相关数据很少。因此,厂家建议肾衰患者使用NSAIDs要慎重且减量。由于NSAIDs药物的高蛋白结合率,很少被透析清除,也不需透析后补充。

2)治疗痛风的药物

别嘌醇: 别嘌醇和其活性代谢产物羟嘌呤醇均可经透析清除。由于羟嘌呤醇主要经肾脏排泄,透析患者服用别嘌醇应减量(如100mg/d),在透析日要透后给药。

秋水仙碱: 肾功能不全患者秋水仙碱的半衰期延长、副作用更明显。其生物利用度在肾衰竭患者有很大差异,且不被透析清除,因此,透析患者应避免使用秋水仙碱。有报道,长时间使用秋水仙碱可显著升高血清肌酸激酶水平,也有报道发生严重心衰。

3)糖皮质激素: 单从药代动力学考虑,透析患者可以服用激素。但考虑到激素可导致水钠潴留、高血压、糖耐量异常、骨质疏松、骨坏死、易发感染等,应结合患者病情需要慎重选择。

(甘良英)

第十九章 透析前管理和
持续质量改进

第一节 慢性肾脏病的管理

1. **慢性肾脏病的定义和分期** 根据国际肾脏病协会（ISN）的KDIGO临床实践指南的定义，如果肾脏损伤指标或功能异常持续超过3个月，则可诊断慢性肾脏病（CKD）。肾脏损伤指标指白蛋白尿、尿沉渣异常、肾小管损伤导致的尿标志物异常或血电解质异常、肾脏病理学检查异常、肾脏影像学检查异常或肾脏移植病史等。肾脏功能异常指肾小球滤过率（GFR）小于60ml/（min·1.73m^2）。

KDIGO指南建议按照病因、GFR水平和白蛋白尿程度对CKD进行分期，即CGA分期法。

按照GFR将肾功能分为G1[≥90ml/（min·1.73m^2）]、G2[60~89ml/（min·1.73m^2）]、G3a[45~59ml/（min·1.73m^2）]、G3b[30~44ml/（min·1.73m^2）]、G4[15~29ml/（min·1.73m^2）]和G5[<15ml/（min·1.73m^2）]期。按照尿白蛋白/肌酐比值高低将白蛋白尿分为A1（<30mg/g）、A2（30~300mg/g）和A3组（>300mg/g）。将G1~G5与A1~A3交叉，产生18组，这样CKD被分期为G1A1期到G5A3期。GFR越低、白蛋白尿越明显，患者预后越差。

CKD并不是一个确定的诊断，而是一组具有相同或相似临床表现的临床综合征。对任何一个确定为CKD的患者，均应仔细寻找其病因，可能是系统性疾病引起的肾损伤，例如过敏性紫癜、系统性红斑狼疮、多发性骨髓瘤、糖尿病或高血压等；也可能是肾脏自身疾病，例如慢性肾炎、成人型多囊肾、肾动脉狭窄等。

对一个慢性肾脏病的完整诊断应当包括病因诊断、病理诊断、肾功能诊断、并发症诊断和合并症诊断。

CKD与糖尿病、高血压、抽烟等一样,是心脑血管疾病的危险因素。CKD不能痊愈,部分患者发生心脑血管疾病、或进展到尿毒症。我国CKD患病率10%左右,其不良并发症不但导致患者自身痛苦,可带来沉重的家庭负担并消耗大量的社会医疗资源。

2. CKD的管理目标 当前在CKD管理上还存在一些误区。患者往往期望消灭蛋白尿或血尿,期望将已经升高的肌酐降下来。因为CKD是一组不可痊愈的疾病,上述无谓的努力虽然消耗了大量家庭和社会资源,但结果一定不会理想,甚至因为过度治疗会带来不必要的副作用。CKD的治疗目标应当着眼于:①对于有CKD危险因素但未有CKD的个体,应避免CKD的发生;②对已经诊断CKD的患者,应延缓肾病进展、治疗CKD的并发症以减轻患者症状、预防心脑血管疾病的发生;③对进入CKD G5期的患者,应准备进入肾脏替代治疗。

(1)延缓CKD进展速度:CKD不断进展有几个机制,应当根据这些机制采取相应的措施。①导致肾脏损伤的因素持续存在。例如系统性红斑狼疮维持活动状态,其免疫复合物在肾脏内沉积导致肾脏局部免疫炎症反应,肾组织不断毁损,肾单位逐渐减少。②正常肾脏有很强的储备功能。当肾单位损伤后,残余肾单位保持满负荷工作,处于高滤过状态,久之导致肾小球逐步硬化、肾单位丢失。③过高的系统血压传递入肾小球,导致肾小球高滤过。④高蛋白饮食,导致肾小球高滤过。⑤大量蛋白尿导致肾小管高代谢。⑥大量血尿导致肾小管堵塞和损伤。⑦高尿酸血症导致肾损伤。⑧不合理的药物治疗,导致急性或慢性肾小管和肾间质损伤。⑨肾结石、急性肾内或肾外感染、急性有效循环容量不足。

（2）治疗CKD并发症：进入CKD G3b期后，各种慢性合并症相继出现，包括贫血、低钙血症、高磷血症、继发性甲状旁腺功能亢进症、高阴离子间隙代谢性酸中毒、高钾血症、营养不良等，均应采取措施纠正。

（3）预防和治疗心脑血管合并症：CKD时，心脑血管疾病的预防和治疗措施与非CKD患者相同，但注意：①CKD患者凝血机制异常，注意抗血小板治疗导致的出血风险，尤其是已经进入血液透析治疗定期使用肝素的患者。②对治疗窗较窄且经肾脏排泄的药物，注意药物或其代谢产物蓄积导致的中毒。③注意造影剂导致的急性肾损伤。

（左　力）

第二节　透析前管理

1. **使患者"健康"进入肾脏替代治疗**　CKD G4期患者应当采用优质低蛋白低盐低磷低嘌呤低钾饮食，以延缓肾病进展、减轻高血压、减轻高磷、高尿酸和高钾血症。注意：①低蛋白饮食可减少代谢物，患者代谢性酸中毒等减轻；过度的低蛋白饮食可能导致营养不良，增加进入透析后的死亡率。②CKD时一方面肾小球滤过钠能力下降，另一方面肾小管重吸收钠能力也下降。③调味品中的无机磷含量极高，应避免使用。④坚果类磷、嘌呤和钾含量均高，应避免食用。⑤橘子、香蕉钾含量高。⑥CKD的高钾血症往往是逐步形成的，患者一定程度耐受，可口服降钾树脂纠正，不一定必须进行紧急透析，以保护外周或中心静脉系统，为以后血管通路的建立做好储备。

制订随访计划，不断调整当前用药，最大程度纠正CKD带来的代谢紊乱，减少患者症状。

使患者从心理上逐步接受将要到来的肾脏替代治疗。对准备放弃进入肾脏替代治疗的患者，应以减少患者痛苦和延长患者生命为目的,制订相应的保守治疗方案。

2. 保护静脉 患者一旦进入血液透析,可能要靠这种治疗方式存活几十年,其间可能要进行多次血管通路重建。毁坏一个部位的血管,就减少一个可用的血管通路部位。对于已经失功能的血管通路(包括动脉静脉内瘘和中心静脉插管),也应尽量在原位修复。如果患者预期寿命很长,即使原位修复的经济成本很高也是值得的。

3. 选择合适的肾脏替代治疗方法 对于大多数患者血液透析和腹膜透析都是可行的。血液透析没有绝对禁忌证,相对禁忌证包括不能合作、出血倾向,以及高敏体质者高度可能对透析材料或透析液过敏。不同专家对腹膜透析禁忌证的掌握尺度不一,提出的很多禁忌证是为了提高患者的长期预后,包括腹壁感染或腹腔感染、腹腔粘连、疝气、胸腹交通、极度肥胖、视力障碍、家庭无治疗条件等。

4. 择期进入肾脏替代治疗 改善全球肾脏病预后(KDOQI)指南建议,当GFR<10ml/(min·1.73m^2)时可以考虑透析,但如果患者一般情况好,尿量稳定,无水肿,体重稳定,营养状况良好,则可继续观察。这么做有一个风险,就是一个GFR<10ml/(min·1.73m^2)的患者,其尿量和残余肾功能可以因为一次腹泻或感染而快速丢失,这时必须立即进入透析治疗,否则有生命危险。因此,建议当GFR<15ml/(min·1.73m^2)时即建立血管通路,同时密切随访,观察尿量、症状、体征、实验室检查,根据情况进行药物调整,并等待通路成熟,待病情需要时可立即进入血液透析治疗,而不必承受中心静脉插管带来的并发症、痛苦和额外的经济负担。如果患者选择腹膜透析,则可一直观察,直到需要进行透析时才实施腹膜透析插管。

当前并没有证据表明过早进入透析对患者有好处。最近的多项研究表明,进入透析时GFR水平越高,患者存活越差。当然,这些都是回顾性分析,患者的存活受到多种因素影响,例如,GFR较高时即进入透析,很可能患者当时处于某种与肾功能无关的危重状态,因此死亡率高。但是,从另一个角度看,如果两个病情完全一致的患者,一个在 GFR=15ml/(min·1.73m^2)时即进入透析,另一个继续观察,可以想象第一个患者比第二个患者较早地接触各种血液透析的并发症,其尿量也会较快的减少,生活质量会明显低于第二个患者。

（左　力）

▶▶ 第二十章 血液净化患者管理质量评价

持续质量改进是一个根据问题制订解决方案、实施方案、总结实施效果、发现新的问题、重新制订方案并实施的一个循环上升过程。此过程的重复执行,使得血液净化管理质量持续得到提高。

血液透析室或腹膜透析中心需要定期召开质量评估会议,整理一段时间来日常工作中收集的数据,与本室(中心)的既往资料进行对比,也可与国际资料和国内同行的资料进行横向比较和纵向比较,寻找可质量改进的关键点。例如,上个月的中心静脉插管感染率是20例次/200患者月,偏高,这是个问题。应根据这一问题寻找可能的原因,制订改进措施,并实施这些措施。本月如果感染率下降到10例次/200患者月,说明措施有效,但仍然偏高,需要继续寻找另外的原因并采取措施;如果本月感染率仍居高不下,应寻找其他方面的原因并采取措施。在这种循环上升的过程中感染率逐渐下降,质量得到提高。

血液透析室或腹膜透析中心可以根据自身情况制订持续质量改进方案。例如可针对贫血治疗达标率过低、高血压构成比过高、住院率过高、高钾血症发生率过高和透析过程中低血压发生率过高等问题制订相应的质量改进措施,并实施和跟踪。

医院内血液透析室或腹膜透析中心的各监管部门也应定期对质量管理的诸方面进行督查,并提出改进意见。

1. 血液透析和腹膜透析管理通用评价指标

(1)死亡率:透析室某时间点有维持性透析患者100

例,当年住院10人,粗略估计年住院率为10%。这种情况只适合透析室透析患者数恒定、很少发生进入透析和退出透析的情况。但是,当1年内接受透析治疗的患者变化较大时,这个粗住院率就不精确,例如年初透析室有50例患者,年内死亡5例,年内进入透析的患者70例,非死亡退出透析的患者15例,年底有100例患者。按照上述方法计算年度死亡率为5%,这显然不合理。可以用年初患者数和年底患者数的均值作为基数来计算死亡率,为6.7%。但是,这样做仍然不合理。

合理的计算方法是使用(患者年)作为基数来计算死亡率。例如某透析室在2012年共治疗了3例患者。A患者在2012年从1月1日到12月31日都在本透析室接受治疗,其患者年为1;B患者从7月1日到12月31日在本透析室治疗,其患者年为0.5;C患者从4月1日到6月30日接受治疗,其患者年为0.25;假设C患者死亡。这样A、B和C三患者的(患者年)为(1.0+0.5+0.25=)1.75,该透析室2012年的死亡率为(1/1.75=)0.57例/(患者年)。当死亡率很低时,可以将基数放大,例如0.57例/(患者年)=57例/(100患者年)。

对本年度死亡原因的分析,有助于采取适当的预防措施。

(2)住院率:计算方法同死亡率。不同的是,一例患者在年度内可反复住院,因此报告的住院率的形式类似57例次/(100患者年)的样子。

对本年度导致住院原因的分析有助于采取措施降低住院率。可提炼出反复住院的患者,并对其病因进行分析。

(3)血红蛋白达标率:应根据最新指南的要求,血红蛋白的质量控制以月作为评估时间段。应报告当月在透患者的血红蛋白检测率,例如10月份在透析100例,90例接受了检测,检测率为90%。每月对此指标进行评估和改进。

对当月血红蛋白化验值进行分析。计算低于指南建议的目标范围、高于目标范围和达到目标范围的患者构成比例。

（4）透析充分性达标率: 小分子毒素透析充分性的质量控制仍以月作为质量控制时间段。除了报告在透患者接受检验的百分比, 还要统计stdKt/Vurea达到2.0的患者比例。

（5）钙、磷和全段甲状旁腺激素达标率: 钙、磷的评估应每月一次, 全段甲状旁腺激素的评估应每3个月至少一次。评估检测率和达标率。

（6）血源传播性疾病发生率和患病率: 每半年筛查乙型肝炎病毒、丙型肝炎病毒、艾滋病病毒、梅毒螺旋体等血源性传播疾病, 记录筛查率和阳转率。

（7）高钾血症发生率: 每月至少一次血清电解质化验, 计算检测率、高钾血症的发病率。

2. 血液透析管理使用的评价指标

（1）自体动脉静脉内瘘使用率: 一个是年度新患者自体动脉静脉内瘘使用率。在本年度新进入透析的患者中, 使用自体动脉静脉内瘘的患者占全部新入患者的比例。

另一个是时间点在透患者自体动脉静脉内瘘使用率。某时间点全部在透的患者中, 使用自体动脉静脉内瘘的患者所占比例。

（2）中心静脉插管感染率: 中心静脉插管感染率的计算方法与年度住院率的计算方法类似。一根导管年度内可能多次感染, 因此, 可用类似15例次/（100导管年）的形式报告。

（3）透析过程中各种症状发生率: 在一年进行的10000次透析治疗过程中, 可能发生了1000例次各种症状, 则症状的发生率为10%。

可列表表示透析中出现的各种导致了医学干预的症状或异常的构成比, 例如高血压、低血压、低血糖、心律失常等。找出经常出现的透析过程中异常, 从而可采取措施尽快降低透析过程中症状的发生率。

也可列表找出经常在透析过程中出现症状的患者。这可能是责任护士的操作方法所致、也可能是患者自身疾病使然。

3. 腹膜透析管理使用的评价指标

（1）腹透导管功能不良发生率：统计结果用20例次/（100患者年）的方式表达。方法同住院率的计算，可提取反复功能不良患者分析其原因并采取措施纠正。

（2）出口感染发生率：统计结果用20例次/（100患者年）的方式表达。方法同住院率的计算，可提取反复出口感染的患者分析其原因并采取措施纠正。

（3）腹膜炎发生率：统计结果用20例次/（100患者年）的方式表达。方法同住院率的计算，可提取反复腹膜炎的患者分析其原因并采取措施纠正。

（4）腹膜透析掉队率：统计结果用20例次/（100患者年）的方式表达。可列表显示掉队原因构成比，针对性采取措施降低掉队率。

（左 力）

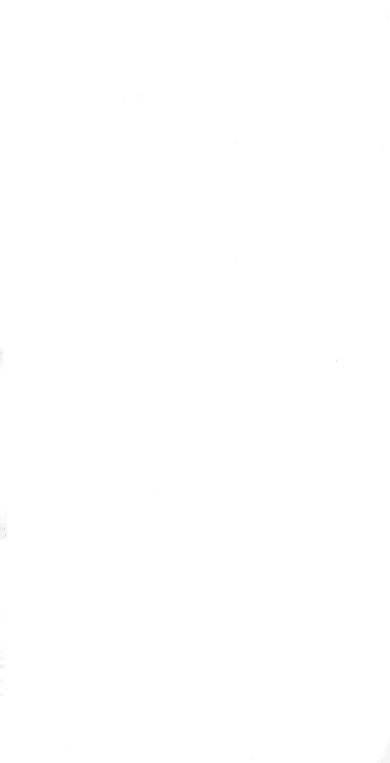